PRÉCIS

SUR

LES DIATHÈSES.

LYON, A VINGTRINIER, IMPRIMEUR.

PRÉCIS

THÉORIQUE ET PRATIQUE

SUR LES

DIATHÈSES

PAR

P. BAUMÈS,

DOCTEUR-MÉDECIN,

ANCIEN CHIRURGIEN EN CHEF DE L'HOSPICE DE L'ANTIQUAILLE DE LYON,
ANCIEN MÉDECIN DE L'HOSPICE DES VIEILLARDS DE LA GUILLOTIÈRE, MEMBRE CORRESPONDANT
DE L'ACADÉMIE DE MÉDECINE DE PARIS, MEMBRE HONORAIRE
DE LA SOCIÉTÉ DE MÉDECINE DE LYON,

ETC., ETC.

PARIS.

MM. BAILLIÈRE, LIBRAIRES.

LYON.

CHARLES **SAVY**, LIBRAIRE-ÉDITEUR,
PLACE BELLECOUR, 14.

MONTPELLIER,

SAVY, LIBRAIRE, GRAND'RUE, 5.

1853.

QUELQUES MOTS

A MES JEUNES CONFRÈRES.

———

Mes chers Confrères,

Mes premiers pas dans la pratique médicale furent assaillis, comme les vôtres le sont encore, par de cruelles incertitudes ; ces incertitudes naissaient surtout à l'aspect de ce genre d'affections chroniques, désespérantes par leur tendance fatale à reparaître, quand tout semblait porter à les croire guéries, de ces affections qui ne cessent de projeter leur ombre dans un point de l'économie, quand, spontanément ou par les moyens de l'art, elles ont cessé de la projeter dans un autre ; de ces affec tions, enfin, qui, pour la plupart, accompagnent l'homme jusqu'à la mort, dont elles avancent souvent le terme, en réitérant opiniatrément les représentations de leurs scènes morbides, avec des symptômes tantôt identiques et tantôt différents dans la forme, quoique se rapportant au même fond.

Mes hésitations de jeune praticien, que je vois être toujours les vôtres, au spectacle mobile, difficile à comprendre de cet ensemble de faits qu'on rapporte à ce qu'on appelle une *diathèse*, dirigèrent de bonne heure mes études attentives vers cette partie obscure du champ médical. Des progrès de l'anatomie pathologique, de la chimie organique et des recherches du microscope, il ne me semblait pas avoir vu surgir un rayon de lumière capable d'éclairer d'un véritable jour un aussi difficile sujet. Je ne trouvais nulle part d'idées bien arrêtées, de principes établis, pouvant me servir de guide dans cette direction.

Mais ma position de praticien vint heureusement

favoriser le projet de recherches médicales que j'avais conçu. Médecin de l'hospice de la Guillotière, où s'est offert à moi, pendant près de vingt ans, dans des consultations gratuites nombreuses, le tableau le plus varié d'affections chroniques, fourni par la population de la Guillotière et de sa considérable banlieue ; chirurgien de l'hospice de l'Antiquaille, où se trouvent précisément réunies, chez des groupes d'enfants, d'adultes, de vieillards, les affections chroniques du genre de celles auxquelles je désirais plus particulièrement appliquer mon observation ; placé dans une ville de plus de deux cent mille ames, où règnent habituellement un grand nombre de ces affections, où toutes les conditions climatériques sont au plus haut degré capables de les provoquer, de les exaspérer ou de les faire naître, j'ai eu presque constamment sous la main les plus vastes matériaux à recueillir. Croyant pouvoir vous être utile, je me suis efforcé d'en retirer quelques fruits, d'en faire saillir quelques propositions, non pour exercer votre esprit dans la méditation de vaines théories, mais avec le dessein et l'espoir de vous diriger, comme elles m'ont dirigé moi-même, dans l'application des ressources de notre art.

Nous devons tous voir avec douleur la divergence d'opinions qui, près du lit du malade, souvent nous sépare, nous divise, et chercher avec ardeur, surtout dans le champ des affections à l'étude desquelles je vous convie, quelques vues générales, d'après lesquelles nous puissions tomber d'accord, non pas relativement à toutes les applications des moyens thérapeutiques, mais au moins relativement à la direction principale qu'il serait convenable de leur imprimer ; or, l'accord sur cette direction pourrait découler naturellement de notre entente sur le sens médical, philosophique, attribué par nous tous à l'affection diathésique que nous aurions à traiter.

Evidemment, puisque nous n'avons presque

point de spécifiques contre les diathèses, ce n'est que dans un principe, ainsi généralement accepté, que nous pourrions puiser cet accord pour l'établissement des véritables indications à remplir.

J'espère, au moyen des idées que je vais vous soumettre sur ce genre d'affections morbides, vous aider à mieux comprendre le sens de ces indications ; une fois bien établies, vous pourrez facilement les remplir, en mettant en usage quelques moyens généraux de thérapeutique que je vous indique; et surtout en appliquant les données que renferment, sous ce rapport, les bons traités de thérapeutique, notamment le traité plein de vues originales et de pensées profondes de MM. Trousseau et Pidoux.

C'est à vous particulièrement, mes jeunes Confrères, qu'est adressé ce fruit de mes recherches, de mes méditations. Je n'ai certainement point la prétention de rien apprendre de nouveau à tant de praticiens savants et consommés, dont les livres classiques sont entre vos mains, et dans l'esprit desquels une grande expérience doit avoir fait naître un système d'idées plus capables probable-ment que les miennes de vous servir de guide dans un aussi obscur sujet.

Mais, puisque les idées publiées jusqu'à présent sur ce sujet sont généralement peu précises, épar-ses çà et là, dans quelques courts aperçus que renferment les pathologies générales, ou exposées dans quelques thèses, mais sans développements suffisants, sans liaison systématique, doctrinale entre les faits, j'ai pensé, en attendant que de plus savants que moi remplissent mieux cette tâche, que vous pourriez immédiatement mettre à profit, qu'il vous serait facile d'appliquer avec succès, dans les débuts de votre pratique, l'ensemble sys-tématisé des vues que ce livre est destiné à vous offrir.

Pour faire cesser dans votre esprit la confusion qui y règne, relativement à ce que l'on appelle, en médecine, *diathèse*; pour vous donner le sens médical le plus rationnel, le plus véritablement pratique, il me semble, que l'on puisse concevoir de cet état morbide, dans l'état actuel de la science, il ne faut demander aux faits relatifs à cet état morbide que ce qu'ils renferment d'appréciable à nos moyens actuels d'investigation; et, pour cela, il ne faut ni faire un étalage inutile d'érudition, ni se livrer à des abstractions métaphysiques, à des considérations humorales, à des vues hypothétiques sur la nature intime, l'essence des phénomènes vitaux de l'organisation.

De toutes les définitions qui ont été données de la diathèse, c'est celle de M. Chomel, dans sa *Pathologie générale*, qui m'a paru avoir le plus de précision. Par un examen analytique des faits se rapportant à la diathèse, en allant du simple au composé, vous verrez la modification que j'y ai introduite et les considérations qui m'ont conduit à la définition, dans le sens du moins qu'en médecine on peut attacher à ce mot, le plus en harmonie, je crois, avec la véritable signification médicale de ce genre de faits.

Quand vous aurez conçu ainsi une idée plus juste du rôle que jouent les diathèses, dans la cohorte des maladies, principalement chroniques, qui viennent assaillir le corps humain; quand vous serez mieux renseignés sur la portée des mouvements vitaux irréguliers qu'exécutent des tendances vicieuses auxquelles obéit l'organisme, en proie à ce genre d'affections; quand vous saurez jusqu'à quel point plusieurs de ces affections ont, avec une mobilité souvent pleine de dangers, des racines profondes dans les centres nerveux, dans les solides, les liquides, en un mot, dans l'ensemble de l'organisation, vous pourrez bientôt vous tracer vous-même un plan de conduite thérapeutique où, par l'union des vues médicales les plus rationnelles aux données sagement choisies et acceptées de l'empirisme, vous obtiendrez, tout en atteignant, dans votre pronostic, de bien plus près à la certitude, des succès moins souvent suivis de pénibles déceptions.

Les convictions que j'ai acquises, pendant près de trente ans de pratique médicale, au milieu des conditions favorables dont je viens de faire mention, me permettent de vous tenir ce langage, et je pense que l'expérience ne tardera pas à vous en démontrer la vérité.

Si, en attendant que les progrès de la science, que les écrits de praticiens plus expérimentés, plus habiles, vous tracent une meilleure voie, je puis un instant vous servir de guide dans la conception, dans le traitement des affections chroniques les plus rebelles, le plus généralement répandues dans la société, j'aurai rempli l'unique but que je me sois proposé dans ce travail.

Vous qui, par de sérieuses études littéraires, scientifiques, philosophiques, vous êtes préparés à embrasser dignement une profession pleine de noblesse, mais pleine aussi de privations et de labeurs, vous devez savoir, mieux que personne, comprendre l'homme, dans ses infirmités physiques comme dans les défaillances de son moral. Obéissant aux généreuses inspirations d'une vraie philanthropie et donnant l'exemple de la pratique du bien, vous possèderez, mieux que personne, la précieuse faculté de pouvoir à la fois, chez l'homme que le mal physique abat et démoralise, relever efficacement la force, la vertu de l'ame, en soulageant, en guérissant le corps; et, par ce double sacerdoce que les médecins seuls peuvent accomplir, vous deviendrez, lorsqu'un régime social, vraiment libéral, saura mieux vous soutenir, vous organiser et vous comprendre, vous deviendrez, dis-je, les instruments les plus influents, les plus directs de progrès et de moralisation. C'est pourquoi, quand je vois un jeune médecin, avec de semblables dispositions, entrer dans la carrière et prendre constamment pour guidés l'esprit d'observation et l'amour de la vérité, je me réjouis de ses succès et me félicite de la part d'éclat qu'il apporte à l'honorabilité et à la dignité du corps médical.

PRÉCIS

SUR

LES DIATHÈSES.

CHAPITRE PREMIER.

DIATHÈSE, CONSTITUTION, TEMPÉRAMENT, PRÉDISPOSITION.

Aucune expression en pathologie n'a reçu, de la part des auteurs anciens et des auteurs modernes, autant de significations différentes que l'expression *diathèse*. Presque tous avaient la pensée, qu'ils ont plus ou moins nettement formulée, de l'indispensable nécessité d'un état morbide latent, d'une altération humorale, d'un principe vicieux, inconnu dans sa nature et son siége, pour rendre compréhensible l'apparition spontanée et réitérée d'un certain ordre de phénomènes morbides, jouant un rôle considérable dans l'origine, le développement, la marche, les évolutions d'un grand nombre de maladies, surtout des maladies chroniques qui affectent l'espèce humaine et même certains animaux. Mais l'état peu avancé de l'anatomie, de la physiologie, les idées hypothétiques, pendant longtemps généralement répandues, relativement au rôle que l'on assignait au sang, aux humeurs, rendaient bien difficile la solution de cette question, solution cependant de la plus haute importance pratique ; car c'est seulement d'une juste appréciation de cet état morbide que peuvent surgir les véritables indications à remplir dans un grand nombre de maladies au plus haut degré rebelles, et qui paraissent comme la constitution, le tempérament, et la plupart des prédispositions, être identifiées avec l'organisation des tissus, les qualités natives du sang.

La diathèse, depuis la théorie humorale d'Hippocrate, traduite plus tard en cacochymie bilieuse, pituiteuse, atrabilaire ou mélancolique par Galien, a été tour-à-tour l'état qui précède ou qui prépare la maladie, la maladie elle-même bien établie, les symptômes ou les complications de la maladie, certaine crase des humeurs, certains principes âcres, certains ferments, le fonds même de la constitution, l'exagération de certains tempéraments, la prédisposition, quelque chose encore comme le *strictum* et le *laxum* de Thémison, l'*opportunité* de Brown, spécifiée par les dénominations de *diathèse sthénique* et de *diathèse asthénique*, le stimulus et le contre-stimulus de Rasori, l'irritation de Broussais, etc.

La diathèse étant quelque chose d'inhérent à l'organisme, comme la constitution, le tempérament, et tenant en même temps de la prédisposition, par la tendance qui la caractérise à des manifestations morbides, sous l'influence d'une cause occasionnelle de trouble, et cependant la diathèse n'étant ni l'une ni l'autre de ces trois choses, ni un mode, ni un accident d'aucune d'elles, il importe, pour s'en faire une idée exacte, de dire en peu de mots, et seulement dans un but de comparaison et d'exclusion, ce qu'on doit entendre par *constitution*, *tempérament* et *prédisposition*.

DE LA CONSTITUTION.

La constitution, c'est ce qui constitue chez un individu son fonds de force ou de faiblesse, son degré de puissance de résistance aux causes pathogéniques graves, capables de déterminer la mort, son degré de force de réaction contre les agents morbides en général, son pouvoir de neutraliser leurs effets, en un mot, sa tenacité à la vie, sa faculté de persévérer dans la vie, au milieu de toutes les causes qui tendent à la troubler, à l'anéantir.

La force de la constitution est à la vie végétative, à la vie de nutrition, ce qu'est l'énergie à
la vie morale, à la vie de relation. Or, un faible
degré de cette énergie de la vie végétative, de
cette force de réaction, de résistance, peut bien
être, en général, favorable aux envahissements
d'une diathèse, mais ne constitue pas cette diathèse et ne peut l'engendrer. La constitution est
en quelque sorte le fonds même de la vie, dont
le tempérament ne représente que la forme. Le
tempérament est apparent, la constitution est cachée, si je puis ainsi parler; le premier peut se
formuler à l'examen du présent d'un individu; le
second ne se juge qu'à l'examen de tous ses antécédents, de tout son passé.

On ne peut, en général, positivement rien conclure de l'apparence, de l'aspect, des variétés de
cette forme, qui est le *tempérament*, à la nature
de ce fonds qui est la *constitution*. Parfois, sous
l'apparence la plus brillante, il y a une flamme vitale que le moindre souffle éteint; d'autrefois, au
contraire, sous l'apparence la plus frêle, il y a
une intensité de flamme vitale qui résiste aux plus
violentes agitations.

C'est à cette force de résistance, au fonds de
la constitution elle-même, que doivent se rappor-
ser les *forces radicales* de Barthez. C'est à cette
force de résistance, cachée sous des apparences
touvent trompeuses, qu'il faut rapporter le retour

parfois brusque à l'ordre, à la santé, au moment
où un violent désordre dans le jeu des organes,
des tissus, des appareils, semblait tout devoir
bientôt compromettre et anéantir. En un mot, en
ne considérant la constitution que dans son rapport à la diathèse, seule chose que nous ayons
ici en vue, on peut dire que la constitution est
comme un champ qui fournit à la diathèse plus ou
moins de facilité pour la représentation de ses scènes morbides, pour ce qu'on peut appeler ses
manifestations; qui favorise plus ou moins ses
progrès, sans exercer aucune influence directe, ni
sur son origine, ni sur la nature des phénomènes
morbides, au moyen desquels elle effectue ses manifestations.

DU TEMPÉRAMENT.

Le tempérament, avons-nous dit, consiste dans
l'ensemble des formes, dans les allures apparentes
de la vie, et ne peut rien faire préjuger de constant, de certain, sur le fonds même de la constitution. Les plus belles apparences correspondent
souvent à la plus chétive puissance de résistance
et de durée. Rien de si brillant, de si actif de si
impétueux, de si mobile que le tempérament sanguin en général, et cependant rien souvent de
si peu capable de résister aux influences pathogéniques, aux causes externes et internes de l'a-
néantissement de la vie.

Il serait hors de mon sujet de tracer ici un tableau des tempéraments divers. Je ne dois considérer le tempérament, ainsi que la constitution, que dans son rapport avec la diathèse. D'ailleurs, bien des auteurs ont tracé, depuis longtemps, ce tableau des tempéraments qu'affecte l'espèce humaine. Quelques-uns se sont acquittés de cette tâche avec vérité, avec profondeur, et ont appliqué, avec plus ou moins de bonheur, leurs considérations aux divers personnages célèbres qui ont paru sur la scène du monde. D'autres se sont peut-être un peu trop laissés aller au plaisir de créer des tableaux de fantaisie, afin de les faire cadrer avec certains originaux dont des historiens habiles nous ont fidèlement transmis la vie et les portraits.

Les tempéraments sont des états complexes où tout conspire, où chacune des plus petites choses concourt, à sa manière, à la formation de l'ensemble, où les modifications les plus saillantes d'organe, de tissu, d'appareil, mises en évidence par les auteurs pour les caractériser, entraînent nécessairement des modifications proportionnelles, harmoniques, dans les plus petits détails de l'organisation. La vie ne s'incarne, si je puis ainsi parler, ne s'enveloppe jamais de deux manières identiques, et deux tempéraments ne se ressemblent jamais plus complètement que deux visages. Le dicton populaire, *l'homme est fait tout d'une pièce*, peint très-bien le cachet particulier que doit revêtir nécessairement chaque partie de tel ensemble de l'économie pour contribuer harmoniquement à la formation de telle individualité.

Si nous avons été obligés de faire, en quelque sorte, des tronçons de l'homme, de prendre à part, ici le système sanguin, là le système lymphatique, ailleurs le système nerveux, l'appareil biliaire, etc, pour baser sur les modifications qu'offrent ces systèmes, chez les divers individus, les divisions des tempéraments, cela tient à notre défaut de connaissances positives sur ce qui constitue l'unité de l'organisation, sur la nature des rapports intimes, harmoniques, qui unissent toutes les parties pour les faire concourir à la formation de l'ensemble.

L'étude des tempéraments est utile à la connaissance de la prédisposition, de la diathèse; mais il ne faut pas trop se hâter, comme on l'a fait quelquefois, de conclure de l'existence de certains tempéraments, fortement dessinés, à l'imminence de certaines prédispositons et à plus forte raison, de certaines diathèses, dans lesquelles sont particulièrement en jeu les organes, tissus ou appareils dont la prédominance de volume et d'action forme le signe caractéristique de ces tempéraments. Ainsi, avec le tempérament sanguin, fortement accusé, coïncide souvent tout autre diathèse que la diathèse inflammatoire ou hémorrhagique que l'on rapporte souvent à l'influence dominatrice de tempérament même. De l'exagération d'une condition anatomique ou d'un acte physiologique à une diathèse, il y a bien loin encore.

En résumé, de même que nous l'avons fait remarquer à l'égard de la constitution, le tempérament, selon les conditions qu'il présente, peut bien plus ou moins faciliter l'envahissement d'une diathèse, mais il ne saurait la constituer ni l'engendrer. Cependant, les diathèses prendront généralement plus d'extension, feront plus de progrès chez les tempéraments où prédominent l'action et le volume des tissus, sur lesquels chacune d'elle effectue plus particulièrement ses manifestations. Dans ce sens, le tempérament peut se montrer plus favorable aux ravages de la diathèse, et faire que celle-ci marche plus facilement vers la cachexie.

DE LA PRÉDISPOSITION.

La prédisposition, qui joue un très-grand rôle dans la manifestation des maladies, n'a pas toujours été bien clairement définie, et, s'il faut en juger par certaines définitions qui en ont été données, on l'a parfois confondue avec la diathèse. La prédisposition, c'est-à-dire, en général, la susceptibilité d'un organe ou d'un tissu ou d'un appareil, pour être plutôt affecté qu'un autre sous l'influence d'une cause pathogénique, est native ou acquise. Il est certain que, dans l'état actuel de la société, la santé, type parfait, n'existe guère nulle part; un grand nombre de vices héréditaires, de dispositions morbides, naissent, croissent, se développent avec le germe, et projettent déjà une ombre sinistre sur les premiers rayons de la vie. Une répartition, justement mesurée, des forces de la vie, dans les diverses parties de l'organisme, de manière à constituer un équilibre parfait, n'existant à peu près jamais en réalité, il y a toujours quelqu'une de ces parties plus facilement ébranlable, plus disposée à devenir le théâtre des retentissements morbides, lorsque des conditions internes ou des circonstances extérieures viennent troubler l'ordre physiologique et donner lieu à ces retentissements. Ces parties alors, sous l'influence de conditions de nature inconnue, que nous caractérisons par les dénominations de faiblesse, de susceptibilité, etc., sont proportionnellement moins capables de résister que les autres parties de l'organisation; et, de même qu'en physique un choc violent va toujours rompre de préférence, dans un corps ou un système de corps, la partie qui offre le moins d'élasticité ou une autre condition quelconque qui la rend moins capable de résistance, de même chez l'homme, c'est sur sa partie naturellement plus faible, plus irritable, que se fait sentir le choc ou l'ébranlement dû à un agent capable d'engendrer une maladie.

Il y a une sorte de prédisposition qui n'est pas native ou héréditaire, mais qui est naturelle, constitutionnelle, dans ce sens qu'elle accompagne les diverses phases de la croissance, du développement du corps, la transition d'un âge à l'autre, les périodes de la vie dites climatériques, etc. ; mais souvent cette prédisposition est vaincue par la force des prédispositions natives, et l'organe sur lequel ordinairement portent ces influences passagères cède la place à l'organe plus fortement disposé par la nature à se laisser fluxionner et qui devient pour la maladie comme un centre continuel d'attraction. C'est ainsi que, lorsqu'il y a, dans l'économie des enfants, un besoin de décharge fluxionnaire à forme généralement sécrétoire, de ce qu'on appelle vulgairement une *dépuration*, c'est communément le cuir chevelu ou la peau du voisinage qui en devient le théâtre, parce que, à cet âge, c'est vers la tête qu'ont lieu les mouvements vitaux les plus actifs ; et cependant, si héréditairement les voies gastriques, par exemple, sont extrêmement irritables chez ces enfants, elles appellent à elles la fluxion ; des flux diarrhéiques de diverse nature servent de voies de décharge à ce besoin de l'organisation et remplacent ainsi les flux du cuir chevelu.

Parfois aussi cette dernière voie de décharge a lieu parce que héréditairement le cuir chevelu est organisé de manière à ne pouvoir se prêter à ce mouvement fluxionnaire que l'art même, dans ce cas, ne peut parvenir à provoquer ou ne provoque que très-fugitivement. Il en est de même des prédispositions passagères dues à l'influence exercée par les transitions des saisons sur certains organes de préférence à d'autres ; cet ordre habituel se trouve alors interverti par les susceptibilités, les irritabilités plus grandes, natives ou héréditaires, dont il est question.

Il faut remarquer que quoique les prédispositions, sous l'influence d'une épidémie, semblent se taire pour laisser le champ libre à cette influence, elles n'en amènent pas moins généralement des complications où l'on voit cette susceptibilité de certains organes qui constitue la prédisposition se manifester d'une manière plus ou moins saillante.

Les prédispositions acquises sont dues, soit à des maladies aigües ou chroniques qui, pour un temps plus ou moins long, ont laissé proportionnellement plus irritables, plus susceptibles, les organes ou tissus sur lesquels elles ont agi, soit à certaines influences épidémiques, endémiques, soit généralement à des conditions hygiéniques défavorables. Celles-ci peuvent avoir agi, ou bien pendant peu de temps, à une époque très-rapprochée de celle où s'exerce la cause pathogénique capable de mettre en jeu la prédisposition, ou bien, pendant longtemps, en apportant un trouble constant dans l'exercice des fonctions de certains organes, en modifiant vicieusement leurs tissus, en affaiblissant, dans ces organes, la faculté de résistance aux causes pathogéniques; de sorte que, si une de ces causes vient plus ou moins brusquement agir sur l'économie, c'est sur ces organes, ainsi vicieusement modifiés, que son effet va principalement se faire sentir.

C'est ainsi que certaines professions, que certaines habitudes hygiéniques rendent à la longue plus irritables, plus facilement attaquables, par toute cause de trouble, tantôt les voies gastriques, tantôt les voies pulmonaires ou le cœur, tantôt le système nerveux cérébro-spinal, etc.; mais l'organe ou les organes ainsi prédisposés ne passent pas seuls spontanément à l'état de maladie; il faut, pour effectuer cette transition, et mettre en évidence la prédisposition, l'influence d'une cause quelconque d'ébranlement. Il est clair d'ailleurs que, quand la cause pathogénique est connue pour avoir une action spéciale sur tel ou tel organe, il ne peut plus être question de prédisposition de la part de cet organe, qui se trouve alors forcément atteint.

Voici un fait, comme il s'en présente tous les jours, où l'on voit se manifester à la fois ces diverses prédispositions :

Au mois d'avril dernier, trois individus vinrent me consulter ensemble; ils avaient été, tous les trois, presque en même-temps affectés, l'un d'une fièvre intermittente tierce ; le second, d'une bronchite peu aigüe, avec expectoration muqueuse et extinction de la voix ; le troisième, d'une diarrhée bilieuse avec ténesme, coliques, perte d'appétit. Ces deux derniers n'offraient qu'un léger mouvement de fièvre. J'appris que, plusieurs jours auparavant, venant de la Bresse, ils avaient traversé à gué une branche de la rivière d'Ain ; quoique le temps fût assez beau, un vent du nord froid soufflait ce jour-là. Il paraît que l'impression de l'eau très-froide avait été défavorable à tous les trois, car, dès le soir même, ils avaient éprouvé des malaises qui, du deuxième au troisième jour, avaient abouti aux indispositions que je viens de signaler. Ils affir-maient d'ailleurs qu'ils n'étaient pas malades avant l'accident en question ; mais comment, sous l'in-fluence d'une même cause, qui n'offrait du reste rien de spécial, étaient nées trois indispositions si différentes l'une de l'autre ? En examinant les anté-cédents des malades, j'en trouvai la raison :

En effet, le premier, après les moissons, en Bresse, l'été précédent, avait été atteint d'accès de fièvre intermittente, d'abord quotidienne, puis tierce, qui ayant cédé, dans le principe, à l'usage du quinquina, était cependant revenue de loin en loin dans le courant de l'hiver et n'avait pas reparu depuis le commencement de mars ; le second se trouvait sujet, depuis bien longtemps, comme son père l'avait été , à des rhumes très-fréquents et il était ordinairement un peu oppressé ; enfin, le troisième, qui jouissait habituellement d'une très-bonne santé , avait seulement , la veille du jour où il traversa la rivière , fait un repas trop copieux et bu de la liqueur , contre son habitude , ce qui lui avait tendu le ventre dans la nuit, séché la bouche et causé une légère indisposition.

Évidemment , chacun de ces individus a été affecté suivant sa prédisposition ; celle du premier datait de l'été précédent ; c'est le même trouble , antérieurement produit par l'influence du miasme paludéen , qui s'était renouvelé sous l'impression du contact de l'eau froide ; chez le second , la prédisposition était native , héréditaire ; chez le troisième, la prédisposition ne datait que des jours précédents ; huit jours plus tard, la même cause aurait pu agir sur tout autre organe.

Certainement toutes ces prédispositions n'auraient pas pu seules engendrer la maladie ; elles en ont appelé seulement la manifestation plus fortement sur telle partie de l'économie que sur telle autre. La prédisposition, de plus, considérée en elle-même, ne se caractérise pas par une tendance à imprimer une forme ou un ensemble de formes déterminé , une uniformité d'aspect, d'allures, au mouvement fluxionnaire qui s'établit sur l'organe prédisposé ; elle ne consiste généralement que dans une tendance relativement plus forte , de la part de cet organe , à être atteint, d'une manière quelconque, par une cause quelconque d'ébranlement. La forme que revêt le mouvement fluxionnaire, hors des cas d'ailleurs où il y a spécialité, spécificité d'un phénomène morbide, correspondant à la spécialité, à la spécificité de la cause pathogénique, cette forme trahit toujours plus ou moins la nature de la maladie, dérive de tout autre chose que de la prédisposition, et c'est ici que nous touchons à la diathèse.

CHAPITRE II.

DE LA DIATHÈSE.

La diathèse comprend la portion la plus vaste du champ médical. La science des maladies chroniques surtout, leur thérapeutique la plus rationnelle, la plus fructueuse, dérivent en grande partie de la connaissance de l'état morbide diathésique, de la diathèse. Il est impossible d'émettre, sans cette connaissance, la moindre sentence sérieuse sur le sort qui attend les malades affectés de maladies chroniques. Cette vérité a été sentie de toute antiquité.

J'ai déjà dit précédemment sous combien d'as-

pects différents , de points de vue hypothétiques ,
étranges , bizarres , avait été envisagé cet état
général morbide dont nous comprenons l'indispensable nécessité comme principe générateur
d'un grand nombre de maladies. Entrer dans des
détails sur l'histoire de ces théories serait inutile,
étranger au but pratique que je me propose. Ce n'est
que depuis les grandes vues médicales de Bordeu
qu'on s'est remis à explorer plus sérieusement ce
terrain , ce vrai champ de philosophie et de pratique médicales , où le rationalisme et un sage
empirisme peuvent avantageusement s'unir pour
atteindre le véritable but de la médecine , l'art de
soulager ou de guérir les maladies.

Ce n'est pas que Bordeu ait donné une théorie
satisfaisante de la *diathèse* qu'il a confondue avec
la *cachexie* ; mais les grandes idées médicales que
renferme son ouvrage sur les maladies chroniques,
ont été comme un flambeau qui a éclairé de la plus
vive lumière les parties les plus obscures de ce difficile sujet. Bordeu, dont l'esprit sagace , le coup
d'œil profondément observateur , avait cherché à
démêler ce qu'il y avait de vrai dans les théories
qui régnaient de son temps, Bordeu, qui s'était
constitué une sorte d'éclectisme, par un mélange
d'animisme , de solidisme et d'humorisme , s'ex-
primait ainsi qu'il suit :

« La diversité des tempéraments ne fut pas ,
« sans quelque apparence de vérité, attribuée autre-

« .fois à ces redondances d'humeurs. J'ai indiqué
« ailleurs que les divers tempéraments, du côté des
« solides, se rapportent au plus ou moins d'activité
« de certains organes, par comparaison à l'activité
« des autres. Ainsi le foie contient dans son do-
« maine les tempéraments bilieux ; il les carac-
« térise par son activité et son énergie qui lui
« font prendre le dessus sur les autres parties ;
« mais il fournit en même temps le fonds de bile
« surabondante qui , en pareil cas , domine sur
« les autres humeurs ; on peut faire l'application
« de cette remarque à tous les autres organes ;
« chacun d'eux domine dans les tempéraments
« qu'il régit. Ce régime est, sans doute, dû à la
« sensibilité organique, radicale, nerveuse ; mais
« cette vie elle-même est entretenue et conservée
« par l'humeur propre innée qui entre dans la
« constitution de chaque organe ; chacun d'eux
« a un département marqué sur les solides, sur
« les vaisseaux , le tissu cellulaire et les nerfs ;
« chacun aussi sert de foyer et de laboratoire à
« une humeur particulière qu'il renvoie dans le
« sang, après l'avoir préparée et fécondée dans
« son sein, après lui avoir donné son caractère
« radical. »

On voit dominer, dans ce passage, ce mélange
de vitalisme, de solidisme et d'humorisme dont je
parlais. En conséquence Bordeu comptait d'abord
autant de cachexies particulières qu'il y a d'or-

ganes notables et d'humeurs bien distinctes. De
là l'établissement des cachexies bilieuse, pancréa-
tique, aqueuse ou séreuse, muqueuse, laiteuse,
sanguine ou hémorrhagique, spermatique, etc ; mais
il avait créé en outre, en raison de l'expansion
dans le corps des humeurs altérées par diverses
maladies, les cachexies purulente, gangreneuse
etc ; puis encore les cachexies dues, selon lui, à
une sorte de miasme, à des corpuscules invisi-
bles, comme les cachexies dartreuse, scrofuleuse,
cancéreuse, scorbutique, vénérienne, galeuse,
etc., etc.

L'ingénieuse et savante analyse, par l'illustre
Bichat, des tissus dont l'ensemble constitue l'organisation animale, aurait pu jeter un nouveau
jour sur cette question, si l'on s'était plus particulièrement attaché à la considérer sous son aspect véritablement médical. Cette analyse, surtout
par le tableau qu'elle nous a tracé des propriétés
communes aux diverses divisions d'un même tissu,
en quelque région du corps que ces divisions soient
placées, nous a aidé à nous expliquer et à prévoir
le choix d'organes, de tissus, d'appareils qu'affectent certaines diathèses dans les déplacements de
leurs manifestations.

Les Anglais ont eu, parmi leurs auteurs, Brown
surtout qui, dans sa dychotomie, a fait allusion à
la diathèse plutôt qu'il ne l'a définie, caractérisée,
dans ce qu'il dit de l'état général qui précède et

favorise l'invasion des maladies, de ce qu'il appelle *l'opportunité.*

Parmi les Allemands, Joseph Frank (1) est celui qui paraît avoir attaché le plus d'importance à la diathèse qu'il définit : « un état morbide, don-
« nant aux maladies un aspect spécial qu'on peut
« reconnaître et distinguer, au milieu des symp-
« tômes par lesquels se manifestent ces mala-
« dies. »

Mais il est bien loin d'avoir mis de la précision, de la netteté dans ses idées ; il a pris parfois un ou plusieurs symptômes pour une réalité morbide et il a fini par admettre presqu'autant de diathèses qu'il y a de maladies principales.

Dans ces derniers temps, des médecins de l'école de Paris, dans des ouvrages de pathologie géné- rale, des thèses de concours, des articles de jour- naux, se sont de nouveau efforcés d'appeler l'at- tention sur la diathèse, de la mieux définir, de si- gnaler son importance ; mais ces médecins, parmi lesquels il faut citer MM. Fréderic Dubois, Piorry, Roche, Chomel, Requin, Monneret et Fleury, Non- nat, Lucien Boyer, Grisole, Gaillard, etc., n'ont pu émettre que des vues très-générales, peu précises, peu propres à diriger le praticien dans la concep- tion d'une doctrine et dans l'établissement des bases rationnelles d'un plan thérapeutique appli-

---

(1) Int. à l'Étude de la Méd. clinique.

cable au grand nombre de maladies que l'état diathésique engendre ou complique.

En définitive, après avoir proposé et successivement rejeté, dans cette école, plusieurs définitions de la diathèse, on paraît s'accorder à adopter celle donnée par M. Chomel, dans sa pathologie générale (page 90), de la manière suivante :

« La diathèse est une disposition, en vertu de
« laquelle plusieurs organes ou plusieurs points
« de l'économie sont, à la fois ou successivement,
« le siège d'affections spontanées dans leur déve-
« loppement et identiques dans leur nature, lors
« même qu'elles se présentent sous des formes
« diverses. »

C'est la définition, à très-peu de chose près, qui a été adoptée par le docteur Requin, dans sa Pathologie médicale (tome 1, page 176), et par plusieurs autres auteurs (1). Nous verrons plus tard ce qu'il faut penser de cette définition.

Si nous considérons, d'un autre côté, les opinions qui ont régné dans l'école de Montpellier, relativement à la diathèse, nous reconnaîtrons que la haute importance philosophique et médicale de cette question y a été, depuis très-longtems, bien sentie et bien appréciée. Il faudrait s'étonner qu'il en fût autrement, car cette manière de considérer

______

(1) Dans les deux éditions du *Dictionnaire de Médecine* en vingt-cinq vol., il n'y a point d'article pour le mot *diathèse*, quoique, pour l'explication du mot *cachexie*, on y renvoie au mot *diathèse*.

la diathèse est parfaitement en harmonie avec les principes médicaux qu'on a toujours enseignés dans cette école et avec la pratiqué des grands médecins qui l'ont illustrée. Il y a bien des années que la question des diathèses y était mise à l'ordre du jour dans les concours. Tout ce que Barthez, Dumas, Bérard, M. Lordat, etc., ont dit de l'affection morbide, mise en rapport avec l'acte morbide, (1) peut conduire à la conception de la diathèse.

Il résulte de tout ce qui précède que, jusqu'à présent, la question de la diathèse a été plutôt mesurée dans sa difficulté et entrevue dans son importance, que résolue en termes précis pouvant conduire à l'établissement d'une doctrine, de quelques principes positifs, applicables à la généralité des états morbides diathèsiques. Ce sont quelques principes de ce genre que je vais tâcher d'établir, dans l'espoir d'en tirer des conclusions de thérapeutique capables d'épargner aux jeunes médecins bien des incertitudes et d'imprimer aux débuts de leur carrière médicale une salutaire direction.

Pour nous faire l'idée la plus exacte possible de l'état morbide diathésique, de la diathèse, considé-

---

(1) La distinction philosophique et pleine de vérité entre l'acte et l'état morbide, enseignée depuis bien longtemps dans cette école, y a donné lieu à une thèse de concours pour l'agrégation très-remarquable de style et de pensée, et qui signale, chez l'auteur, un excellent esprit médical. (Voy. *Thèse* de M. Barre).

rons quelques faits simples, très-communs, qui nous serviront comme d'échelons pour arriver à cette juste appréciation.

Voici un enfant qui, six à huit mois après sa naissance, à cette époque où la première dentition apporte un trouble plus ou moins grand dans l'économie, présente, au cuir chevelu, une éruption pustuleuse ou d'une autre forme ; celle-ci, sans déranger en aucune manière la santé générale de l'enfant, et en ne causant que des symptômes locaux de rougeur, de prurit, de cuisson, etc. dure un an, deux ans, trois ans, et guérit enfin radicalement, de manière à laisser ensuite l'enfant en très bonne santé.

Voilà un fait très-commun qui se présente très-souvent. Qu'y-a-t-il dans ce fait?

D'abord le besoin de la part de l'économie d'une décharge, par voie de sécrétion, de quelque chose d'inconnu qui fatigue cette économie ; une preuve, c'est que (et cet accident n'arrive que trop souvent), si, par l'effet de l'art ou d'une cause extérieure, cette secrétion vient tout-à-coup à disparaître entièrement ou même partiellement, des désordres graves et même la mort ne tardent pas à s'en suivre.

Secondement, pourquoi le cuir chevelu est-il le lieu de décharge généralement choisi par la nature ? parceque, comme on l'a déjà justement observé, la tête étant la partie du corps où réside une grande

activité vitale à cet âge et où il y a une organisation de follicules muqueux, glanduleux, sébacés,
en harmonie avec le genre de décharge qui doit
avoir lieu, la tête, dis-je, dans son cuir chevelu
est, pour recevoir cette décharge, l'organe *prédisposé.*

Dans ce fait il n'y a pas, à proprement parler,
une *diathèse;* il n'y a là qu'une *prédisposition.*
C'est un besoin une fois senti, une fois satisfait;
c'est une maladie qui a suivi et fini son cours;
c'est un acte accompli. L'organisation n'a plus à
y revenir; il ne lui reste aucune impression, aucun
besoin qui la fasse revenir spontanément ou à la
sollicitation d'une cause quelconque d'excitation
au même mouvement morbide. En un mot, un
pareil phénomène n'a plus, dans l'économie, sa
raison d'être. Le cuir chevelu a, si je puis ainsi
parler, joué son rôle, et c'est en vain que, à l'occasion d'une maladie accidentellement survenue, à
laquelle on voudrait opposer une révulsion opérée sur le cuir chevelu, on s'efforcerait de ramener
artificiellement une éruption semblable; il pourrait
bien paraître une éruption en rapport avec le
topique employé, mais elle ne durerait qu'autant
que durerait l'action du remède, c'est à dire que
l'appel fait à l'organisation ne serait pas entendu;
l'effet pathologique, dû à l'action du remède, serait,
dans la généralité des cas, simplement local, sans
liaison sympathique avec la fluxion que l'on vou-

drait combattre, et qui probablement ne serait pas déplacée, ou ne le serait que momentanément.

Aussi c'est mal à propos que, lorsqu'une éruption du genre de celle dont je viens de parler est entièrement passée, en laissant l'enfant bien portant après sa terminaison, on cherche banalement à faire revenir de *l'humeur à la tête*, à l'occasion de toutes les maladies qui peuvent se présenter dans la suite de la première ou de la seconde enfance. Il y a même des parents qui se hâtent, dans des cas semblables, de couvrir, d'une toile cirée, le cuir chevelu, procédé très nuisible alors, car, établissant à la tête un foyer de chaleur, ne déterminant pas toujours, tant s'en faut, une forte transpiration qui soulagerait momentanément, et ne pouvant pas provoquer, de la part de l'organisme, un mouvement fluxionnaire sécrétoire qui n'est plus en harmonie avec le besoin de cette organisme, il en résulte souvent des congestions cérébrales, des convulsions, ce que bien des praticiens auront plus d'une fois pu observer comme moi.

S'il n'y a pas encore, dans le fait précédent, les conditions qui constituent une *diathèse*, il nous conduira à mieux les déterminer.

Outre cette prédisposition naturelle qu'offrent, par leur organisation, par l'activité vitale dont ils jouissent, la tête, le cuir chevelu, il peut y avoir et il y a, en effet, très souvent, disposition héréditaire, les parents ayant présenté eux-mêmes, au même âge, une sécrétion analogue dans les mêmes régions. J'ai rarement vu, à la campagne surtout, des enfants offrir ce phénomène morbide , d'une certaine durée, sans que la manifestation d'un phénomène analogue n'eût eu lieu , au même âge, chez les parents.

Il arrive quelquefois que ce n'est pas précisément le cuir chevelu qui devient le siège de la sécrétion, mais diverses parties de la face, le front, les joues, le derrière des oreilles, l'organisation du cuir chevelu se trouvant alors moins favorablement disposée pour ce genre de sécrétion; mais, très-généralement, c'est sur une région du cuir chevelu que se passe cette scène morbide. C'est là que gît la *prédisposition.* Presque jamais les autres régions du corps ne sont envahies , à moins que l'éruption ne soit le résultat de certaines diathèses, telles que les diathèses scrofuleuse, syphilitique, etc, qui se répandent partout, ou qu'elle ne tienne à une autre cause, pouvant avoir une action générale, en agissant sur la masse du sang, des humeurs, telle, par exemple, qu'une mauvaise alimentation; c'est ce que j'ai observé plusieurs fois, sous l'influence du lait d'une nourrice qui, par diverses causes que ce n'est pas ici le lieu de considérer , peut ne pas se trouver en rapport avec l'organisation de l'enfant et devient pour lui comme un véritable poison.

Voici maintenant un enfant qui offre d'abord le même phénomène de sécrétion au cuir chevelu ; cette sécrétion dure un temps plus ou moins long, pendant la première et même la seconde enfance, et puis disparait ; mais, quelque temps après, spontanément, elle reparaît de nouveau. Il se passe ainsi des alternatives d'apparition, de disparition du mal qui se prolonge jusqu'à la puberté ou jusqu'à un âge plus avancé. Ce n'est pas toujours au cuir chevelu que s'établit le mouvement fluxionnaire dans ce cas ; il peut envahir successivement les autres régions de la tête, la face, les fosses nasales, les yeux. Le plus souvent c'est la même forme, la forme sécrétoire que revêt la fluxion ; parfois c'est une forme différente ; mais la persévérance de ces phénomènes annonce aussi la persévérance d'un état particulier de l'organisation, d'une sorte de besoin intermittent qui se satisfait par cette voie de décharge.

Si les formes que revêt le mouvement fluxionnaire, en se réitérant, sont diverses, cela ne change rien à la nature du principe vicieux, de l'état morbide constitutionnel auquel il se rattache, car on voit ces diverses formes se succéder, se remplacer, de manière, par exemple, que, quand la fluxion est aux yeux, sous forme de rougeur, de taches, etc., il n'y a rien au cuir chevelu ni ailleurs ; que, quand elle s'établit dans les fosses nasales, sous forme de coryza, de croûtes, etc., il n'y a rien aux yeux ni au cuir chevelu ni à la face ; que, quand enfin elle siège au cuir chevelu, toutes les autres régions en sont exemptes.

Il y a trois choses dans ce fait qu'il faut remarquer :

1° Un certain état anormal de la vie nutritive, inconnu dans sa nature, une sorte de besoin de décharge, de la part de l'organisme, d'un principe qui le fatigue.

2° La tendance des manifestations de cet état, de ce besoin, à s'effectuer d'une manière intermittente, parfois périodique, ou toujours sur le même organe, le même tissu, ou successivement, alternativement, sur des organes, des tissus différents.

3° Le mouvement fluxionnaire, élément essentiel, principal instrument de ces manifestations, se rapportant chez l'individu affecté, toujours au même principe, au même fonds, malgré la variété des formes qu'il peut revêtir.

La réunion de ces trois conditions, dans ce fait morbide, représente tout autre chose qu'une *prédisposition*. Il ne s'agit plus ici en effet seulement d'un organe ou d'un tissu ou d'un appareil, plus susceptible, plus irritable, plus ébranlable qu'un autre et sur lequel porte de préférence l'action d'une cause de trouble qui vient agir sur l'économie ; ce n'est pas non plus une maladie aigüe, envahissant une portion de l'organisation et consécutivement, sympathiquement son ensemble, ou pouvant, même dès le début, être générale, ce qu'on appelle *consti-tutionnelle*, sans être cependant *diathèsique*, car maladie constitutionnelle et diathèse sont loin d'être synonymes; ce n'est pas, dis-je, une maladie aigüe ayant son commencement, son milieu, sa fin, ne reparaissant plus quand elle est une fois guérie, à moins qu'il n'y ait ce qu'on appelle une rechute, une récidive, sous l'action d'une cause appréciable qui vient ramener les mêmes effets; ce n'est pas davantage une maladie chronique, à proprement parler, qui présente également les mêmes phases, qui peut durer toute la vie, ou, quand elle est gué-rie, ne revient aussi que sous l'influence d'une cau-se appréciable ramenant les mêmes effets.

Dans tous ces cas, c'est toujours le même tissu, le même organe, qui reste affecté d'une manière continue, qui l'est même fréquemment dans sa texture, d'une manière appréciable pour l'ana-tomie pathologique; et quoiqu'il soit vrai, comme du reste cela a lieu généralement dans tous les phé-nomènes de la vie, que cette maladie chronique puisse, pendant son cours, ne se signaler que par de faibles symptômes et l'organe ne dévoiler la gra-vité de son affection que d'une manière intermit-tente, la maladie cependant ne consiste en réalité toujours que dans l'altération de ce tissu, l'affec-tion de cet organe, lequel, revenant à l'état normal, laisse le corps revenir à la plus complète santé, sans que derrière il reste rien de caché qui ait besoin de reporter ailleurs une scène pathologique analogue ; c'est-à-dire qu'il ne se présente nulle part ailleurs de phénomène morbide, plus ou moins semblable, qui alterne avec cette maladie chronique, qui la remplace, lui succède, de manière que la maladie reparaisse, quand ce phénomène disparaît. En définitive, on voit qu'il n'y a pas dans l'organisation un état morbide différent, indépendant de la maladie chronique apparente elle-même, ni par conséquent aucun besoin de décharge, de manifestations morbides , relatif à cet état.

Ce n'est donc ni la prédisposition, ni la maladie aigüe, ni la maladie chronique, telles qu'on doit les comprendre, que nous les définissons et les comprenons, qui peuvent donner l'explication du fait pathologique assez vulgaire sur lequel je viens d'appeler l'attention. Il y a là quelque chose d'inconnu, d'inhérent à la vie nutritive, faisant partie de l'organisation, restant parfois et plus ou moins longtemps silencieux, se manifestant, se développant dans son temps, disparaissant pour reparaître de nouveau spontanément ou à la suite de provocations dont les agents sont tantôt appréciables et tantôt échappent à notre appréciation.

En un mot, cette direction vicieuse, imprimée aux forces qui président à la vie de nutrition, correspond à ce qu'on appelle *besoin* dans la vie physiologique normale ; c'est un phénomène instinctif ; c'est, si je puis ainsi parler, l'instinct nutritif dépravé d'une organisation malade. C'est à ce phénomène morbide que je donne le nom de *diathèse*, dont le caractère et la portée seront mieux déterminés dans les lignes suivantes :

P....., menuisier à la Guillotière, dont le père, au dire du malade, était sujet à de fréquentes éruptions à la peau, n'avait pas eu, dans son enfance, de sécrétion morbide au cuir chevelu ; mais, vers l'âge de douze à treize ans, il avait vu, sans cause appréciable, paraître sur son front des boutons rouges, accompagnés de cuissons, de démangeaisons, qui étaient d'abord restés un mois sans se modifier, et qui avaient ensuite entièrement disparu ; trois ou quatre mois après, ils avaient reparu de nouveau et duré à peu près le même temps ; depuis cette époque, soit spontanément, soit sous l'influence d'une cause accidentelle quelconque, le même phénomène s'était présenté.

P. avait remarqué que des maux de tête assez violents, auxquels il était aussi sujet, cessaient quelquefois subitement lorsqu'il saignait par le nez ou que l'éruption se montrait. Il avait voulu quelquefois arrêter trop tôt le saignement du nez, avec de l'eau froide ou de l'eau vinaigrée, et presqu'immédiatement il voyait reparaître le mal de tête ou les boutons. Depuis trois ans surtout, saignant beaucoup moins fréquemment par le nez, il avait vu revenir les boutons et le mal de tête. P. avait vingt-quatre ans quand il vint me consulter ; il présentait,

en ce moment, sur le front des boutons que je recon-
nus être une éruption papuleuse éparse , avec une
assez vive rougeur, accompagnée de cuisson, autour de la base des papules.

Je lui prescrivis une saignée du pied, une tisane
diurétique et un régime doux. Ces moyens thérapeutiques déterminèrent quelqu'amélioration , ren-
dirent plus longs les intervalles qui s'écoulaient
entre les réapparitions des mêmes symptômes ; mais,
deux ans après , malgré la réitération des mêmes
moyens thérapeutiques , les mêmes choses à peu
près se passaient, lorsque l'individu quitta le
pays.

Je cite ce fait , assez vulgaire aussi , comme un
autre type auquel se rapportent tant d'autres faits
accusant l'existence d'une diathèse , de ce besoin
morbide dont la satisfaction est indispensable à
l'organisme et qui se manifeste par des mouvements fluxionnaires sur des parties dont la position,
la structure anatomique , les sympathies, l'activité
vitale sont en rapport avec la nature de ce besoin,
avec le mode d'affection des centres nerveux où
ce besoin prend naissance.

Quelquefois ce sont les différentes régions d'un
même tissu , du tissu muqueux par exemple , qui
deviennent tour à tour le théâtre de ces déplacements, ces remplacements, ces successions , ces
alternations attestant l'existence de la diathèse.
Ainsi, un de mes clients, à Lyon, était en proie,

depuis plus de vingt ans, tantôt à un coryza, tantôt à une bronchite, tantôt à une diarrhée, tantôt à une gastrorrhée ou à une sécrétion gazeuse gastro-intestinale, et cela presque toujours spontanément, hors de toute influence appréciable de la part des saisons, du régime, de toute cause d'excitation, et rien n'annonçant, dans les intervalles bons, la présence d'une maladie quelconque continue, siégeant dans ces diverses muqueuses. Cette dernière condition est importante à considérer ; car, si une phlegmasie ou une autre maladie chronique existait dans les voies gastriques, par exemple, les phénomènes d'irritation des autres muqueuses pourraient n'être que des retentissements sympathiques de cette maladie.

D'autres fois, c'est sur les diverses régions du tissu cutané que se passent des phénomènes analogues ; des éruptions de même forme ou de forme différente se succèdent, se remplacent, reparaissent d'un côté quand elles sont guéries de l'autre, attestant ainsi ce besoin de décharge fluxionnaire dû à la diathèse, en supposant également que l'examen attentif des viscères, des muqueuses, ne permette pas de considérer rationnellement ces mouvements fluxionnaires comme une expression sympathique d'une maladie établie sur ces organes intérieurs.

Mais il arrive assez souvent que les mouvements fluxionnaires inhérents à tout état morbide diathésique, au lieu de se porter toujours sur le même organe ou sur les diverses régions d'un même tissu, envahissent spontanément, successivement, alternativement, en revêtant une même forme ou des formes diverses, différents organes, différents tissus ; c'est ce que l'on peut observer, par exemple, dans la diathèse inflammatoire, la diathèse rhumatismale ; c'est le tableau que présentent, d'une manière plus frappante encore, certaines diathèses, pendant l'existence desquelles les mouvements fluxionnaires, dans leurs diverses pérégrinations, aboutissent à la production de matières hétérogènes, *sui generis*, offrant partout une identité d'aspect et de composition. Telle est, par exemple, la diathèse tuberculeuse.

Il me semble qu'une des principales causes du vague, de l'obscurité que présentent les vues générales émises, à diverses époques, sur les diathèses, vient de ce qu'on a négligé d'établir une distinction convenable entre les trois modes d'allure, de marche, de siége, de développement de l'état morbide diathésique, que je viens de signaler, en citant tous les faits précédents, savoir :

1º État diathésique se manifestant constamment sur un même organe, ou sur une même région circonscrite du corps ;

2º État diathésique se manifestant constamment sur les diverses régions d'un même tissu ;

3º État diathésique se manifestant successivement, alternativement, sur différents organes, différents tissus.

C'est pourquoi, en raison de la différence d'importance que présente une diathèse, selon qu'elle effectue ses manifestations de l'une ou de l'autre de ces trois manières; selon, conséquemment, que, par sa plus ou moins grande mobilité, par sa faculté plus ou moins grande de déplacement, elle peut envahir successivement ou simultanément plus ou moins d'organes, de tissus de l'économie; par ces motifs, dis-je, et aussi pour pouvoir mieux se diriger dans la thérapeutique de ce genre d'affection, j'établirai les divisions suivantes, qui m'ont paru utiles, qui m'ont servi et qui pourront servir aux jeunes praticiens à mieux classer leurs idées sur ce sujet :

1° Quand les mouvements fluxionnaires envahissent tour à tour des organes ou des tissus différents, j'appelle la diathèse, *diathèse d'ensemble;* et, selon que les manifestations morbides de cette diathès e revêtent une seule forme ou plusieurs formes diverses, un seul aspect ou plusieurs aspects différents, je l'appelle diathèse d'ensemble *uniforme* ou diathèse d'ensemble *multiforme;*

2° Lorsque les mouvements fluxionnaires envahissent toujours un même organe ou une même région circonscrite du corps, ou bien toujours les diverses divisions, généralement répandues, d'un même tissu, par exemple du tissu cellulaire, du tissu muqueux, du tissu séreux, du tissu cutané, etc.; j'appelle la diathèse, dans le premier cas, *diathèse d'organe* ou *de région*; dans le second cas, *diathèse de tissu*; et, selon que la fluxion revêt une seule forme ou alternativement des formes diverses, un seul aspect ou alternativement des aspects différents, j'ajoute, comme précédemment, l'expression *uniforme* ou *multiforme*.

J'obtiens ainsi le tableau suivant :

1° Diathèse d'ensemble
- Uniforme
- Multiforme

C'est la diathèse se manifestant successivement, alternativement, sur différents organes, différents tissus.

2° Diathèse de tissu
- Uniforme
- Multiforme

C'est la diathèse se manifestant successivement, alternativement sur les diverses divisions d'un même tissu.

3° Diathèse d'organe ou de région
- Uniforme
- Multiforme

C'est la diathèse à manifestations toujours plus circonscrites sur un même organe ou sur une même région.

Voici, par exemple, un individu qui est fréquemment affecté, et presque toujours spontanément, de mouvements fluxionnaires à forme inflammatoire, envahissant tantôt le tissu cellulaire, sous forme de *phlegmon*; tantôt la peau, sous forme d'*érysipèle*; tantôt l'œil, sous forme d'*ophthalmie*, tantôt les fosses nasales, sous forme de *coryza*; etc.; c'est là une *diathèse inflammatoire d'ensemble*, parcequ'elle envahit successivement divers organes, divers tissus; j'ajoute de plus *uniforme* ou *multiforme*, selon que l'inflammation affecte toujours la même forme, la même terminaison, ou des formes, des terminaisons différentes. Dans le cas que je viens de citer, ce sont des formes diverses qu'elle affecte, donc c'est une diathèse inflammatoire d'ensemble *multiforme*. Mais si l'inflammation se terminait toujours par la suppuration, ou par la gangrène, ou par l'hypertrophie, etc., ce serait une diathèse inflammatoire d'ensemble *uniforme*, et par conséquent, pour chacun de ces cas, une diathèse inflammatoire *suppurative*, ou *gangreneuse*, ou *hypertrophique*, etc.

Lorsque l'inflammation, plus circonscrite, envahit constamment le même organe ou la même région, par exemple toujours les fosses nasales,

ou la bouche, ou l'œil, ou le cuir chevelu, etc.,
c'est à une diathèse inflammatoire d'organe ou
de région *uniforme* ou *multiforme*, selon les cas,
que j'ai affaire.

Enfin, si l'inflammation envahissait tour à tour
les diverses divisions d'un même tissu, le tissu cellulaire, le tissu muqueux, le tissu cutané, le tissu
osseux, etc., ce serait une diathèse inflammatoire
de tissu, *uniforme* ou *multiforme*, selon le cas,
que j'aurais à considérer.

Il est facile de faire entrer dans ce cadre tous les
états morbides, offrant les conditions que nous avons
dit constituer une diathèse. Il est aisé, par exemple, de classer aussitôt le fait suivant :

Mme R., de Lyon, qui avait eu, dans sa jeunesse,
un rhumatisme articulaire était affectée d'une névralgie intermittente du nerf sous-orbitaire, contre
laquelle j'avais vu échouer tous les moyens de
l'art; du moins, ils n'avaient obtenu qu'un faible
soulagement. Lasse de faire des remèdes, elle resta,
trois à quatre mois, sans venir me voir. Au bout de
ce temps-là elle revint, me disant que sa névralgie avait disparu, à son grand étonnement, depuis deux mois, sans qu'elle sût à quoi attribuer
cette disparition. Elle ne venait donc pas me consulter pour cela, mais elle avait remarqué, depuis
plus d'un mois, une éruption de boutons rouges,
avec forte cuisson ou démangeaison, qui lui était
survenue sur le dos de la main gauche et de l'a-

vant-bras, et qui allait toujours s'agrandissant.
J'examinai la partie, et je vis en effet une éruption
très-étendue, à forme eczémateuse, accompagnée
d'une assez forte inflammation. Je fis observer à
Mme R. que, puisque l'apparition de cette éruption
avait à peu près coïncidé avec la cessation de la
névralgie, il ne fallait pas trop se hâter de s'en
débarrasser, de peur de voir de nouveau reparaître
la névralgie, après la guérison de cette éruption. Je
me contentai de lui prescrire quelques moyens locaux et généraux adoucissants et l'engageai à venir
me voir dans quinze à vingt jours.

Elle revint un mois après ; l'éruption n'existait
plus, la névralgie n'avait pas reparu, mais Ma-
dame R. se plaignait, depuis quatre ou cinq jours,
d'une grande douleur, avec léger gonflement, dans
le genou gauche, et elle disait avoir commencé à
ressentir une douleur semblable, la veille, dans le
genou droit. Je lui prescrivis des frictions douces
avec des huiles calmantes, mais les douleurs allant
toujours en augmentant, la malade ne pouvant
presque plus marcher, et voulant absolument se
débarrasser de ce nouveau mal, je lui fis prendre
quelques bains de vapeur russes, à la suite desquels les douleurs cessèrent, et Mme R. put, sans
se plaindre d'aucun autre mal, reprendre ses occupations. Mais, à peine un mois après, elle m'en-
voya chercher pour la soulager de la névralgie
sous-orbitaire qui s'était manifestée de nouveau.

Je ne suivrai pas plus loin cette observation, où je fus encore témoin à plusieurs reprises de déplacements fluxionnaires analogues à ceux que je viens de signaler. Il me suffira de dire que c'est par l'hydrothérapie seulement que j'ai pu obtenir une amélioration, se soutenant à peu près au même degré depuis près de trois ans, ce qui ne prouve pas que la diathèse soit guérie. Evidemment, il y avait chez cette dame, dont les parents d'ailleurs avaient été affectés de goutte ou de rhumatisme, un état diathésique en vue duquel seul j'ai cité ce fait.

Puisque cette dame avait été affectée antérieurement de rhumatisme et que la fluxion s'établissait alternativement sur des tissus, des organes différents, en revêtant diverses formes, c'est à une diathèse *rhumatismale d'ensemble multiforme* que se rapporterait ce fait.

Dans tout ce qui précède, je n'ai considéré encore que des faits dans lesquels on voit bien saillir ce besoin, dans la vie organique, de décharges fluxionnaires, se faisant sentir spontanément, se manifestant d'une manière intermittente et constituant un mode vicieux qu'on ne peut confondre avec ce qu'on appelle une *prédisposition*, ni avec ce qu'on appelle proprement une maladie aiguë ou une maladie chronique ; mais je n'ai pas encore appelé plus fortement l'attention sur cette particularité remarquable qui, dans tous les temps, a surtout frappé les observateurs ; sur ce caractère, ce cachet spécial de tendance, de la part des phénomènes morbides à revêtir une forme identique en affectant les mêmes tissus ou des tissus divers, parfois une forme tout-à-fait étrange et différant beaucoup des formes que prennent le plus ordinairement les mouvements fluxionnaires, dans la généralité des maladies qui affligent l'espèce humaine. C'est dans ce mode spécial d'altération de la vie de nutrition, c'est dans cette tendance à la répétition des mêmes formes de congestion, d'inflammation, de secrétion, d'exhalation, et mieux encore, de formes végétatives identiques, plus ou moins extraordinaires, que quelques-uns avaient cru devoir principalement reconnaître ce qu'on appelait vaguement *diathèse, cachexie*, sans être fixés sur le véritable sens de ces expressions.

Voici, par exemple, un individu sujet depuis longtemps à des hémorrhagies qui fréquemment, et sans aucune provocation de la part d'une cause appréciable, reviennent successivement, alternativement, soit par le nez, soit par la bouche, soit par l'estomac, soit par l'anus, etc., etc. Ou le malade succombe, ou, s'il guérit, c'est après un temps plus ou moins long, par le progrès de l'âge, ou quelquefois à la suite d'une autre maladie qui a bouleversé l'économie et changé, pour ainsi dire, sa manière d'exister. C'est là, dans le genre, une diathèse de *tissu uniforme*, et, dans l'espèce, une diathèse *hémorrhagique* du tissu muqueux.

Voici un second individu qui offre un anévrisme de l'artère poplitée; on le guérit; il se présente bientôt après un anévrisme semblable dans l'artère crurale, et un autre, en même temps quelquefois, dans l'artère brachiale ou dans d'autres artères; ici c'est encore, dans le genre, une diathèse de *tissu uniforme*, et, dans l'espèce, une diathèse *anévrismale* du tissu artériel.

Voici un troisième individu qui présente spontanément, successivement, des dépôts de matière osseuse dans divers organes, divers tissus; c'est, dans le genre, une diathèse *d'ensemble*, et, dans l'espèce, une diathèse *osseuse* d'ensemble. Si le dépôt de matière osseuse ne s'effectuait toujours que sur les diverses régions d'un même tissu, du tissu cellulaire, par exemple, du tissu musculaire, du tissu fibreux, etc., ce serait, dans le genre, une diathèse *de tissu*, et, dans l'espèce, une diathèse *osseuse* du tissu cellulaire, ou du tissu musculaire, ou du tissu fibreux.

En général, quand une diathèse peut cesser d'affecter toujours une même région circonscrite du corps, un même organe ou les diverses divisions d'un même tissu; quand elle peut déplacer et porter ses manifestations sur une autre région, un autre organe, un autre tissu, les faits prouvent qu'elle en envahit également plusieurs autres ou les envahit presque tous, et elle rentre toujours alors dans la catégorie des diathèses d'ensemble.

Enfin, viennent les faits le plus profondément caractérisés par le cachet diathésique, où l'organisation semble faire marcher, côte à côte avec la vie normale, un mode de végétation plus ou moins étrange, dont les productions envahissent, à plusieurs reprises, après des intervalles de repos, de calme apparent, divers organes ou tissus, les affaissent, quelquefois les détruisent, les usent ou se les approprient, se les identifient. Ici, il faut placer les états diathésiques qui se signalent par l'apparition de la matière tuberculeuse, du cancer, de la mélanose, de certaines tumeurs, loupes ou kystes multiples, de dépôts scrofuleux, de productions syphilitiques, etc.

En résumé, ce qui domine dans toute la catégorie de faits dont il a été question jusqu'à présent, ce qui exige que nous les rapportions à un état morbide spécial, à la diathèse, c'est :

« Ce besoin anormal de la vie végétative, très-
« souvent héréditaire, quelquefois acquis, devant
« nécessairement, fatalement, spontanément se
« produire au dehors par des manifestations mor-
« bides, qui paraissent, puis disparaissent dans un
« point, pour reparaître là ou ailleurs, à des épo-
« ques séparées par des intervalles plus ou moins
« longs ; qui affectent partout une forme identique
« où revêtent des formes diverses, mais toujours

« dérivant d'un même principe, et étant par con-
« séquent de la même nature. »

C'est là la définition de la diathèse à laquelle
nous sommes naturellement conduit par tout ce qui
précède, et nous mettons ici en regard la définition déjà citée de M. Chomel, qui, dans sa *Pathologie générale*, affirme que, entre là valeur des
deux dénominations *prédisposition* et *diathèse*, il
n'y a guère que l'intervalle du plus au moins, ce
qui n'est nullement d'accord, je crois, avec la véritable signification des faits :

« La diathèse est une *disposition* en vertu de la-
« quelle plusieurs organes ou plusieurs points de
« l'économie sont, à la fois ou successivement, le
« siége d'affections spontanées dans leur dévelop-
« pement et identiques dans leur nature, lors même
« qu'elles se présentent sous des formes diver-
« ses. »

La diathèse n'est pas seulement une *disposition*,
mais un état morbide réel. La disposition n'est
qu'une tendance, une manière d'être de l'organisme, favorable à l'action, à l'effet d'une cause occasionnelle, déterminante ; ne pouvant devenir
maladie, se transformer en maladie, que sous l'influence de cette cause ; restant généralement en
rapport, dans sa transformation en maladie, dans
sa réalisation en état morbide, avec les degrés
d'intensité de la cause occasionnelle ou déterminante ; ne devenant pas nécessairement maladie,

et surtout maladie à formes toujours identiques, sous l'influence d'une cause occasionnelle quelconque de trouble, petite ou grande, légère ou intense, d'une nature ou d'une autre. Or, la diathèse n'a besoin d'aucune espèce de cause occasionnelle pour effectuer ses manifestations morbides. Ces manifestations sont spontanées, nécessaires, fatales.

Sans doute, une diathèse peut rester longtemps latente ; mais si jamais il ne se présente des phénomènes morbides avec le caractère que nous venons d'assigner aux états diathésiques, si la vie d'un individu se passe sans cette apparition, il est impossible de démontrer, personne ne démontrera, que cette diathèse existe réellement. Dans tous les cas, elle est comme si elle n'était pas.

Sans doute, aussi, une cause occasionnelle peut provoquer une manifestation morbide, quand la diathèse existe, tout comme la même cause peut mettre en jeu la prédisposition et la transformer en maladie. Mais cette cause occasionnelle, considérée dans sa nature, son degré d'intensité ou sa brusquerie d'action, dans toutes ses conditions variables, mobiles, inconstantes, ne présente aucune espèce de proportion avec les modes qu'affectent les manifestations morbides diathésiques, et ne peut être invoquée, à chaque réapparition de ces manifestations, réapparition qui est dans l'essence de la diathèse.

Sans doute encore une maladie aiguë, une maladie chronique peut paraître se développer spontanément, comme cela a lieu pour la diathèse; mais 1° le plus grand nombre de maladies chroniques sont héréditaires, et alors spontanément, à telle époque déterminée, qui correspond généralement à celle où les ascendants ont été affectés, la maladie chronique se développe, et alors, si l'on néglige de s'instruire de cette circonstance, il n'est pas étonnant qu'on dise que cette maladie chronique s'est manifestée sans *cause connue*, comme cela a lieu pour la diathèse, ce qui n'est pas certainement une objection contre la distinction bien nette, bien précise, que l'on doit établir entre la *diathèse* et la *prédisposition*; 2° la maladie aiguë, la maladie chronique, comme je l'ai déjà dit, sont un drame pathologique continu, une fois représenté, dans lequel le malade meurt ou la maladie guérit, sans possibilité de réapparition, à moins de la nouvelle intervention d'une cause capable de ramener le même effet; c'est un acte morbide continu qui s'accomplit, et qui, après son accomplissement, ne laisse dans l'organisme aucune tendance nécessaire, spontanée, à sa reproduction.

Il est donc évident que la diathèse est un *état morbide* établi, et non pas seulement une *disposition*.

D'après ce qui précède, on apprendra à juger qu'un même principe, une même nature préside à l'apparition de différents groupes de phénomènes morbides, qu'on peut rapporter chacun de ceux-ci à un état morbide de nature identique, et établir le diagnostic de cet état morbide comme appartenant à ce qu'on appelle une *diathèse*, d'après les deux ordres de considérations suivantes :

1° En voyant les mouvements fluxionnaires se succéder, se remplacer, sur diverses régions du même tissu ou sur des tissus différents, et revenir de nouveau au même siége et aux mêmes formes, après avoir parcouru une série plus ou moins étendue de successions, de déplacements et de remplacements. C'est ce qui caractérise principalement le premier groupe de faits que j'ai cités : on voit effectivement, dans l'un de ces faits, une forme névralgique être remplacée par une forme dartreuse, celle-ci par une forme de rhumatisme articulaire, la forme névralgique reparaître après la cessation de cette dernière, etc., avec des intervalles plus ou moins longs entre ces apparitions et ces disparitions.

2° En voyant, et c'est là le caractère le plus frappant, le plus spécial, une forme identique, affectée par les phénomènes morbides qui, une fois qu'ils ont fait leur apparition, ne tardent pas, lorsque, spontanément ou par les moyens de l'art, ils ont disparu, à reparaître au même endroit ou ailleurs, et vont parfois en se répétant, en se multipliant sur les mêmes tissus ou des tissus différents ; c'est ce qu'on remarque dans le cancer, la mélanose, les tubercules, les hémorrhagies, les anévrismes, etc.

C'est à ces diverses conditions qu'on juge qu'il existe une diathèse, laquelle est alors une diathèse d'ensemble, ou de tissu, ou d'organe, uniforme ou multiforme, selon les circonstances que j'ai tâché de spécifier.

Voici maintenant une question difficile à résoudre sans doute, mais dont il faut, autant que possible, chercher une solution rationnelle, afin de pouvoir arriver à quelques principes généraux de doctrine, relativement à l'ordre si important des affections diathésiques et au traitement qu'il convient de leur appliquer. Il est impossible, dans ce but, de ne pas entrer dans quelques courtes considérations théoriques.

En quoi consiste la diathèse? Que doit-on entendre par nature d'une diathèse?

Prenons un état diathésique simple, sans tendance, à moins de complication avec une autre diathèse, à des dégénérescences, à la production de matières hétérogènes, une diathèse dont les manifestations régulières s'effectuent sur une région très circonscrite du corps, la *diathèse hémorrhoïdaire*, par exemple; ici c'est toujours la même partie, l'extrémité du rectum, qui devient le siége des manifestations diathésiques, soit qu'il y ait là simplement dilatation de quelques-unes des veines qui entrent dans la structure de l'extrémité rectale, soit qu'il y ait formation d'un tissu capillaire artériel ou veineux érectile particulier, etc.

Qu'est-il possible de reconnaître dans le fond de ce mouvement fluxionnaire hémorrhoïdal? Naît-il d'une qualité vicieuse particulière du sang? Y a-t-il là dépôt de quelque principe âcre, de quelque miasme, de quelque matière infectant le sang, les humeurs, dont l'organisation chercherait à se débarrasser, d'une manière intermittente, par cette voie?

Mais premièrement le mouvement fluxionnaire hémorrhoïdal donne lieu tantôt à un flux sanguin, tantôt à un flux séreux, ou séro-muqueux, ou séro-purulent, tantôt à un engorgement simple, sans aucun écoulement, avec plus ou moins de douleur, dans tous les cas. Or, il ne serait guère possible de voir, de reconnaître, dans ce fait, rien qui pût être comparé à ce principe âcre, à ce miasme, à cette matière infectante en question; secondement, quand quelque incident vient déranger le flux hémorrhoïdal, qu'il s'établit, à la suite, plus ou moins brusquement, un mouvement fluxionnaire sur quelque organe important, l'estomac, le cœur, le poumon, le cerveau, etc., d'où résultent une gastralgie ou une gastrite, des palpitations, de l'oppression, de la toux, des étourdissements, etc., symptômes absolument semblables à ceux que beaucoup d'autres causes peuvent déterminer, on ne peut guère non plus voir là le dépôt de quelque chose de spécial, inhérent au sang.

Serait-ce le mouvement fluxionnaire lui-même, qui aurait quelque chose de spécial, tel qu'il ne pût aboutir, comme voie d'épuisement, que sur l'extrémité rectale, en y modifiant l'organisation des tissus de manière à y revêtir la forme hémorrhoïdale? Mais alors, comment expliquer les faits de déplacement assez fréquent de la fluxion sur d'autres organes, avec des effets absolument semblables à ceux que produisent beaucoup d'autres causes pathogéniques?

La manière la plus rationnelle de concevoir ce phénomène morbide, le plus en harmonie avec ce que l'expérience, ce que les études cliniques nous apprennent, c'est de voir, dans cette diathèse hémorrhoïdaire, d'un côté, le besoin de décharge fluxionnaire, tenant à cet état morbide spécial de l'économie; de l'autre, un mode vicieux vital de la partie inférieure de l'appareil gastrique et parfois de l'ensemble des organes qui composent cet appareil, avec des particularités de structure, d'organisation du tissu capillaire artériel ou veineux de l'extrémité du rectum, qui font de cette région un lieu d'attraction pour le mouvement fluxionnaire, et, en quelque sorte, son théâtre de prédilection.

On ne saurait nier qu'il ne faille que la région de l'extrémité rectale soit nativement douée de ces particularités d'organisation, propres à en faire le théâtre d'un véritable flux hémorrhoïdal; car toutes les stimulations du monde, effectuées à dessein sur cette partie, ne parviendront jamais à établir ce flux, si la nature n'a pas convenablement disposé les choses pour cela. Or, plus cette disposition, dans la région de l'extrémité rectale, sera profondément marquée, moins la fluxion, déviée de son théâtre de prédilection par des causes accidentelles d'irritation, qui peuvent l'appeler sur d'autres organes, tendra à devenir mobile dans ses manifestations, et plus, par conséquent, la diathèse hémorrhoïdaire sera fixe, déterminée, fortement dessinée.

Les mêmes considérations s'appliquent aux autres diathèses, à principe fluxionnaire souvent mobile. Plus, par exemple, la peau, chez un individu affecté de diathèse dartreuse, sera organisée, disposée, par sa susceptibilité, son irritabilité naturelle, à attirer à elle la fluxion, moins la diathèse se laissera dévier du lieu habituel de ses manifestations par des causes accidentelles, et plus la diathèse dartreuse, par conséquent, sera fixe, déterminée, profondément accusée.

Ce que nous venons donc de voir, de concevoir, dans la diathèse que nous avons prise pour exemple, ainsi que dans les diathèses de la même catégorie, c'est, d'un côté, un appareil, un tissu, un organe, une région, soumis à un mode vicieux vital, à des particularités d'organisation qui provoquent, qui appellent, d'une manière plus ou moins nécessaire, la fluxion ; d'un autre côté, une tendance spontanée aux mouvements fluxionnaires dérivant, qu'une qualité vicieuse particulière du sang en soit ou non la cause première, d'un état morbide de l'organisme, ou plutôt des centres nerveux, d'une nature inconnue.

S'il était permis de comparer aux phénomènes physiques les phénomènes de la vie, je dirais que ce qui se passe dans l'organisme, en proie à une diathèse, ressemble à ce qui a lieu dans certaines régions de la terre, relativement aux phénomènes météorologiques d'électricité. Ces régions semblent plus particulièrement disposées à donner, dans leur atmosphère, naissance à des accumulations d'électricité qui déterminent fréquemment des orages, des chutes de la foudre, tantôt sur un point, tantôt sur un autre ; parfois même, par des dispositions particulières de terrain, ou d'autres conditions difficiles à apprécier, c'est presque toujours sur la même partie de cette région que l'orage ou la foudre va éclater. De plus, la foudre, en tombant, ou plutôt le fluide électrique, en se déchargeant, affecte bien des variétés de courant, de direction, de forme et de volume, etc.

De même, dans l'état morbide diathésique, il semble qu'il s'opère dans certaines régions des centres nerveux, comme une concentration de je ne sais quel fluide qui, à certaines époques, sous l'influence de conditions, échappant à tous nos moyens d'appréciation, et par conséquent, comme spontanément, va se déchargeant tantôt sur un point, tantôt sur un autre, et parfois toujours sur le même point, le même organe ou le même tissu, en raison de plus favorables dispositions hérédi-taires, constitutionnelles ou acquises que cet organe ou ce tissu peut présenter ; de là ces phéno-mènes morbides intermittents d'écoulement san-guin, de sécrétion, d'exhalation de liquides, de gaz, à nature acide, alcaline, etc. ; de là cette action, comparable en quelque sorte à celle de l'électro-magnétisme, imprimant à certains tissus élémentaires une activité anormale de nutrition, un nouveau mode de développe-ment, une nouvelle manière de végéter, par-fois un travail spécial de sécrétion, d'où il semble résulter, à la surface ou dans l'intérieur des vis-cères, le dépôt de certains germes ou de quelqu'un des éléments du sang, de la fibrine, par exemple, capable de s'organiser ensuite, qui deviennent comme le principe générateur de corps parasites s'accroissant, se développant, se décomposant, etc., selon certaines conditions déterminées.

Mais, en laissant de côté les comparaisons de ce genre, plus spécieuses que solides, et souvent trompeuses, entre les phénomènes physiques et les phénomènes de la vie, les considérations que j'ai émises, relativement à l'idée que nous pouvons nous faire d'un état morbide diathésique, en prenant pour exemple une diathèse simple de région ou d'organe, sont, à plus forte raison, applicables aux diathèses d'ensemble et aux diathèses de tissu. Comment avoir recours pour l'explication de tous ces faits à un principe vicieux dans le sang, au dépôt, dans le lieu de la manifestation diathésique, de quelque chose d'âcre, de délétère, miasme, ferment, virus, etc., existant dans le sang, dans les humeurs?

D'ailleurs, ce principe, dont nous admettons l'existence probable dans le sang, surtout pour certaines diathèses, ne pourrait jamais donner lieu à l'ensemble de phénomènes morbides qui constituent une diathèse, sans avoir préalablement agi sur les centres nerveux, sans y avoir déterminé ce mode vital vicieux, ce besoin morbide, cette tendance spontanée aux mouvements fluxionnaires intermittents, élément essentiel, indispensable, de tout état diathésique, que nous avons déjà plusieurs fois signalé. Son action n'aurait nécessairement alors qu'un effet indirect sur la production des manifestations de cet état. Si, en effet, la présence seule de ce principe dans le sang suffisait pour faire éclater les phénomènes diathésiques, toute la masse du sang étant viciée, la cause étant partout répandue, l'effet devrait se montrer partout également; les manifestations devraient être nécessairement générales, continues; mais, au contraire, une région très-cir-

conscrite du corps présente seule parfois le phénomène diathésique ; s'il disparaît là , il se manifeste
de nouveau ailleurs , tant que la diathèse n'est pas
guérie. Comment concevrait-on les faits de succession , d'alternation , de déplacement , de répétition
des manifestations morbides qui caractérisent la
diathèse ?

A-t-on jamais , du reste , constaté dans le sang
un élément vicieux , un principe spécial , avant la
manifestation locale , par exemple , des diathèses
scrofuleuse , tuberculeuse , mélanée , cancéreuse ,
syphilitique , etc.? Un peu plus , un peu moins de
globules, de fibrine , d'albumine, de sérosité , etc.,
quand cette circonstance concomitante se présente,
ne peut constituer ce principe, ce ferment ; ce n'est
tout au plus que plus tard , quand il se produit ,
dans les phénomènes morbides locaux diathésiques,
quelque liquide, quelque matière résorbable , que
l'on peut constater dans le sang la présence de
cette matière , circonstance qui peut même contribuer à hâter l'invasion de la cachexie.

Ne pourrait-on pas se faire une idée du rôle que
doit jouer une qualité spéciale quelconque du sang,
relativement à la production des manifestations
diathésiques, en considérant ce qui se passe, quand
c'est la prédominance, dans ce liquide, d'un principe chimique appréciable , acide, alcalin , etc.,
qui coïncide avec les actes morbides, se rattachant
à l'existence d'une diathèse ? On sait que , selon

l'opinion de plusieurs auteurs, ce serait la prédominance, dans le sang, de l'urée, de l'acide urique surtout, qui produirait la diathèse goutteuse. Or, comment cette prédominance s'est-elle formée et comment peut-elle déterminer une diathèse?

Ce n'est que pendant les manifestations locales diathésiques, pendant les attaques de goutte, que se montre généralement cette acidité des sécrétions, de l'urine notamment, ce qui est loin, d'ailleurs, d'être constant. Dans les intervalles des accès, rien de particulier ne distingue les sécrétions des goutteux, quoiqu'ils restent absolument dans les mêmes conditions de régime, d'habitudes professionnelles, d'exercice, etc. Ainsi, chez mon beau-frère, qui eut plus de trente ans la goutte, et qui est mort, sans qu'on ait jamais observé chez lui aucun tophus, les urines n'offraient de caractère acide remarquable ni de sédiment briqueté que pendant les accès; mais ce qui dominait chez lui, pendant ces accès, et même, en partie, dans l'intervalle des accès, c'était une affection des voies gastriques, semblable à celle que tous les observateurs ont signalée dans cette maladie.

Or, cette modification, acide ou autre, du sang, pourrait-elle naître spontanément dans le sang lui-même, à diverses époques, après des intervalles plus ou moins longs de calme, pour déterminer ce qu'on peut appeler une manifestation goutteuse? ne serait-elle pas plus probablement le résultat de

l'action vicieuse des centres nerveux sur les organes de l'hémathose, au moment où, en proie à
cette sorte de besoin morbide de décharge, inhérent à l'état diathésique, ils projettent la fluxion
sur les voies gastriques, sur les petites articulations, sur celle du gros orteil surtout, pour constituer une attaque de goutte?

On conçoit alors comment les organes sécréteurs
des régions sur lesquelles la fluxion se jette, mis
en activité par elle, pourraient imprimer à ces sécrétions le caractère acide ou tout autre caractère
chimique, prédominant, dont le sang lui-même,
source de toute sécrétion, aurait été imprégné par
l'influence diathésique. C'est ainsi que les accès de
goutte pourraient, à la longue, déterminer, dans
les articulations ou autour des articulations, des
concrétions d'urate de soude ou de chaux, de
phosphate de chaux, etc.

Quoiqu'il en soit, il est impossible d'arriver à
une conception rationnelle de l'état morbide diathésique, de ce qu'on appelle une diathèse, sans
partir de cette considération essentielle, fondamen-
tale, que, dans la vie organique, dans la vie végétative, il y a des instincts, des besoins, de la spontanéité, comme il y a des instincts, des besoins,
des sentiments, des passions dans la vie morale et
intellectuelle. C'est ce point de vue qui, dans l'é-
tude des altérations de la vie nutritive, vie nutritive, du reste, dont nous ignorons complètement les

modes d'agir, dans les infiniment petits de l'organisation , doit sans cesse fixer notre attention.

Sans doute il peut y avoir des altérations physiques, chimiques de la masse du sang et, par suite, des diverses sécrétions , à l'occasion de miasmes , de substances nuisibles, gazeuses ou liquides, introduites dans l'organisme par l'absorption ; mais si quelquefois il paraît y avoir réellement action, combinaison chimique de l'une de ces substances avec le sang ou avec l'un des tissus , l'un des éléments des tissus plus ou moins généralement répandus, ce n'est jamais à la considération de l'effet physique ou chimique que peut être rapporté le symptôme, à plus forte raison l'état diathésique ; ce n'est pas non plus, en raison de l'action physique ou de la composition chimique de l'agent pathogénique, que peut, que doit être dicté le remède.

Quelle qu'ait été l'altération apportée accidentellement dans le sang , par les substances absorbées , provenant de l'extérieur ou de l'intérieur même du corps , comme les fluides altérés, produit de certaines sécrétions ; qu'il en soit ou non résulté un véritable état morbide diathésique, plus ou moins semblable alors à ceux que peuvent faire naître , dans l'économie , certains virus , certains genres d'alimentation, le lait d'une nourrice vicié , dans ses éléments , par l'influence d'une violente passion, la chair des animaux surmenés, charbonneux , etc. Toujours est-il que c'est uniquement d'après la manière dont les centres nerveux auront été sensibles à cette altération, que les phénomènes de réaction auront lieu, et que la physionomie de la diathèse se dessinera.

En effet, ce qui forcera toujours à voir fondamentalement, dans la diathèse, un mode vital vicieux des ganglions ou centres nerveux, de ces centres nerveux en qui se résument définitivement toutes les impressions, toutes les sensations relatives à la vie végétative, s'effectuant d'une manière mystérieuse pour nous, dans l'intimité des tissus, c'est cette faculté, de la part de l'organisme, de garder l'impression, le souvenir, en quelque sorte, de cette impression, en l'absence de l'agent qui l'a produite, de traduire au dehors cette impression par des symptômes à forme toujours identique ou à formes diverses en certain nombre, qui se succèdent, se remplacent, alternent pendant une durée de temps plus ou moins prolongée ; c'est cette faculté de se taire ensuite, si je puis ainsi parler, de rester sans aucune démonstration, de reparaître et de prendre figure de nouveau, après un intervalle plus ou mois long de calme, etc.

Il y a là, je le répète, un phénomène instinctif, une sorte de besoin morbide auquel il faut absolument une satisfaction, une manifestation ; si on détruit celle-ci, ou si on la rend impossible dans un point, elle ne tardera pas à se montrer dans un autre, jusqu'à ce que l'état diathésique d'où naît ce besoin morbide, ait été entièrement détruit.

En résumé, et pour terminer cette discussion relative à la nature de la diathèse, je ne saurais trop le répéter :

Que le sang contienne quelque chose de spécial, d'inconnu, d'inappréciable pour nous, dans certaines diathèses, comme, par exemple, la diathèse tuberculeuse, la diathèse cancéreuse, cela est possible, probable ; que la présence de ce quelque chose de spécial dans ce liquide, dans cette *chair coulante*, selon l'expression de Bordeu, où tous les tissus puisent leur aliment, dont tous les tissus, en définitive, sont formés, soit la cause première de l'état diathésique, de manière que solides et liquides soient également et partout imprégnés du même principe, cela est encore possible, probable ; mais, dès le moment que cet état diathésique est formé, que solides et liquides vivent de la même vie vicieusement modifiée, l'élément fluxionnaire surgit et devient nécessaire, fatal, inhérent à cet état diathésique, dont il constitue l'instrument indispensable de développement, de manifestation, et qui serait, sans lui, comme s'il n'existait pas.

Ainsi, d'un côté, quelque chose de spécial dans le sang, modifiant vicieusement les solides, les ganglions ou centres nerveux, dans la sphère de la vie végétative ; d'un autre côté, tendance spontanée, qui en résulte, aux décharges fluxionnaires ; voilà, dans l'hypothèse précédente, quels seraient

les deux éléments inséparables de tout état diathésique, de toute diathèse.

Mais, comme nous ignorons complètement ce
qu'il y a de spécial dans le sang, si toutefois cela
existe ; comme la chimie organique, si jamais elle
nous explique ce mystère, n'aura pas fait faire un
pas de plus à la thérapeutique, à moins de nous
enseigner un remède spécial contre chaque altération spéciale du sang, produisant une diathèse, ce
qui nous dispenserait alors d'avoir recours à toute
autre considération ; comme, sans cette découverte, qui se fera probablement très longtemps attendre encore, malgré les prétentions un peu exagérées des chimistes et des micrographes modernes, le praticien, pour guérir ou soulager son malade, sera forcément réduit à se renfermer dans le
cercle d'études approfondies des actes même de la
vie végétative, cercle dont, je crois, il ne pourra
jamais sortir ; comme toutes les conjectures émises,
relativement à l'influence des altérations du sang,
sur la production de l'état morbide diathésique.,
n'ont conduit à aucune vue thérapeutique utile, et
pourraient plutôt conduire, en ne se basant que sur
elles, à commettre des erreurs ; par ces divers
motifs, dis-je, sans nier, bien au contraire, la pro-
babilité de l'influence de semblables altérations,
comme principe générateur des diathèses, mais
pour pouvoir asseoir, sur des vues moins incertai-
nes, les considérations générales de thérapeutique

applicables à ce genre d'affections, il nous semble plus naturel, plus rationnel de nous en prendre, avant tout, à une disposition vicieuse, native ou acquise, de l'organisation de certains tissus, qui fait que ceux-ci, sous l'influence des mouvements fluxionnaires qu'ils contribuent à provoquer et qu'ils appellent plus particulièrement sur eux, en vertu de cette diposition, sécrètent, dans les deux diathèses dont il est question, par exemple, des produits hétérogènes, ou se transforment en ces produits hétérogènes, dont tous les éléments leur sont fournis par le sang (1).

(1) Nous concevons de cette manière comment, dans d'autres diathèses, où n'existe pas une disposition spéciale des tissus à ce genre de productions, circonstance qui s'accompagne de peu de mobilité, de peu de vicissitudes de déplacement, dans les mouvements fluxionnaires, comment, dis-je, ce qui semble dominer, au contraire, dans ces diathèses, c'est la mobilité de ces mouvements fluxionnaires spontanés, intermittents; ceux-ci, alors, se portant successivement, alternativement, sur les tissus les plus disposés à les attirer, à les recevoir, et n'y revêtant que des formes plus ou moins inflammatoires, ou n'aboutissant qu'à des exhalations, des sécrétions exagérées, modifiées, sans aucune production hétérogène, *sui generis*, ne laissent souvent aucune trace dans ces tissus qu'ils ont successivement envahis; de sorte que l'on serait tenté, en considérant les effets de ces diathèses à principe fluxionnaire plus mobile, de rapporter à une seule et même diathèse les manifestations successives qui se sont effectuées sur les divers tissus.

C'est ainsi que la diathèse *rhumatismale*, en déplaçant le lieu de ses manifestations, selon que tel ou tel tissu, nativement ou accidentellement très-irritable, attire à lui la fluxion, semblerait se transformer en diathèse *dartreuse*, quand c'est sur la peau que la fluxion se porte; en diathèse *catharrale*, quand ce sont les muqueuses que la fluxion en-

Certaines diathèses d'ensemble deviennent d'autant plus actives et les tendances morbides qui les caractérisent d'autant plus impérieuses qu'elles sont plus anciennes, qu'on les a laissé marcher sans leur opposer aucun frein, que les malades se trouvent au milieu de conditions hygiéniques plus défavorables. C'est ce qu'on voit, par exemple, dans

vahit ; en diathèse *névrosique*, quand ce sont les nerfs sur lesquels elle s'établit, etc.

Or, pendant toutes ces pérégrinations, la diathèse ne met généralement rien, dans ses manifestations, qui la fasse positivement reconnaître ; de sorte que, à moins que des manifestations diathésiques d'un genre bien déterminé ne se soient présentées clairement, dès le début de l'affection, on peut, pendant toutes ces pérégrinations, rester incertain sur l'espèce de diathèse à laquelle on a à faire.

Dans ces cas, pour retrouver les véritables titres de la diathèse, pour lui conserver son véritable nom, il faut avoir recours à un ensemble de considérations tirées des conditions passées, présentes de l'individu affecté ; tels sont, en général, ses dispositions héréditaires, les maladies dont il a déjà été atteint, le régime qu'il suit, le pays qu'il habite, la profession qu'il exerce, les traits saillants de constitution, de tempérament qu'il présente, etc.

Même, malgré cette étude, on ne peut parfois parvenir qu'à une seule conclusion : c'est que cette diathèse, dont le théâtre des manifestations est si mobile, qui a l'air de se faire ainsi tour à tour *rhumatismale*, *dartreuse*, *catarrale*, *névrosique*, etc.; de subir ainsi, chez le même individu, une transformation complète, ne semblerait être réellement, dans le fond, qu'une diathèse simple, élémentaire, qu'on pourrait appeler *diathèse fluxionnaire*, effectuant successivement, alternativement, ses manifestations sur des tissus également disposés à les appeler, à les recevoir. Ce qui va suivre et les propositions générales que j'émettrai sur chaque diathèse en particulier, montreront le plus ou moins d'importance que ces considérations doivent avoir, relativement à chacune de ces affections.

la diathèse scorbutique, dans la diathèse siphilitique, dans la diathèse scrofuleuse, etc., après l'âge
de la puberté notamment.

Chez certains individus mal disposés, d'une constitution faible ou très-irritable, en proie à ces diathèses non combattues, exaspérées par de mauvaises conditions hygiéniques ou même par divers
remèdes inopportuns, il arrive un temps où l'affection morbide des centres nerveux et de l'ensemble
de l'organisme s'accroît à un point tel que les manifestations diathésiques se multiplient, que les organes où elles s'opèrent, réagissant tous à la fois,
mettent en jeu toutes les sympathies, augmentent
le champ de désordre ; que la résorption même de
certains fluides âcres, délétères, créés par le progrès des symptômes locaux, va de nouveau rani-
mer l'état diathésique, donne à cet état plus d'intensité, empreint du même vice toutes les parties
de l'organisation.

Alors naît un mouvement fébrile continuel ; le
sang n'offre plus les mêmes rapports entre les éléments qui le constituent et va de plus en plus en
s'altérant ; les sécrétions se dépravent ; les principaux viscères s'affectent gravement ; la peau prend
une teinte anormale, particulière à chaque diathèse ;
les fonctions de la vie de nutrition se détériorent
profondément, pendant que les fonctions de la vie
de relation se conservent encore ; enfin, et indépendamment des symptômes spéciaux, caractéristi-

ques de chacune des diathèses, l'émaciation ou un état de bouffissure, de flaccidité des chairs, ou un œdème général arrive et le malade succombe.

C'est à cet état général qui tend plus ou moins rapidement à la mort, c'est à cette imprégnation eu quelque sorte de toute l'économie par le vice général, constituant la diathèse, c'est à cette décadence de la machine humaine, qui prend surtout un aspect saisissant, dans les diathèses tuberculeuse, cancéreuse, c'est enfin à cette dernière et douloureuse scène du drame diathésique qu'il convient d'appliquer plus particulièrement le nom de *cachexie*.

Il n'est pas d'état morbide, chez l'homme, où il soit plus naturel que dans la diathèse, où il convienne davantage d'établir un rapprochement entre les phénomènes de la vie nutritive, cette vie à sensations cachées, mystérieuses, à déterminations instinctives, latentes, et les phénomènes de la vie de sensations apparentes, d'instinct moral, de sentiment.

En définissant la diathèse un état de malaise, une sorte de besoin morbide de l'organisme, j'étais sur cette voie, et il est en effet impossible de n'y pas entrer, si l'on veut se mettre d'accord avec la signification médicale, philosophique, des faits que nous étudions.

Il est certain que l'homme naît avec des tendances, des dispositions, un *caractère*, pour ainsi dire, dans la vie qui le fait végéter, croître, se développer, comme dans la vie qui le fait sentir, agir, et penser. C'est certainement dans les centres nerveux que se condensent toutes les sensations, et qu'ont leur point de départ toutes les déterminations qui font mouvoir les ressorts de l'organisation pour l'entretien de la vie végétative, comme de la vie sensitive, morale et intellectuelle.

Quelles que soient les discussions nées, depuis Bichat, de la part faite par lui aux deux grandes divisions du système nerveux, le grand sympathique et l'arbre cérébro-spinal, relativement aux phénomènes appartenant particulièrement à chacune des deux vies, organique et animale, il est certain que des propositions beaucoup trop exclusives, sur cette ligne de démarcation, avaient été avancées. C'est ce qui résulte de faits de physiologie pathologique, connus déjà depuis bien longtemps ; c'est ce qui résulte évidemment des nouvelles recherches, des expériences sur les animaux de quelques physiologistes modernes, et, en dernier lieu surtout, des expériences de M. Bernard sur les fonctions de quelques viscères, du foie notamment.

On ne peut mettre en doute que l'arbre cérébro-spinal n'exerce une grande influence sur la vie de nutrition. On ne saurait également ne pas remarquer, dans les phénomènes de la vie de nutrition,

une allure, des dispositions, des tendances analogues à celles que présentent les phénomènes relatifs à la vie de l'instinct moral, du sentiment,
de la passion ; et ce que l'école de Montpellier a
dit de l'*affection* en général, dans les maladies aiguës ou chroniques, est bien plus justement encore
applicable à l'état morbide diathésique.

En effet, la diathèse a sa manière d'être, sa
manière d'agir, de se dissimuler, de rester latente,
de se montrer de nouveau, avec une spontanéité,
une mobilité, un caprice qui échappent à tous les
calculs, à toutes les prévisions. Héréditaire ou
contractée accidentellement, elle est, je le répète,
à la vie nutritive ce qu'est le caractère en quelque sorte, ce qu'est la passion à la vie morale.

Parfois, abandonnée à elle-même, elle n'acquiert
jamais une grande intensité ; elle se trouve satis-
faite de loin en loin par quelque manifestation
passagère, fugitive, peu tenace ; elle se modifie ou
cède, avec les progrès de l'âge, quand elle n'est
pas trop continuellement soumise à des causes
d'exaspération, et elle ne passe jamais à l'état de
cachexie. Elle est comme une sensation, une émotion de l'âme, qui n'a pas été assez forte ou assez
longtemps renouvelée pour laisser sur elle une
impression durable.

D'autrefois, au contraire, la diathèse plus profonde, plus intense, frappe les actes vicieux de la
vie nutritive d'un cachet fatal de fréquence, de né-

cessité, les pousse dans une direction très-difficile à vaincre, comparable à ce qu'est dans la vie morale une forte passion. La passion, en effet, à un degré médiocre, peut n'imprimer sa couleur qu'à quelques-unes des pensées, des actions de l'homme; mais, portée à un haut degré, elle les imprègne toutes; elle domine la vie morale; elle crée parmi les hommes ces caractères saillants d'avare, d'ambitieux, de colère, de misanthrope, etc., dont les traits ont été, déjà dans l'antiquité, observés avec tant de sagacité, saisis avec tant de profondeur et si fidèlement dessinés par des moralistes et des auteurs comiques célèbres.

De même, la diathèse portée à un haut degré, imprègne en quelque sorte de sa nature tous les mouvements vitaux; elle domine la vie de nutrition, et, passée surtout à l'état de cachexie, elle offre des traits caractéristiques, des tableaux saisissants, qui ont trouvé aussi des peintres fidèles, parmi des médecins habiles et profonds observateurs.

Ce rapport que nous établissons entre les phénomènes de la vie de relation et de la vie de nutrition, rapport fondé sur la nature même des choses, peut nous permettre, d'après le rôle que joue le système nerveux dans la première, de nous faire une idée approximative du rôle que doit jouer probablement le système nerveux dans la seconde, pour constituer ce qu'on appelle, depuis bien longtemps, le *mouvement fluxionnaire, la fluxion,* sans être bien fixé sur le véritable sens de cette expression.

En effet, quand on introduit ou qu'il s'introduit dans le corps, dans le sang, une substance excitante ou toxique, etc., qui va principalement porter son action sur les parties du cerveau appropriées à l'exercice des sens, aux fonctions de la vie de relation, on remarque indépendamment des nuances diverses du phénomène passif de la douleur, une série d'actes consistant dans des altérations des sens, dans certaines modifications du regard, du geste, de la voix, du jeu de la physionomie, du mouvement musculaire en général.

Tous ces actes ne peuvent s'opérer qu'au moyen des nerfs allant des parties du cerveau, modifiées par la substance ingérée, aux muscles mis en mouvement. Si, en effet, ces nerfs étaient coupés, si la communication des muscles avec le cerveau était interceptée d'une manière quelconque, la série d'actes en question ne s'effectuerait pas.

On ne peut donc nier qu'il ne s'opère, pour l'accomplissement de ces phénomènes, un courant ou un ébranlement nerveux, comme on voudra, ayant pour théâtre les nerfs qui établissent cette communication. Bien des substances employées comme médicaments, certains virus, le virus rabifique, par exemple, agissent ainsi, en portant d'abord le trouble dans les fonctions de la vie de relation.

De même, l'introduction dans le corps, dans le sang, d'autres substances, ainsi que de certains aliments, de certaines boissons, de certains virus, tel que le virus siphilitique, qui ne troublent en aucune manière d'abord les fonctions de la vie de relation, qui semblent porter directement leur action modificatrice sur les fonctions de la vie de nutrition, cette introduction, dis-je, est suivie d'une série d'actes d'un autre genre, dont il n'est guère possible de placer le point de départ, la détermination, ailleurs que dans les ganglions ou centres nerveux, présidant à cette vie de nutrition.

Mais ici, ce n'est plus le même genre d'altérations, de modifications qui s'opère ; au lieu de ces altérations des sens, de ces modifications du regard, du geste, de la voix, du jeu de la physionomie, des mouvements musculaires en général, phénomène d'expression de l'état anormal, de l'état morbide des centres nerveux, relatifs à la vie sensitive, morale, intellectuelle, on observe, indépendamment aussi, comme précédemment, des diverses nuances du phénomène passif de la douleur, une série d'actes d'une nature différente, d'où résultent, dans l'intimité des tissus, des modifications de chaleur, de couleur, de volume, de consistance, d'exhalations, de sécrétions, etc., phénomène d'expression de l'état anormal, de l'état morbide des ganglions ou centres nerveux, relatifs à la vie végétative.

Évidemment, de pareils actes ne peuvent s'effectuer que par la communication établie au moyen des filets nerveux de la vie organique, entre ces tissus et les ganglions ou centres nerveux, vicieusement modifiés, sous l'influence des substances en question. C'est au moyen de ces filets nerveux seulement que ces centres nerveux peuvent transmettre les impressions que leur ont fait subir les causes pathogéniques. Il faut donc qu'il se passe aussi là quelque chose comme un courant, ou, si l'on veut, un ébranlement nerveux.

C'est à cette sorte de courant ou d'ébranlement nerveux, à ce moyen quelconque de transmission des impressions d'un point à un autre, dans la sphère de la vie végétative, que je donne, qu'il me semble que l'on a dû donner, sans peut-être bien se rendre compte de cette expression, le nom de *mouvement fluxionnaire*, de *fluxion*.

Or, la cause qui produit chaque espèce de diathèse bien caractérisée, en imprégnant le sang et les solides d'un mode vicieux, spécial à cette diathèse, ne change pas la nature de ce courant ou ébranlement nerveux qui constitue le mouvement fluxionnaire, la fluxion ; mais elle fait que ses effets, appréciables à nos sens, dans chaque diathèse, diffèrent en raison de chaque mode vicieux différent d'imprégnation ; en sorte, par exemple, qu'une catégorie d'individus, affectés ainsi d'un état morbide diathésique déterminé, ne

ressemble pas plus à une catégorie d'individus affectés d'un état morbide diathésique différent, que
les individus d'un tempérament sanguin bien dessiné, ne ressemblent à ceux d'un tempérament
lymphatique, ceux-ci aux individus d'un tempérament bilieux, etc.

En un mot, les individus qui vivent, qu'on me
passe l'expression, *cancéreusement*, différent de
ceux qui vivent *tuberculeusement*, de ceux qui
vivent *scorbutiquement*, quoiqu'il n'y ait pas de
différence de nature dans l'instrument indispensable à la vie végétative pour la manifestation de
ces divers états morbides diathésiques, dans le
mouvement fluxionnaire, la fluxion, dans cette
flamme, si l'on veut, qui met le feu à ces divers
éléments.

Ne pourrions-nous pas concevoir de cette manière, comment, de même que l'impression produite sur les centres nerveux de la vie de relation,
par l'introduction dans le corps, dans le sang, de
certaines substances, ou à la suite d'émotions, d'affections morales, peut avoir pour premier résultat
une sorte de sidération, un ébranlement dans les
centres nerveux eux-mêmes, de manière à apporter plutôt un obstacle qu'une excitation à l'exercice
des sens et des divers mouvements, de manière à
produire le silence, l'immobilité, l'affaissement ;
de même, l'effet produit sur les centres nerveux
de la vie organique par l'introduction d'un autre

genre de substances dans l'économie, ou à la suite
des mêmes affections morales, peut apporter un obstacle, un affaiblissement à l'exercice des fonctions
de la vie nutritive, plutôt qu'une excitation, qu'une
aberration dans l'exercice de ces fonctions, plutôt
qu'une altération quelconque, soit dans l'ensemble,
soit dans l'un ou quelques-uns des tissus élémentaires des organes qui accomplissent ces fonctions?
c'est-à-dire, que, dans les deux cas, les centres
nerveux ont gardé l'impression pour eux et qu'ils
n'ont pas réagi ou n'ont réagi que faiblement.

Ne pourrions-nous pas concevoir encore comment, lorsqu'il s'est, au contraire, opéré une réaction, lorsque la fluxion s'est effectuée, selon qu'elle
envahit tel ou tel élément de tissu, selon qu'elle se
concentre avec plus ou moins de force sur l'un de
ces éléments ou sur plusieurs à la fois, selon qu'en
vertu de l'état morbide diathésique lui-même, imprégnant, viciant d'une manière spéciale le sang et
tous les tissus, ceux-ci sont dans telle ou telle disposition, ne pourrions-nous pas concevoir, dis-je,
comment cette fluxion peut affecter des formes si
diverses, si variables, se borner parfois à la modification d'un simple phénomène élémentaire, *douleur*, ou *chaleur*, ou *rougeur*, ou *exhalation,
sécrétion, congestion*, etc. ; d'autres fois, par la
réunion de plusieurs de ces éléments, revêtir la
forme de l'inflammation? Comment, en vertu des
dispositions spéciales des tissus, des qualités vi-

cieuses latentes du sang dont nous venons de parler, mises en jeu ici ou là par la fluxion, il peut s'opérer la sécrétion dans un tissu, une région de matériaux qui , à l'état normal, ne se sécrètent que dans un autre, ainsi qu'on le voit dans la diathèse osseuse ; ou bien la sécrétion, le dépôt de matières hétérogènes , *sui generis* , comme on le voit dans les diathèses cancereuse, mélanée, tuberculeuse ?

Ne pourrions-nous pas concevoir enfin comment, parmi les résultats de la fluxion ainsi diversement répartie, au milieu de dispositions générales constitutionnelles si différentes, dans les diathèses à principe fluxionnaire mobile dans ses envahissements, un phénomène apparent de débilitation, dans un tissu, peut survenir en remplacement, en échange d'un phénomène d'excitation, s'étant montré dans le même tissu, quoique l'un et l'autre aient été produits par le même principe, essentiellement actif, le mouvement fluxionnaire ou la fluxion.

C'est ainsi, par exemple, que l'on voit parfois une éruption dartreuse cesser, la peau, dans le même endroit ou dans le voisinage, perdre sa sensibilité, ou d'autres fois, au contraire, offrir un accroissement de cette sensiblité , et chacune de ces modifications disparaître, quand la dartre revient; c'est ainsi que l'on voit, dans le même tissu, une éruption dartreuse disparaître; à la suite, dans le même lieu ou dans le voisinage, une décoloration de la peau s'opérer, et cette décoloration disparaître à son tour, quand l'éruption dartreuse se rétablit.

C'est ainsi que, dans les mêmes diathèses à principe fluxionnaire mobile, la fluxion, en se développant, en envahissant divers organes, divers tissus, peut, après avoir, pendant un laps de temps plus ou moins long, déterminé une dartre à la peau, envahir l'œil, et, sans aucun symptôme apparent d'excitation, d'inflammation, causer un affaiblissement de la vue; envahir l'estomac et, en altérant la sécrétion du suc gastrique, causer une apparente atonie de cet organe, un affaiblissement de la digestion; envahir un des organes qui contribuent à l'hématose, porter obstacle à l'accomplissement de cette hématose, et entraîner à la suite une altération, un changement de proportion appréciable dans les principes constituants du sang, un appauvrissement de ce liquide;

De sorte que, en récapitulant tous les effets produits par le déplacement du mouvement fluxionnaire, on voit qu'une série d'effets, d'une nature en apparence bien différente, tels que dartre, diminution ou augmentation de sensibilité ou décoloration de la peau, affaiblissement de la vue, atonie de l'estomac, altération de l'hématose et appauvrissement du sang, etc., a été le résultat du déplacement du même principe sur des organes, des tissus ou des éléments de tissus différents; et ceci n'est pas une hypothèse.

Ouvrez tous les livres qui traitent des maladies de la peau, et vous y verrez que l'apparition et l'établissement définitif d'une dartre à la peau, avec toutes les conditions du côté des antécédents et des dispositions héréditaires des malades, permettant de constater l'existence, chez eux, d'une diathèse dartreuse, a été suivie de la disparition complète de bien des maux de nature en apparence diffé- rente, dont ils étaient tourmentés antérieurement. Ouvrez les mémoires, les monographies sur les eaux minérales, naturelles, salines, sulfureuses surtout, et vous y verrez que l'apparition d'une dartre à la peau, après l'usage de ces eaux, a pro- duit les mêmes résultats.

On a trop abusé, dans ces derniers temps, de l'expression *antagonisme*, pour caractériser des faits qui doivent se rapporter uniquement à de simples déplacements de la fluxion, analogues à ceux que je viens de signaler.

Parfois, quand les diathèses, les diathèses d'en- semble surtout, sont héréditaires, natives, mais ne doivent se développer, se dessiner entièrement qu'à un âge plus avancé, elles préludent déjà dans le jeune âge, au rôle prépondérant qu'elles joueront plus tard ; elles s'annoncent, se trahissent par des décharges partielles, parfois très-circonscrites, s'ef- fectuant en général sur les organes ou tissus qui jouissent du plus d'activité vitale à cet âge et revêtant déjà une ou quelques-unes des formes que la diathèse doit revêtir dans la suite ; de même absolument que l'un quelconque des caractères moraux vicieux les plus saillants de l'homme, qui, s'il n'est pas combattu, modifié dans le commencement de son développement, dominera tout son être moral à l'avenir, se dessine déjà dès le jeune âge, par des signes qui trahissent ses fâcheuses tendances, ses mauvaises dispositions.

La vérité de cette proposition se manifeste généralement, d'une manière non douteuse, quand on considère, par exemple, l'apparition, la marche, le développement, les allures des affections morbides, chez des enfants qui doivent être plus tard en proie aux diathèses dartreuse, catarrhale, scrofuleuse, tuberculeuse, hémorrhagique, hémorrhoïdaire, inflammatoire, etc.

Voyez dans nos climats cet enfant voué à la diathèse dartreuse, qui doit plus tard se dessiner en traits profondément tracés.

Généralement, après une éruption d'une forme ou d'une autre, d'une durée plus ou moins longue, qui s'est établie, pendant ses premières années, sur le cuir chevelu, avec ou sans concomitance d'engorgement des glandes lymphatiques du cou, selon l'irratibilité plus ou moins grande de ce tissu, on observe sur la peau, çà et là, de temps à autre, des éruptions fugaces, furfuracées ou squammeuses, ou vésiculeuses, ou pustuleuses, ou furonculeuses, etc.; des éruptions plus ou moins sèches ou humides, selon le tempérament, les conditions de structure anatomique, de tendances physiologiques du tissu cutané, disposé à tel genre de dartre plutôt qu'à tel autre.

On voit se manifester des enchifrènements fréquents, plus ou moins secs ou humides, selon les mêmes dispositions précédentes ; de l'irritation, de la rougeur sur les muqueuses des paupières, des diverses parties de la bouche, des amygdales ; les dents parfois se gâtent ; la langue picotée de rouge, des coliques, quelques flux diarrhéiques annoncent l'existence d'une irritation analogue du côté des voies gastriques ; le moindre appel fait à la peau, par un irritant révulsif, est suivi d'éruptions qui ne se dissipent pas promptement ; les plaies des vésicatoires s'environnent aussitôt d'éruptions semblables (1).

Ce tableau d'affections locales, passagères, se succédant, se remplaçant, alternant, signale la mobilité extrême, dans l'enfance, des mouvements fluxionnaires, qui s'essayent, en quelque sorte, sur le tégument extérieur et intérieur, pour se fixer plus tard particulièrement sur le premier, destiné à

(1) Souvent j'ai vu, dans les familles où il y avait des dartreux, des filles, vers l'âge de la puberté, être affectées de chlorose et présenter elles-mêmes, plus tard, la diathèse dartreuse. Si l'on examine bien attentivement tous les cas de chlorose, et que l'on suive les personnes qui en sont affectées jusqu'à un âge plus avancé, je crois que l'on rencontrera toujours l'influence d'un état morbide diathésique.

devenir le théâtre exclusif ou le principal théâtre des manifestations de la diathèse, quand chaque tissu aura son organisation mieux dessinée, plus complète, plus affermie.

Est-ce d'une diathèse catarrhale que l'enfant doit être affecté? généralement, après la même scène morbide sur le cuir chevelu, l'on voit diverses muqueuses, vers les orifices des canaux qu'elles tapissent surtout, se congestionner, s'engorger, fournir des sécrétions plus ou moins abondantes; c'est ce que l'on observe parfois successivement, alternativement, sur les muqueuses du nez, des yeux, des conduits auditifs, du vagin, des bronches, des intestins, d'autres fois sur une région très-circonscrite, chargée de représenter les préludes de la diathèse. C'est, dans ce cas, très-fréquemment à la muqueuse des paupières, sous forme de ce qu'on appelle vulgairement *yeux chassieux*, ou à la muqueuse des fosses nasales, sous forme de coryzas réitérés, avec formation de plus ou moins de croûtes, que ce rôle est départi.

Lorsque la disposition à la diathèse catarrhale coïncide avec un tempérament très lymphatique, avec la prédominance du développement des tissus blancs, avec l'abondance des sucs séreux, on remarque, dans l'enfance, une plus grande tendance à des exsudations, des sécrétions diphthéritiques couenneuses, à de fausses membranes sur les amydales, dans la gorge, le larynx, etc., dans les cas où la fluxion se jette sur la muqueuse qui tapisse ces organes.

Si, dans ces circonstances, une diathèse scrofuleuse ou une diathèse tuberculeuse concomitante tend à se dessiner, les symptômes acquièrent encore plus de gravité. Très-fréquemment le croup m'a paru se rattacher à la coïncidence de dispositions semblables ; c'est ce que me permettent d'affirmer un grand nombre de croups dont j'ai été témoin dans ma pratique médicale.

Pour la diathèse scrofuleuse, on connaît le tableau si souvent tracé par divers auteurs, tableau qui commence à se dérouler dans les premières années de la vie, et dont je n'ai pas besoin de représenter ici les traits.

Est-ce à la diathèse tuberculeuse que l'enfant doit être en proie à un âge plus avancé?

Des indices précurseurs n'existent pas toujours, mais très-souvent avec quelques-uns seulement, en petit nombre, ou avec l'ensemble des traits appartenant à la physionomie des scrofuleux, il se manifeste des glandes au cou, qui renferment parfois de la matière tuberculeuse, divers écoulements aux orifices des muqueuses, des engorgements des extrémités articulaires des os, des déviations de la colonne vertébrale, une disposition à l'oppression, aux palpitations après le moindre exercice actif, une intelligence en général très-remarquable, et même parfois excentrique, lorsque c'est le cerveau que la diathèse doit envahir plus tard, une très-grande sensibilité, cet aspect général des chairs, de la peau, du teint, de la charpente osseuse, etc., qu'on a représenté comme annonçant particulièrement la phthisie tuberculeuse, mais qui se rapporte aussi aux préludes de la diathèse tuberculeuse en général.

Est-ce la diathèse hémorrhagique qui doit plus tard se manifester avec intensité?

Déjà l'enfant, dans ses premières années, est affecté d'hémorrhagies nasales, peu communes à cet âge; les moindres plaies saignent abondamment; on arrête difficilement le sang après les piqûres des sangsues; j'ai remarqué deux fois, chez des enfants qui plus tard ont été sujets à une diathèse hémorrhagique, se faisant jour par diverses muqueuses, que très jeunes, ils offraient aussi une disposition à une prompte coloration en rouge vif de la muqueuse des lèvres, des narines, des yeux, sous l'influence de la moindre émotion morale, de la plus légère cause excitante; l'un de ces enfants m'a présenté des taches ecchymotiques à la peau, alternant avec les hémorrhagies nasales.

J'ai vu plusieurs fois la diathèse hémorrhoïdaire, s'établissant dès l'âge de 25 à 30 ans, avoir été précédée dans l'enfance, de quelques-uns des symptômes précédents, notamment d'hémorrhagies nasales opiniâtres, de la rougeur, du gonflement, de l'issue fréquente de la membrane muqueuse du rectum, de l'apparition de veines variqueuses au scrotum, d'un varicocèle, avant l'âge de la puberté, qui diminuait beaucoup, lors de l'établissement des hémorrhoïdes.

La diathèse inflammatoire prélude communément, déjà dès les premières années, chez les enfants surtout d'un tempérament sanguin, par des mouvements fluxionnaires à la peau ou dans le tissu cellulaire sous-cutané, par des érythêmes, des érysipèles, des phlegmons, parfois aussi par des hémorrhagies nasales.

La diathèse rhumatismale n'offre généralement rien dans la première et la seconde enfance qui l'annonce pour l'avenir; cependant les enfants, à cette seconde époque déjà ou bientôt après, sont souvent très-sensibles, dans leurs articulations surtout, à l'influence du froid humide, et j'en ai vus parfois à Lyon, comme Rodamel l'avait observé, être affectés, à la suite d'un refroidissement, d'une suppression de transpiration ou pour s'être baignés pendant qu'ils avaient chaud, d'un rhumatisme articulaire bien caractérisé qui, dans les cas dont j'ai été témoin, a été suivi de loin en loin de douleurs vagues dans ces mêmes parties, quelquefois de palpitations qui semblaient remplacer ces douleurs jusqu'à ce que, entre vingt-cinq et trente ans, la diathèse rhumatismale se dessinât complètement. C'est chez des enfants d'un tempérament sanguin, à système musculaire et charpente osseuse proportionnellement très développés, suant beaucoup au moindre exercice, que j'ai observé ces faits, etc., etc.

Certainement, toutes les diathèses héréditaires qui doivent se développer plus tard, avec plus ou moins d'intensité, n'offrent dans l'enfance, avant l'âge de la puberté, ni quelque chose de particulièrement remarquable dans l'ensemble de l'économie, ni des signes locaux précurseurs aussi fréquents, aussi faciles à reconnaître, à apprécier que ceux, par exemple, qui se rattachent aux diathèses dartreuse, catarrhale, scrofuleuse, inflammatoire, etc., mais je puis assurer que par un examen approfondi des conditions de constitution, de tempérament, d'hérédité chez un enfant, que par une étude attentive de l'allure habituelle et surtout des actes anormaux, des traits irréguliers de sa vie végétative, quelque circonscrit qu'en soit le théâtre, sur une région accessible aux sens, on parviendra souvent à pronostiquer ce que sera cette vie végétative chez cet enfant devenu pubère, adolescent, homme fait; et par conséquent l'on pourra déterminer dans quel champ d'hygiène et de thérapeutique il faudrait le placer pour l'arracher, autant que possible, à l'avenir d'affections morbides qui l'attend.

Il me paraît certain que l'on pourra souvent arriver à ce résultat de la même manière que, en étudiant attentivement les traits naissants de la physionomie morale et intellectuelle de cet enfant, on peut prévoir par quels principaux traits se dessinera plus tard cette physionomie, et, par conséquent, diriger les ressources d'une éducation modificatrice, en raison de ces prévisions.

En général, c'est en étudiant l'ensemble de toutes les phases de la vie nutritive d'un individu, autant que les conditions pathologiques de ses ascendants, que l'on parvient seulement à la détermination des véritables indications à remplir, quand cet individu se trouve en proie à un état morbide diathésique. Si une pareille étude est de la plus haute importance pour le traitement des maladies chroniques proprement dites, elle a une importance bien plus grande encore pour le praticien qui veut, le plus rationnellement possible, appliquer l'hygiène et les ressources de la thérapeutique au traitement des diathèses.

Il arrive assez souvent, comme j'en ai précédemment fait la remarque, que, par des circonstances accidentelles dans la vie de l'homme, une diathèse héréditaire, dont le germe avait commencé à se développer, à s'épanouir pendant quelque temps, se trouve détournée des tissus, des organes qui constituent pour elle le théâtre habituel de ses manifestations. Cela arrive lorsque le mouvement fluxionnaire, la fluxion, élément essentiel de toute manifestation morbide diathésique, se trouve forcément attirée par d'autres organes, d'autres tissus, soumis à des causes accidentelles, intenses, d'irritation.

Alors la diathèse, dont les manifestations sont déviées de leurs voies ordinaires, s'obscurcit, se masque, se dépouille de ses attributs caractéristiques; et ce n'est que plus tard, à la suite de l'emploi de quelques moyens de l'art, ou des révolutions et des progrès de l'âge, ou d'un changement complet de conditions hygiéniques, ou, ce qui arrive souvent, sous l'influence de la secousse générale qu'impriment à l'économie certaines eaux minérales naturelles, ce n'est qu'alors, dis-je, que la diathèse, rendue en quelque sorte à ses instincts naturels, reprend ses allures habituelles et se montre à découvert sur les organes ou tissus destinés, selon sa nature, à servir de théâtre à ses manifestations.

Voici, par exemple, un individu d'un tempérament sanguin, d'une constitution robuste, dont le père était dartreux; une éruption vésiculo-purulente au cuir chevelu jusqu'à l'âge de huit ans, quelques éruptions fugaces, érythémateuses, furfuracées, se présentant très-fréquemment sur diverses parties du visage, du tronc, jusqu'à l'âge de la puberté, annonçaient chez lui le règne d'une diathèse, qui n'attendait probablement, pour se développer pleinement, que l'âge de vingt-quatre à vingt-cinq ans, âge auquel le père faisait remonter la manifestation de celle dont il avait été lui-même affecté.

A seize ans, cet individu va habiter un pays marécageux, met souvent les jambes dans l'eau froide et se trouve pris d'une fièvre intermittente tierce qui, traitée par une grande quantité de quina, par des vomitifs, des purgatifs, dure dix-huit mois, avec divers intervalles d'apyréxie et qui, à sa disparition complète, laisse l'individu en proie à une violente irritation gastro-intestinale, avec crises fréquentes, se signalant par un fort serrement d'estomac, un sentiment d'étouffement, des vomissements mucobilieux. Cet état résiste à divers traitements, qui ne déterminent que des améliorations passagères, et dure douze ans.

A trente ans, le malade contracte la gale ; il la méconnaît d'abord, la néglige, ne la fait traiter que trois mois plus tard ; le traitement consiste en frictions avec de l'onguent citrin. Huit jours après, éclate à la peau une éruption considérable érithémato-vésiculeuse ou eczémateuse, avec forte cuisson. Quand tout ce qui tenait à la gale paraît guéri, le malade conserve des dartres eczémateuses sur le front, le cuir chevelu, les avant-bras et les jambes. A partir du moment où la gale s'est déclarée et les mouvements fluxionnaires se sont dirigés vers la peau, il y a eu amélioration progressive et puis cessation complète de l'irritation gastro-intestinale et des crises.

Cet individu est venu, dans cet état, me consulter plusieurs fois d'abord, sans obtenir de résultat satisfaisant ; il m'a été facile de reconnaître qu'une diathèse dartreuse, existant chez lui, avait été déviée de la voie naturelle de ses manifestations par les accidents de sa vie que j'ai rapportés, et qu'il a fallu un appel violent fait à la peau, par la maladie contagieuse, pour ramener la diathèse sur le théâtre où elle s'était déjà exercée dans son enfance. J'ai envoyé deux fois cet individu aux eaux d'Uriage, qui ont beaucoup amélioré son état, mais qui ne l'ont pas guéri.

Voici un autre individu d'un tempérament bilieux sanguin, d'une constitution forte, sèche, dont les ascendants étaient rhumatisants ou goutteux, et c'est dès l'âge de vingt-cinq ans que commençait ordinairement à se manifester chez eux la diathèse ; cet individu contracte à dix-huit ans une blennorrhagie pour laquelle il se fait traiter par un empirique. A la suite de l'administration de divers remèdes très-excitants et d'une assez grande quantité de pilules mercurielles, pendant laquelle le malade continuait de temps en temps à voir des femmes et à se livrer à des écarts de régime, son écoulement blennorrhagique se tarit, après avoir duré trois mois ; mais il commence à éprouver alors une irritation très-grande au larynx et à l'estomac ; sa voix se voile parfois ; sa digestion s'altère ; il sent une douleur constante vers le grand lobe du foie ; son teint jaunit un peu. Tous ces accidents se perpétuent, s'exaspèrent même fréquemment ; le malade ne se soumettant jamais à un régime convenable et continuant, au contraire, à se livrer à des excès.

Cependant, le mal allant toujours en augmentant, il vient me consulter et se soumet à divers traitements antiphlogistiques, adoucissants, que je lui prescris, mais qui n'obtiennent que des améliorations passagères. Le malade, qui était d'ailleurs obligé de continuer ses travaux, ses fonctions d'avocat, reste ainsi, huit ans, en proie à des douleurs qu'il rapporte à l'épigastre, au larynx, au foie, avec influence sur son moral, sur son caractère, qui était devenu inquiet, morose.

D'après l'étude de ses antécédents, soupçonnant chez lui une diathèse rhumatismale ou goutteuse masquée, je lui propose d'aller aux eaux de Vichy, chose à laquelle j'ai beaucoup de peine à le faire consentir. Enfin il s'y rend ; il y reste un mois, pendant lequel, sous l'influence des eaux qui lui sont convenablement administrées par le docteur Prunelle, se manifeste une douleur, avec rougeur, au talon droit, puis au gros orteil, puis au genou et dans d'autres articulations. Les maux antérieurs cessent ; cet individu, depuis son retour des eaux, est resté soumis à la diathèse rhumatismale, à manifestations franchement articulaires, et jouit, sous tous les autres rapports, d'une bonne santé.

On voit ici que la diathèse rhumatismale ou goutteuse ne s'était pas encore manifestée clairement

chez cet individu, quand, à dix-huit ans, il a contracté la maladie mentionnée, qui, mal traitée, a
déterminé des phénomènes d'irritation intérieure.
Ceux-ci ont masqué la diathèse, laquelle, détournée de ses voies ordinaires de décharge, contri-
buait à entretenir le mal, le faisait revenir, après
chaque amélioration passagère, obtenue par un
traitement convenable, et n'a manifesté clairement
sa nature que sous l'influence de la secousse imprimée à l'organisme par les eaux très-actives de
Vichy.

L'observation m'a prouvé que le meilleur moyen
pour mettre au jour des diathèses, restées longtemps masquées, chez des individus offrant des
phénomènes morbides opiniâtres, qu'on ne sait à
quelle cause rapporter, est l'usage des eaux minérales chaudes les plus actives, sulfureuses ou salines. Bien des praticiens comme moi ont vu et ont
consigné dans leurs écrits des faits semblables.

Le vague, l'incertitude, les contradictions même
qui ont régné longtemps sur le sens attribué à l'expression *diathèse*, ont dû nécessairement influer
sur le nombre de diathèses que chaque auteur a
cru devoir établir. D'après la définition que nous
en avons donnée, il semble même impossible de
fixer ce nombre d'une manière absolue. Il est des
états morbides diathésiques tellement caractérisés,
qu'il n'y a pas eu de dissidence sur leur admission ;
tels sont les états diathésiques scrofuleux, cancé-

reux, tuberculeux, scorbutique, etc. Que l'on juge ou non convenable de faire une addition au nombre des diathèses que je crois devoir admettre, cela est peu important.

Il s'agit, en effet, pour moi principalement, de m'efforcer d'apprécier le rôle extrêmement étendu, essentiel, que joue l'état morbide diathésique, la diathèse, dans le tableau des infirmités qui tourmentent l'espèce humaine. C'est donc à cet état morbide diathésique en général, que doivent pouvoir s'appliquer les considérations que j'ai émises, que je dois encore émettre sur ce sujet. Aussi, c'est moins comme affection morbide spéciale, comme maladie particulière à décrire en entier, que je considèrerai chaque diathèse, que comme une branche pathologique se rattachant, par les traits les plus caractéristiques de sa physionomie, au tronc commun des diathèses, à l'étude duquel je me suis particulièrement appliqué.

Cela posé, voici les diathèses que je crois pouvoir admettre ; ce sont :

Les diathèses scrofuleuse, tuberculeuse, scorbutique, syphilitique, cancéreuse, melanée, rhumatismale, goutteuse, névrosique, catharrale, inflammatoire, hémorragique, hémorrhoïdaire, purulente, gangreneuse, dartreuse, séreuse, venteuse, vermineuse, calculeuse ou lithique, anévrismale, osseuse.

La plupart de ces diathèses se montrent toujours

comme diathèses d'ensemble ; d'autres ne se montrent guère que comme diathèses d'organe ou de tissu. Nous verrons plus tard leur division , sous ce rapport , ainsi que sous le rapport des traces d'altérations de texture qu'elles peuvent laisser ou ne pas laisser , d'une manière constante , dans les tissus où elles effectuent leurs manifestations.

Je n'ai pas admis dans ce tableau ce que quelques-uns ont appelé diathèse rachitique , parce que l'examen des faits de rachitisme dont j'ai été témoin, ce qu'en ont dit les auteurs, le tableau surtout qu'en a tracé M. J. Guérin , m'ont semblé devoir faire considérer le rachitisme comme une maladie , un drame pathologique continu , ayant , comme dit M. Guérin , sa période d'incubation, sa période de déformation , sa période de résolution, et ne laissant rien après lui qui présente la marche, l'allure et les autres conditions d'un état morbide diathésique, d'une véritable diathèse. Certainement le rachitisme peut être considéré comme une maladie constitutionnelle ; mais tout état morbide constitutionnel n'est pas une diathèse, comme je l'ai déjà fait observer précédemment.

J'ai à étudier maintenant l'histoire générale des causes , de la marche, du développement, du diagnostic, du traitement des diathèses et des rapports qui existent entre elles. Dans ce cadre général ainsi tracé, viendra se ranger facilement chacune des diathèses admises dans le tableau précé-

dent ; et comme ce n'est point ici l'histoire entière
médicale de chacune de ces affections que je trace,
mais seulement son histoire médicale diathésique,
si je puis ainsi parler, je n'aurai plus à émettre
qu'un petit nombre de propositions relatives au
rôle diathésique de chacune d'elles, dans les articles séparés qui leur seront consacrés.

CHAPITRE III.

CAUSES DES DIATHÈSES.

Toutes les considérations dans lesquelles je suis
entré précédemment, relativement au mode d'apparition, de développement des diathèses, me
dispensent d'entrer ici dans de longs détails qui ne
seraient que des répétitions.

Les diathèses sont presque toujours héréditaires ;
telles sont surtout les diathèses scrofuleuse,
tuberculeuse, cancéreuse, hémorrhagique, hémorrhoïdaire, goutteuse, dartreuse, calculeuse, etc.
Elles effectuent alors les manifestations extérieures
qui en décèlent l'existence, plus tôt ou plus tard,
généralement selon la nature de la diathèse, et

particulièrement selon l'âge auquel ces manifestations ont eu lieu pour la première fois chez les
ascendants. Cela se passe de la même manière que
pour tous les autres états morbides, pour les
maladies chroniques notamment.

Le germe renferme ainsi toutes les tendances
qui, chacune en son temps, se transformeront
en états diathésiques ; mais ce temps peut être
hâté ou retardé par bien des causes occasionnelles
qui viennent, plus ou moins brusquement ou lentement, agir sur les individus.

Parfois les diathèses sont innées, sans être
héréditaires ; elles peuvent naître dans le fœtus,
renfermé dans le sein de sa mère, sous l'influence,
par exemple, de mauvaises conditions hygiéniques
auxquelles celle-ci se trouve soumise ; un mauvais air, une humidité constante, une mauvaise
alimentation, l'ivrognerie, la misère, la continuité
d'affections morales tristes ou de passions ardentes,
d'accès de colère, etc. La mère n'offre pas, dans
ce cas, elle-même les traits de la diathèse qui se
développe par degrés dans le fœtus et qui peut se
manifester dans les premiers temps de l'existence
extra-utérine de l'enfant.

Les diverses influences que je viens de citer ne
font alors qu'effleurer, en quelque sorte, son organisme, ou ne déterminent chez elle que des maladies aiguës ou des maladies chroniques, des états
morbides non diathésiques, tandis que, par son

système nerveux ou son sang ainsi influencé, ainsi modifié, des impressions morbides, profondes, durables, vont se produire sur les centres ou foyers nerveux de la vie nutritive chez le fœtus et y font naître ce besoin morbide, ces tendances vicieuses, principe générateur de tous les états diathésiques.

Plusieurs fois, chez des femmes du peuple, j'ai vu, en dehors de l'action de toute autre cause excitante quelconque, l'ivrognerie ou l'habitude de passions fortes, telles que la colère, existant pendant la grossesse, produire chez l'enfant, peu de temps ou immédiatement après sa naissance, une diathèse inflammatoire, se caractérisant par une succession de phlegmasies qui envahissaient alternativement la peau, le tissu cellulaire, sous forme d'érythèmes, d'érysipèles, de phlegmons, d'érysipèles phlegmoneux, aboutissant à de nombreux abcès, à des suppurations réitérées. Ces phénomènes morbides se répétaient, se représentaient, après de très-courts intervalles de repos ou du moins d'un état morbide moins intense, et déterminaient, au terme de deux à quatre mois, la mort, par l'intensité du mouvement fébrile et l'extension de l'inflammation aux principaux organes.

D'autres fois, et surtout quand l'enfant avait une autre nourrice que sa mère, nourrice dont le lait, possédant des qualités plus douces, moins âcres que le lait de la mère , agissait comme antiphlogistique et déterminait un changement favorable dans la composition du sang , des humeurs de cet enfant , la diathèse finissait par céder et disparaître dans les premiers mois de l'existence.

Certaines diathèse peuvent aussi, mais rarement, être véritablement acquises , c'est-à-dire , se développer après la naissance , sous l'influence de causes externes plus ou moins appréciables , et sans que les individus affectés aient une disposition héréditaire à les contracter. Ce sont principalement celles dans lesquelles il n'y a pas ces tendances spéciales , fatales , à certaines dégénérescences de tissus, à des productions hétérogènes, n'ayant point d'analogues dans les résultats ordinaires des divers degrés de la fluxion à forme inflammatoire , comme on le voit , par exemple , dans le cancer , la ménalose , le tubercule , etc.

Ici , les causes externes , auxquelles on serait porté , dès le premier abord , à attribuer la diathèse , n'ont fait que mettre en évidence , en action, une diathèse qui existait déjà d'une manière latente. Il paraît cependant que diverses causes externes, diverses influences hygiéniques, parmi lesquelles il ne faut pas oublier l'encombrement d'un trop grand nombre d'individus dans un espace trop resserré, un hôpital surtout, peuvent, chez l'homme, engendrer la phthisie tuberculeuse, quoique l'on ne puisse accuser, dans ces cas, aucune disposition , aucune diathèse héréditaire. Il paraît que des influences analogues peuvent déterminer la même maladie chez certains animaux. Les diathèses dans lesquelles les phénomènes affectent constamment la même forme, ce que nous avons appelé diathèse *uniforme* d'ensemble , de tissu ou d'organe , comme , par exemple , les diathèses hémorrhagique , anévrysmale , osseuse , séreuse , etc. , se placent rarement aussi dans la catégorie des diathèses acquises.

Parmi les causes , les plus faciles à constater, de celles qui peuvent être acquises , se trouvent les *virus ;* tel est le virus siphilitique. Quand les agents de cette nature ont donné lieu à des diathèses , non combattues , ou non guéries , celles-ci se perpétuent avec ténacité chez les descendants. Il est remarquable que , quand une semblable cause , un *virus,* capable d'engendrer , chez les individus soumis à son action , une véritable diathèse , atteint pour la première fois une génération , un peuple , ses premiers effets sont les plus violents. C'est du moins la marche qu'a présentée le virus siphilitique dans son invasion. Les constitutions , vierges d'une lésion de ce genre , qui attaque si directement les forces vitales, qui altère si profondément les sources même de la nutrition , réagissent plus vivement que jamais ; la diathèse renouvelle plus fréquemment ses manifestations , laisse des traces de ses ravages plus durables ;

mais l'habitude, en quelque sorte, de la part de la vie végétative, de semblables lésions, finit à la longue par diminuer leur gravité ; et ne serait-il pas même dans l'ordre des choses possibles que la diathèse, après un certain laps de temps, ne trouvant plus les constitutions aussi sensibles à ses atteintes, chez un peuple qu'elle aurait autrefois si violemment éprouvé, finît par perdre de son influence et même par ne plus pouvoir se faire sentir ?

L'action longtemps continuée de mauvaises conditions hygiéniques, certaines qualités de l'air, l'habitation de certains climats, certains genres d'alimentation, comme la viande de porc, des poissons putréfiés, etc., paraissent pouvoir donner lieu à diverses diathèses. Sous l'influence prolongée de l'une ou de plusieurs de ces causes, sont nées en effet parfois les diathèses rhumatismale, goutteuse, scorbutique, dartreuse, scrofuleuse, etc. C'est sous l'influence de semblables conditions qu'ont pu naître autrefois quelques-unes des diathèses qui affectèrent le genre humain et qui se sont transmises ensuite, différemment modifiées, à travers les générations.

Si l'usage trop longtemps continué de certains aliments, de la viande de porc, par exemple, peut déterminer dans l'organisme un état morbide diathésique, il est une autre cause, bien puissante aussi, pour agir dans ce sens, qu'il ne faut pas perdre de vue ; c'est la sophistication de certains aliments , de certaines boissons , des aliments même parfois de première nécessité , qui s'exerce sur une grande échelle , principalement dans les grands centres de population. C'est là un sujet d'investigations que le jeune praticien , dans les grandes villes , parmi la classe ouvrière surtout, ne doit jamais négliger. Plus d'une fois , en faisant cesser l'usage de tel vin rouge ou blanc , de tel sel , de telle pâtisserie , de tel prétendu chocolat de santé , etc. , j'ai fait cesser aussi certains états morbides diathésiques dartreux , hémorrhoïdaux, névrosiques, qui commençaient à se dessiner.

Parmi les causes de diathèses acquises , il faut aussi ranger l'altération profonde des fonctions transpiratoires de la peau , la diminution d'autres évacuations naturelles , l'aménorrhée , l'abus du coït et la masturbation , les affections morales tristes , les passions violentes et concentrées, les excès de tous les genres. Toutes ces causes , en troublant la marche naturelle de l'innervation , en portant une atteinte profonde à la nutrition , et en altérant aussi le sang, les humeurs , engendrent parfois un véritable état morbide diathésique , dont la nature dépend des conditions propres à l'organisation des individus affectés.

C'est ainsi que peuvent être acquises quelques diathèses , parmi lesquelles il faut compter la diathèse névrosique ; mais il ne faut pas , sans un examen attentif, accorder à ces diverses causes trop de valeur, car elles ne font souvent que mettre en exercice une diathèse existant antérieurement.

Les virus et la plupart des modificateurs, dont il vient d'être question, tendent en général plutôt à produire des diathèses d'ensemble que des diathèses de tissu ou d'organe. Une maladie contagieuse, qui n'exerce primitivement son action que sur un seul tissu, comme la gale, par exemple, peut, si elle est méconnue, négligée, mal traitée, si elle dure trop longtemps, si elle a laissé à sa suite une éruption à forme quelconque qui persévère une grande partie de la vie, comme cela ne se remarque que trop souvent, ou même toute la vie, peut, dis-je, quand elle n'a pas déjà donné lieu, chez le premier individu affecté, à une série d'éruptions, revêtant l'allure diathésique, devenir la source, chez les descendants, d'une véritable diathèse dartreuse.

De même, une excitation uniforme, très-longtemps exercée sur un tissu quelconque de l'économie, peut, si elle n'imprime pas à ce tissu, chez l'individu ainsi excité, un état diathésique, produire cet état chez ses descendants.

C'est l'exemple que m'ont présenté des membres d'une famille d'ouvriers de la Croix-Rousse dont j'étais le médecin. L'usage très-fréquent que le père avait fait, dès son enfance, d'un purgatif violent, du purgatif de Leroy, pour empêcher, disaient ses parents, l'humeur de le contrarier, en entretenant, pendant un long laps de temps, l'intestin dans un état d'irritation secrétoire, intestinale, intermittente, plus ou moins périodique, a transmis héréditairement, chez son fils, actuellement âgé de vingt-deux ans, une véritable diathèse diarrhéique ou catarrale intestinale, quoi qu'il soit constant qu'il n'a existé chez aucun de ses ascendants, chez aucun membre de sa famille, aucune affection de ce genre, aucun état diathésique du tissu muqueux.

On n'a pas encore assez considéré ce genre de transmission de véritables états diathésiques aux enfants, par des excitations artificielles réitérées, dès le bas-âge, de divers organes ou tissus chez les ascendants. C'est dans l'influence intermittente, longtemps exercée, de cette catégorie d'agents pathogéniques, qu'on trouverait souvent, comme sous l'influence de mauvaises conditions hygiéniques, la source et l'explication de certains états diathésiques d'organe ou de tissu.

Qu'y a-t-il de spécial dans certaines causes, comment ont-elles agi dans l'origine et comment agissent-elles encore pour déterminer des diathèses dont les manifestations consistent dans des dégénérescences de tissu, dans la production de matières hétérogènes *sui generis* ?

Lorsque les manifestations d'une diathèse ne consistent que dans l'exagération des actes que présente l'organisme dans l'état normal, comme on le voit dans les diathèses, se caractérisant par

une exaltation des phénomènes de douleur, de sécrétion, d'exhalation, par exemple, dans les diathèses névrosique, catarrhale, hémorrhagique ; ou
bien lorsqu'elles ne présentent que le tableau d'une
déviation de sécrétion, du transport, dans un tissu,
de la faculté de sécréter des matériaux qui, dans
l'état normal, se sécrètent dans un autre, comme
on le voit dans la diathèse osseuse ; ou bien enfin
lorsqu'elles n'affectent que les formes, les terminaisons du phénomène général, si fréquent, de
l'inflammation, comme on l'observe dans les diathèses inflammatoire, gangreneuse, purulente, on
conçoit, jusqu'à un certain point, une direction
vicieuse des forces de la vie, une concentration
morbide plus ou moins intermittente de ces forces
dans certains organes on tissus, capable de produire de pareils résultats ; mais dans quelle spécialité d'action de la cause, dans quelles conditions
d'organisation des tissus, de composition des liquides peuvent naître les diathèses tuberculeuse,
cancéreuse, vermineuse, hydatique, etc. ?

C'est là une question peu soluble, dans l'état
actuel de la science. Nous devons nous borner à
constater les faits, à considérer leurs principaux
caractères, à les rattacher à quelques principes généraux, applicables à tous, d'où l'on puisse déduire comme une doctrine, afin d'assigner à l'ensemble de ces faits, ainsi systématisés, la place extrêmement étendue, importante, qu'ils doivent oc-

cuper dans la catégorie des affections morbides constitutionnelles, et de mettre sur la voie du traitement le plus rationnel qu'on puisse leur appliquer. Je renvoie, d'ailleurs, pour cela aux considérations que j'ai émises précédemment sur la nature, le rôle, l'importance de l'état morbide diathésique (page 48 et suivantes).

CHAPITRE IV.

DES RAPPORTS DES DIATHÈSES ENTRE ELLES.

Deux ou plusieurs diathèses peuvent-elles exister à la fois chez le même individu ?

L'évidence des faits résout cette question par l'affirmative. D'abord pour les diathèses d'ensemble, dont les principales sont les diathèses inflammatoire, scrofuleuse, cancéreuse, mélanée, tuberculeuse, scorbutique, syphilitique, rhumatismale, etc. On sait que la diathèse syphilitique peut coïncider avec les diverses phases de toutes les autres diathèses ; la diathèse rhumatismale peut également les compliquer toutes ; il en est de même de la diathèse scorbutique ; la diathèse inflammatoire peut en compliquer plusieurs.

Les tubercules et les scrofules marchent souvent ensemble, sans que la première de ces affections soit, comme on avait cherché à l'établir, une conséquence, un mode seulement de la seconde : la diathèse tuberculeuse, en effet, est parfois présentée par des individus qui n'offrent aucun des attributs de la diathèse scrofuleuse. Il est plus rare de voir coïncider la diathèse tuberculeuse avec la diathèse cancéreuse. Il n'y a pas cependant d'antagonisme entre ces deux diathèses. Il y a des faits bien constatés de la réunion de ces deux diathèses chez le même individu.

Du reste, il n'existe aucun antagonisme absolu entre les diverses diathèses d'ensemble. Une chose remarquable, au contraire, c'est la coïncidence fréquente de la diathèse névrosique avec les traits les plus saillants, les plus exagérés du tempérament lymphatique, avec les symptômes qui sembleraient se rattacher à la diathèse scrofuleuse. Certaines déviations ou conformations vicieuses de la colonne dorsale, que l'on serait tenté d'abord de rapporter à cette dernière diathèse, ne s'effectuent souvent que par l'effet de l'action perturbatrice de la diathèse névrosique, que sous l'influence de la mauvaise distribution des forces de l'innervation sur le système musculaire en rapport avec cette partie du système osseux.

D'un autre côté, le rapport intime, l'harmonie constante qui existe entre le développement des centres nerveux et le développement du système osseux qui les renferme, les enveloppe, les protége, les soutient, fait qu'un état morbide quelconque d'une partie plus ou moins circonscrite de ces centres nerveux apporte un trouble synergique, pendant l'enfance, aux diverses époques de la croissance, dans la nutrition, dans le développement normal de la portion correspondante du système osseux.

Il faut savoir, d'ailleurs, distinguer cette simple coïncidence synergique de l'action directe qu'exercent certaines diathèses, quand elles prennent pour théâtre de leurs manifestations le système nerveux lui-même. Les diathèses tuberculeuse, cancéreuse, syphilitique, rhumatismale, dartreuse, etc., peuvent ainsi, en s'exerçant sur le tissu nerveux lui-même ou les membranes d'enveloppe, donner lieu à des phénomènes ne se rapportant en apparence qu'à la diathèse névrosique, de manière à faire croire à la simple existence de cette dernière diathèse, la vraie diathèse, cause de tous les phénomènes, restant plus ou moins de temps à l'état latent.

Combien n'est-il pas de cas, par exemple, où, sous l'influence d'un médicament ou d'une modification hygiénique, ou surtout de l'usage des eaux minérales naturelles, on a vu l'une de ces diathèses, en se déchargeant plus ou moins brusquement sur les organes ou tissus, théâtre ordinaire de ses manifestations, faire cesser entièrement cet état continuel de souffrances, cet état névropathique vague, ces phénomènes morbides qui avaient fait croire, plus ou moins longtemps, à la seule existence de la diathèse névrosique ?

Ce que nous avons dit, relativement aux rapports de coïncidence d'une diathèse d'ensemble avec une autre diathèse d'ensemble, s'applique également à la coïncidence d'une diathèse d'ensemble avec une diathèse de tissu ou d'organe et des diathèses de tissu ou d'organe, l'une avec l'autre. Rien de si commun, par exemple, que la coïncidence de la diathèse rhumatismale avec les diathèses catarrhale, dartreuse, venteuse ; de la diathèse venteuse avec la diathèse hémorrhoïdaire, etc.

Les diathèses peuvent-elles se remplacer l'une l'autre, se transformer l'une dans l'autre ?

J'ai déjà dit ce que je pensais de cette transformation, de ce remplacement apparent ; je n'ajouterai ici que quelques observations :

Quand on voit un individu sujet à une diathèse d'organe, telle que la diathèse hémorrhagique nasale, cesser de saigner par le nez, et avoir, en remplacement, un catarrhe nasal, se manifestant spontanément, fréquemment, d'une manière intermittente, absolument avec les mêmes allures diathésiques qu'offrait l'hémorrhagie nasale, de façon, en un mot, à constituer une véritable diathèse catarrhale d'organe ou de région, on ne saurait signaler dans ce fait, à proprement parler, la transformation d'un état diathésique d'une certaine nature en un état diathésique d'une nature différente. La prétendue différence de nature ne serait ici constituée que par la différence des éléments anatomiques de tissu d'un même organe sur lesquels se porterait successivement, alternativement un même principe, le mouvement fluxionnaire, la fluxion.

C'est cette fluxion spontanée, intermittente, qui constitue, pour ainsi dire, à elle seule, la diathèse ; c'est cette diathèse simple, élémentaire, cette diathèse fluxionnaire qui effectue ses manifestations, successivement, sur les différents éléments anatomiques disposés à les recevoir. Si l'on avait à tracer l'observation d'un individu affecté de cette manière, on dirait qu'il est affecté d'une diathèse *fluxionnaire* de la muqueuse nasale, à forme tantôt hémorrhagique, tantôt catarrhale.

Certainement il y a loin de là à la différence de nature, à la différence profonde qui sépare les diathèses scrofuleuse, tuberculeuse, cancéreuse, syphilitique, scorbutique, goutteuse, anévrismale, osseuse, catarrhale, etc., l'une de l'autre. Dans chacun de ces cas, il y a dans les ganglions ou centres nerveux, peut-être et probablement même aussi dans le sang, en un mot, dans l'ensemble de l'organisme, un mode vicieux spécial, qui dessine profondément chaque diathèse et en fait un état morbide diathésique à part.

Il ne faut pas voir non plus le remplacement
d'une diathèse par une autre, la transformation
d'une diathèse en une autre, dans le fait de certaines modifications ou transformations que subit parfois une diathèse, sous l'influence de conditions bien
appréciées, et notamment de la génération, de la
transmission du père et de la mère aux enfants, de
l'hérédité.

C'est ainsi que la syphilis constitutionnelle, transmise héréditairement, peut donner lieu, en portant
son action sur les tissus blancs, le système lymphatique, le tissu osseux, le tissu muqueux, à des
symptômes simulant la diathèse scrofuleuse. En
bien examinant tous les faits de ce genre que j'ai
eus sous les yeux, j'ai reconnu souvent, ou que
l'individu, transmettant la syphilis constitutionnelle, avait en lui un fonds scrofuleux, à symptômes parfois peu caractérisés, mais auxquels la circonstance de scrofules ayant existé chez quelqu'un
des ascendants, assignait leur véritable valeur, ou
bien que celui des deux époux qui ne transmettait
pas la syphilis constitutionnelle, offrait tantôt un tempérament très-lymphathique, tantôt une tendance
aux dartres ou à la diathèse catarrhale, circonstances dont l'influence sur l'enfant avait sa part
d'action, en appelant particulièrement sur le système lymphatique, sur les tissus blancs, sur la
peau, sur les muqueuses, les manifestations de la
diathèse syphilitique transmise par l'autre époux.

De là résultaient des symptômes tels qu'engorgement, avec ou sans suppuration, des ganglions
lymphatiques, gonflement du tissu osseux ou de
ses enveloppes, nécroses, caries ou abcès froids,
dartres de divers genres, flux muqueux, se présentant avec les conditions propres aux états diathésiques, etc.; la plupart de ces symptômes faisant partie du tableau des symptômes qu'on attribue ordinairement aux scrofules.

On sait combien les auteurs ont différé d'opinion
relativement à l'influence que la syphilis constitutionnelle, transmise héréditairement, peut exercer
sur la production de la diathèse scrofuleuse. Plusieurs ont résolu la question affirmativement; d'autres, parmi lesquels on compte M. Lebert, auteur
d'un travail très-étendu sur les maladies scrofuleuses et tuberculeuses (1), ont nié la possibilité que
la syphilis constitutionnelle, transmise héréditairement, se transformât en véritables scrofules.

M. Lebert résume ainsi son avis (p. 93) : « Envi-
« sager les scrofules comme provenant, dans la
« généralité des cas, d'une syphilis modifiée et
« transmise, comme telle, des parents aux en-
« fants, est une hypothèse purement gratuite. »
J'avoue cependant que les raisons sur lesquelles il
s'appuie dans ce qui précède (p. 88) me paraissent
laisser beaucoup à désirer

____

(1) Traité pratique des maladies scrofuleuses et tuberculeuses (1849).

Il semblerait que, puisque la diathèse syphilitique, à une époque avancée de son existence, porte
particulièrement son action sur ce qu'on appelle
tissus blancs, il n'y a rien d'extraordinaire à ce
qu'un père, par exemple, qui engendre au moment
où il est en proie à cette phase avancée de la syphilis, puisse transmettre à ses descendants une
susceptibilité, une disposition de ces tissus telle
que, favorisée par l'influence de certaines mauvaises conditions hygiénique, d'un climat, d'un air
froid et humide, elle imprime à ces tissus une
grande tendance à se laisser fluxionner, à s'engorger, à devenir, en un mot, le théâtre de phénomènes morbides semblables aux manifestations
de la diathèse scrofuleuse, dont il serait bien difficile de les distinguer.

Or, il ne serait pas impossible certainement qu'un
pareil état morbide, transmis encore à d'autres générations, ne finît par affecter les allures d'une véritable diathèse scrofuleuse, et comme tout se lie,
tout s'harmonise dans l'organisme; comme une
modification profonde, imprimée à l'une de ses
parties, finit par déterminer à la longue des modifications proportionnelles dans toutes les autres, et
par conséquent une autre manière d'être de l'ensemble, il ne serait pas non plus impossible que les
descendants des individus ainsi affectés, de ces individus provenant eux-mêmes d'un père syphilitique au troisième degré, finissent par offrir même

les traits de la physionomie et du tempérament qui sont ordinairement le partage des véritables scrofuleux.

En général, le mélange des diathèses, l'influence modificatrice qu'elles exercent les unes sur les autres, l'effet résultant de la transmission héréditaire d'une diathèse par deux époux affectés chacun d'une diathèse différente, ou présentant l'un une diathèse, l'autre les attributs d'un tempérament profondément accusé, surtout du tempérament lymphatique, du tempérament nerveux, toutes ces circonstances, encore peu considérées, imparfaitement appréciées, constituent un sujet d'études du plus haut intérêt au point de vue de l'établissement du diagnostic, de l'explication d'un grand nombre de phénomènes morbides dont l'étrangeté surprend, des indications mixtes, parfois contradictoires en apparence, qu'il faut remplir.

Il est des diathèses dont la coïncidence est de la plus grande gravité : telle est la coïncidence de la diathèse hémorrhagique avec la diathèse névrosique. La mobilité, le déplacement rapide, la manifestation subite des mouvements fluxionnaires qui caractérisent cette dernière diathèse, tendent à rappeler brusquement, à renouveler, sur divers points du même tissu, à faire persévérer le flux hémorrhagique,

J'ai vu, à Lyon, un enfant né d'un père qui avait été sujet, toute sa vie, à des hémorrhagies nasales

ou à des hémoptysies, ou à des flux hémorrhoïdaux abondants, et d'une mère à diathèse nerveuse très marquée, présenter, dès l'âge de huit
ans, des hémorrhagies par le nez, par les gencives, par l'anus, ou spontanément, ou sous l'influence de la moindre cause occasionnelle, mettant
en jeu son irritabilité extrême. Plusieurs fois j'ai été
appelé, le jour et la nuit, pour ces hémorrhagies
que j'avais beaucoup de peine à arrêter. Ce n'est
que par l'usage longtemps répété de l'hydrothérapie appliquée à cet enfant, à l'âge de douze ans,
que j'ai pu parvenir à modérer ces flux sanguins
très-fréquents, opiniâtres, et à donner à sa frêle
constitution quelque vigueur. Agé maintenant de
seize ans, il est encore affecté d'hémorrhagies nasales fréquentes, qui, plus tard peut-être, comme
chez son père, mort à 56 ans, seront suivies d'hémoptysies et de flux sanguins hémorrhoïdaux.

La coïncidence de la diathèse syphilitique avec
la diathèse scrofuleuse aggrave fréquemment les effets de cette dernière, et l'on sait l'impulsion funeste
qu'elle imprime ordinairement à la diathèse tuberculeuse. L'union de la diathèse tuberculeuse avec
la diathèse névrosique, en favorisant l'établissement des manifestations diathésiques tuberculeuses
sur les centres nerveux ou leurs enveloppes, conduit aux plus graves désordres de l'innervation,
aux phénomènes de convulsions, de paralysie, d'a-
liénation mentale, etc.

La diathèse inflammatoire, à son tour, modifie défavorablement les diathèses avec lesquelles elle se combine parfois, notamment les diathèses tuberculeuse, cancéreuse, rhumatismale, etc.

Le mélange des états diathésiques présentés par les ascendants produit chez les descendants en général, ou des états morbides permanents continus, n'affectant pas l'allure diathésique, des maladies chroniques proprement dites, ou des états diathésiques mixtes en quelque sorte, constituant des diathèses d'ensemble de tissu ou d'organe, selon l'irritabilité native constitutionnelle qu'offrent chez ces individus les divers organes, tissus ou appareils.

J'ai vu, dans ma clientèle, entre autres faits nombreux de ce genre, l'exemple d'un père goutteux et d'une mère scrofuleuse, ayant donné le jour à cinq enfants, deux garçons et trois filles; le premier des garçons est alternativement goutteux et graveleux; le second, très-lymphatique, eut spontanément, à l'âge de seize ans, un engorgement de l'articulation coxo-fémorale gauche, avec luxation spontanée, abcès et fistules, qui a fini après huit ans de souffrances, et après divers traitements employés, par une ankilose complète, le membre inférieur de ce côté offrant quatre à cinq pouces de raccourcissement; la troisième est morte à vingt-six ans avec tous les symptômes d'une phthisie pulmonaire; la quatrième est affectée de dartres squammeuses sur diverses parties du corps, avec tendance à la mélancolie, à l'hypochondrie, et même parfois à l'aliénation mentale ; et enfin la cinquième, qui est la mieux portante, présente une véritable diathèse muqueuse sécrétoire, se manifestant tantôt sur la muqueuse des paupières, des yeux, tantôt sur celle des fosses nasales, tantôt sur celle des bronches, et ayant été précédée, comme préludes, dans l'enfance de la malade, jusqu'à douze à treize ans, d'une abondante sécrétion muco-so-purulente crustacée (impetigo) au cuir chevelu.

En prenant des informations relativement aux ascendants du père et de la mère, j'appris qu'il y avait eu parmi eux des phthisiques, des hémorrhoïdaires et des catarrheux.

J'ai eu encore sous les yeux l'exemple d'un père hypochondriaque, à diathèse hémorrhoïdaire fortement marquée, et d'une mère dans la famille de laquelle il y avait eu des phthisiques et des dartreux ; morte dans un âge peu avancé, à la suite d'un accident, elle avait elle-même offert dans sa vie une sorte de diathèse tuberculeuse à la peau, consistant dans le développement spontané, successif, sur les membres, le tronc, de petites tumeurs de la grosseur d'un pois jusqu'à celle d'un olive, comprenant la peau et le tissu cellulaire sous-cutané, renfermant une matière blanc-grisâtre de consistance peu grande, d'aspect caséeux.

De cette union naquirent cinq enfants, quatre

garçons et une fille ; l'un mourut phthisique à l'âge
de dix-sept ans ; le second commença à l'âge de
quinze ans à éprouver une constipation très-opi-
niâtre et de la faiblesse dans les jambes, plus tard,
un affaiblissement des sens, des facultés intellectuelles ; après trois ans d'un accroissement pro-
gressif de cet état morbide, il mourut offrant tous
les symptômes d'une affection tuberculeuse du cerveau ; le troisième mourut à vingt-un ans dans une
maison de santé, en proie à une aliénation mentale
dont les premiers signes s'étaient manifestés trois
ans auparavant ; le quatrième a offert, à l'âge de
la puberté, quelques-uns des symptômes précédents, mais doué d'une constitution plus forte, il
s'est assez bien rétabli, tout en conservant un caractère bizarre, inégal, mélancolique, et se faisant remarquer dans le monde par les excentricités
dont sont fréquemment empreints son langage et
ses actions.

Enfin la demoiselle commença à présenter, à
l'âge de douze ans, une déviation avec torsion de
l'épine dorsale qu'on négligea d'abord, et qui,
traitée ensuite dans un établissement orthopédique,
cessa de faire des progrès, et est restée stationnaire depuis dix ans : cette demoiselle est devenue
de plus sujette à une diathèse névrosique dont les
manifestations se montrent surtout dans l'exercice
des fonctions de la respiration et de la digestion.

La plupart des états diathésiques héréditaires,

à la formation desquels ont concouru certaines diathèses affectant les ascendants, notamment les diathèses syphilitique, scrofuleuse, catarrhale, dartreuse, ont généralement pour prélude dans l'enfance, comme j'en ai déjà fait l'observation, des sécrétions morbides de longue durée au cuir chevelu ou sur diverses parties de la peau du visage, divers genres de teignes; ce phénomène morbide est plutôt favorable que nuisible à la marche ultérieure des états diathésiques chez les individus affectés; il se montre bien plus fréquent dans les campagnes que dans les villes, les grandes villes surtout.

Là, en effet, les soins beaucoup trop minutieux, à force d'être tendres, dont on environne les enfants, l'empressement aveugle que l'on met à soustraire la peau à toutes les intempéries, à arrêter un commencement d'éruption qui se manifeste au cuir chevelu, éruption que l'on regarde trop souvent comme inutile, dégoûtante, le défaut d'un air pur capable de donner de la vigueur à la constitution, etc., toutes ces conditions ne permettent guère à l'organisme d'effectuer à l'extérieur les mouvements critiques devant servir comme de voie de décharge aux dispositions morbides natives.

CHAPITRE V.

INFLUENCE EXERCÉE PAR LES DIATHÈSES SUR LES MALADIES AIGUES ET LES MALADIES CHRONIQUES.

Indépendamment de l'influence que les diathèses exercent les unes sur les autres, elles peuvent modifier plus ou moins gravement les maladies chroniques et avoir aussi une action défavorable sur les maladies aiguës qui surviennent sporadiquement ou épidémiquement.

D'abord, pour les lésions dues à des causes externes qui ont agi mécaniquement, physiquement ou chimiquement, l'on sait l'influence que peuvent exercer, par exemple, sur le travail de la cicatrisation des plaies, certaines diathèses, telles que les diathèses inflammatoire, scorbutique, hémorrhagique, dartreuse, séreuse, etc,

Les unes agissent en poussant au-delà des limites, en intensité et en durée, le travail qui amène la formation de la cicatrice, telles sont les diathèses inflammatoire et dartreuse; d'autres agissent en modifiant défavorablement les conditions qui constituent la plasticité du sang, telles sont les diathèses scorbutique, hémorrhagique, séreuse.

Du reste, en dehors de ces influences diathésiques, il y a l'influence bien plus immédiate des dispositions natives d'organisation du tissu de la peau lui-même. Il est des individus chez lesquels la peau n'offre pas dans certains de ses élements, toutes les conditions de structure anatomique et d'activité vitale, d'où dépendent la vigueur d'organisation, la force de vie et de résistance de ce tissu; de là des obstacles à la marche régulière de la cicatrisation. Ces conditions du tissu cutané exercent une influence très-défavorable lorsque les manifestations de certaines diathèses viennent s'effectuer sur ce tissu.

Ainsi, quand la diathèse syphilitique produit à la peau des pustules suivies d'ulcères, les conditions de tissu dont il est question mettent obstacle à leur cicatrisation, rendent leur état stationnaire ou leur impriment même une tendance envahissante, rongeante, effet semblable à celui que peuvent produire également diverses diathèses, compliquant la diathèse syphilitique.

Les mêmes conditions, à l'égal de ces diathèses, peuvent influencer les ulcères syphilitiques primitifs; et la marche rongeante, phagédénique, l'aspect diphtéritique, gangreneux qu'affectent ces ulcères, dans certains cas, ne dépendent pas souvent d'autres causes.

Une de ces conditions des plus défavorables du tissu cutané peut consister uniquement dans une extrême irritabilité imprimée à ce tissu, par une maladie contagieuse, par exemple, par la petite vérole, la rougeole, la gale, quand cette maladie a été très-grave, de longue durée ; qu'elle a laissé exister après elle, pendant longtemps, des tendances à des mouvements fluxionnaires, à des éruptions de différents genres.

On connaît l'action fâcheuse que peuvent exercer certaines diathèses, telles que les diathèses syphilitique, scorbutique, cancéreuse, sur la consolidation des fractures ; celles qu'exercent sur les entorses, sur les contusions subies par diverses articulations, les diathèses rhumatismale, scrofuleuse, d'où peuvent résulter des lésions extrêmement graves, des tumeurs blanches, etc., etc.

En général, toute diathèse de tissu ou d'organe ne pourra avoir qu'une influence défavorable sur les lésions de cause externe qui viendront affecter ce tissu ou cet organe.

Quant à l'influence exercée par les diathèses sur les maladies aiguës, sporadiques ou épidémiques, les faits viennent la constater tous les jours : tel est l'effet produit par la diathèse inflammatoire sur les phlegmasies aiguës du poumon, de la plèvre, des principaux viscères, des membranes séreuses, muqueuses, phlegmasies que cette diathèse tend à rendre plus graves, à faire récidiver, à faire passer à l'état chronique ; tel est l'effet produit sur les coryzas, les bronchites aiguës, dues à un refroidissement ou à tout autre cause , par la diathèse catarrhale , qui en perpétue la durée , en laissant la membrane muqueuse infiniment plus sensible à l'action des mêmes causes.

Tel est encore l'effet produit sur les affections des voies gastriques, suite d'écarts de régime ou de chagrins ; par la diathèse névrosique , qui ne permet pas à ces affections de guérir radicalement, qui les fait dégénérer en gastralgies , en gastro-entéralgies , ayant de graves retentissements sympathiques dans l'économie et constituant désormais une des manifestations les plus bruyantes, les plus douloureuses de la diathèse névrosique.

La diathèse scorbutique , en altérant la composition du sang, en relâchant la fibre , fait facilement dégénérer en hémorrhagies opiniâtres les mouvements fluxionnaires qui s'établissent sur les tissus , dans les maladies aiguës , s'oppose à la terminaison franche de ces maladies , et laisse , après cette terminaison , dans ces tissus , un état d'atonie qui les rend moins propres à résister à l'action de toutes les causes pathogéniques.

La diathèse vermineuse complique d'une manière très-grave toutes les maladies aiguës ; elle masque souvent les symtômes propres à ces maladies , rend leur marche très-irrégulière et en obscurcit beaucoup le diagnostic ; elle produit, dans bien des cas, des accidents bizarres, inattendus, empêche de juger si les maladies qu'elle complique tendent ou non à une terminaison favorable, et par l'action parfois extraordinaire qu'elle exerce sur le système nerveux, imprime souvent à ces maladies un caractère d'ataxie, de malignité.

Toutes ces diathèses peuvent agir défavorablement sur la marche, l'issue des fièvres continues, de la fièvre typhoïde; c'est surtout par la diathèse scorbutique, la diathèse névrosique et la diathèse vermineuse que ces fièvres peuvent être le plus gravement modifiées. C'est la diathèse vermineuse qui, à certaines époques, a constitué le plus grand danger de ces fièvres régnant d'une manière épidémique.

Il est des diathèses dont l'existence influe peu sur la marche, le développement des maladies aiguës, dues à des causes accidentelles : telles sont généralement les diathèses scrofuleuse, syphilitique, cancéreuse, mélanée, tuberculeuse, dartreuse, etc. Mais, au contraire, ces maladies aiguës peuvent imprimer une impulsion funeste à quelques-unes de ces diathèses. C'est ainsi qu'une phlegmasie aiguë, survenant sur un tissu affecté de cancer, de turbercules, de scrofules, peu' enlever ces affections à un état stationnaire et les faire marcher plus rapidement vers l'état de cachexie.

Il faut avouer cependant que le résultat inverse

a lieu quelquefois ; que la nouvelle modification vitale apportée , par le mouvement fluxionnaire inflammatoire , dans le tissu affecté , ou bien entraîne , dans une fonte purulente , même gangréneuse , toute la partie affectée , de manière à laisser une cicatrice nette , sans que du reste la diathèse cesse d'exister dans l'organisation , ou bien tend à favoriser la résolution de cette affection.

Des faits de ce genre ont été cités , surtout pour des tumeurs cancéreuses et scrofuleuses. Parmi quelques cas du même genre dont j'ai été témoin , dans ma pratique , je me rappelle celui d'une femme âgée de 70 ans , d'une constitution très-irritable , d'un tempérament sanguin , faisant partie du personnel de l'hospice des vieillards de la Guillotière : elle portait sur la lèvre inférieure une tumeur grosse comme une noix , ulcérée et de nature évidemment cancéreuse. A la suite d'un petit verre d'eau-de-vie qu'on lui fit boire , hors de l'hospice , une inflammation violente survint autour de la tumeur et dans son intérieur même , avec une forte fièvre que je fus obligé de combattre par une saignée et d'autres moyens ; cependant la tumeur noircit, tomba entièrement en gangrène et laissa , à sa chute , une cicatrice en grande partie adhérente à l'os. Cette cicatrice existait encore, deux ans après , époque à laquelle mourut cette femme , à la suite d'une pleuro-pneumonie.

L'influence exercée par certains états diathésiques sur la marche, l'issue des maladies aiguës,
qui surviennent épidémiquement, est également
facile à constater : c'est ainsi que pendant les
épidémies de grippe j'ai vu, comme tous les praticiens, chez les individus en proie à certaines diathèses telles que les diathèses catarrhale, rhumatismale, névrosique, l'affection de poitrine, qui
formait le principal trait de la maladie épidémique,
se montrer généralement plus grave, ne se juger
qu'imparfaitement, se prolonger sous forme de
catarrhe, d'oppression avec douleurs profondes,
et finalement la poitrine devenir le théâtre habituel des manifestations diathésiques, à l'exclusion
des autres organes ou tissus sur lesquels successivement, alternativement s'opéraient autrefois ces
manifestations.

Quelquefois cependant, lorsque l'organe ou
le tissu, principalement affecté par la maladie
épidémique, était déjà auparavant le théâtre habituel des mouvements fluxionnaires, dûs à la diathèse, cette circonstance avait produit en lui une
sorte d'habitude qui le rendait moins susceptible,
et l'affection alors offrait moins de gravité. C'est
ainsi que, pendant les épidémies de cholérine, les
individus, auparavant sujets à la diathèse catarrhale intestinale, ont été souvent moins gravement
affectés que les autres individus. La même chose
a eu lieu, pendant le règne du choléra. Ce ne sont

pas toujours les individus , ayant les voies gastriques., sous l'influence d'un semblable état diathésique , habituellement fluxionnées , qui ont été les plus maltraités.

Les maladies chroniques ressentent à un bien plus haut degré encore l'influence des diathèses ; du reste, bien des maladies chroniques qui tourmentent les hommes, ne sont elles-mêmes que des maladies aiguës, dégénérées en maladies chroniques par l'influence d'une diathèse. En effet, une maladie aiguë peut bien passer à l'état chronique par la continuation des causes qui l'ont engendrée; mais il n'est guère possible que, s'il existe déjà certaines diathèses héréditaires ou acquises , chez les malades, les diathèses à principe fluxionnaire mobile surtout, elles ne viennent pas joindre leur influence à l'action de ces causes , pour entretenir cette maladie chronique ou pour la faire persévérer, lorsque l'action de ces causes a complètement cessé.

C'est ainsi qu'une gastrite chronique ou une gastrite aiguë, due à des écarts de régime et passée à l'état chronique par la continuation de ces mêmes écarts, ne cessera pas avec ceux-ci, s'il existe chez le malade une diathèse héréditaire ou acquise, inflammatoire, névrosique, rhumatismale, hémorrhoïdaire, etc. ; c'est ainsi qu'une maladie chronique du foie , due primitivement à des affections morales, ne cessera pas avec celles-ci, dans les mê-

mes conditions de l'existence d'une de ces diathèses.

Il ne faut pas oublier, d'ailleurs, que généralement
une maladie chronique, si elle est héréditaire, in-
dépendante d'une véritable diathèse, et si aucune
diathèse acquise ne vient la compliquer, tend à affecter la marche, la terminaison qu'elle avait affectées chez l'ascendant qui l'a transmise.

Il est des maladies chroniques acquises qui,
après avoir duré un certain temps, cessent spontanément, ou sous l'influence de modifications hygiéniques, de moyens pharmaceutiques, de l'emploi, à la
source même, des eaux minérales naturelles; mais
si, en dehors de l'action renouvelée et appréciable
des mêmes causes qui l'avaient fait naître, elle revient plus ou moins de temps après, elle n'est souvent que le phénomène intermittent d'expression,
que la manifestation d'une diathèse dont on trouvera
la nature en examinant les antécédents du malade
et les conditions qu'offraient ses ascendants. Les
maladies chroniques intermittentes ne sont, dans
le fond, que les manifestations, d'une longue durée,
de véritables diathèses.

En général, si une maladie aiguë, passée à l'é-
tat chronique, par la continuation d'action des
causes qui l'avaient fait naître, persévère, après
leur éloignement, il faut soupçonner l'influence
d'un état morbide diathésique, et, avant de s'en
prendre, pour l'explication du fait, à l'habitude

d'un acte morbide, prise par l'organisme, à la tendance constitutionnelle à le répéter, il faut se livrer à l'exploration la plus attentive pour savoir s'il n'existe pas réellement, dans l'économie du malade, un état morbide diathésique, ayant déjà antérieurement effectué quelque manifestation.

CHAPITRE VI.

MARCHÉ, DURÉE ET TERMINAISON DES DIATHÈSES.

Les diathèses non acquises varient beaucoup quant à l'époque de la vie où elles effectuent leurs premières manifestations. Elles ne se comportent pas toujours, sous ce rapport, chez les enfants comme elles se sont comportées chez les parents qui les ont transmises. Il en est qui se montrent généralement dès le jeune âge : telles sont les diathèses inflammatoire, hémorrhagique, scrofuleuse, syphilitique, vermineuse, etc. ; d'autres se montrent généralement à un âge plus avancé : telles sont les diathèses cancéreuse, rhumatismale, goutteuse, hémorrhoïdaire, etc. Quelques-unes peu-

vent se montrer à tous les âges, comme les diathèses névrosique, catarrhale, calculeuse, dartreuse,
tuberculeuse, etc.

Il est des diathèses qui, après avoir duré un
certain temps, peuvent disparaître, soit spontanément, par les révolutions, les progrès de l'âge, soit
à la suite de maladies aiguës accidentelles, qui ont
bouleversé en quelque sorte la constitution, soit en
cédant aux moyens de l'art. C'est ce que l'on remarque parfois pour les diathèses inflammatoire,
hémorrhagique, scorbutique, hémorrhoïdaire, calculeuse, vermineuse, syphilitique, etc. D'autres du-
rent toute la vie à l'état de simple diathèse, ou
bien elles dégénèrent en cachexie et se terminent
par la mort. Les moyens de l'art peuvent éloigner
les époques de leurs manifestations, les rendre
moins intenses, retarder l'état cachectique, mais
ils ne sauraient les guérir, les détruire. Ce sont les
conditions que présentent généralement les diathèses scrofuleuse, tuberculeuse, cancéreuse, mélanée, rhumatismale, goutteuse, osseuse, anévrismale, dartreuse, etc.

Les diathèses peuvent rester longtemps latentes
et laisser des intervalles plus ou moins grands entre
leurs manifestations. Celles-ci affectent parfois une
marche aiguë, plus souvent une marche lente,
chronique ; dans certains cas, elles arrivent rapidement à l'état de cachexie ; dans d'autres cas,
elles y arrivent lentement ou n'y arrivent jamais.

Tout ce qui affaiblit la constitution favorise les progrès de la diathèse et hâte son passage à la cachexie. C'est ainsi que la débauche, une mauvaise alimentation, un air humide, malsain, l'habitation dans des lieux bas, couverts habituellement de flaques d'eau, de marécages, la misère, de profonds chagrins, provoquent les manifestations d'une diathèse jusque-là restée latente ou ajoutent d'autres manifestations à celles qui existaient déjà ou leur impriment, avec une intensité plus grande, une plus longue durée.

J'ai pu pleinement apprécier l'influence de ces mauvaises conditions sur certaines diathèses, après les inondations de 1840, à Lyon. J'ai vu, dans les plaines basses des Brotteaux, à la Guillotière, dans le faubourg de Vaise et dans certains quartiers de Lyon, chez des ouvriers affectés des diathèses scrofuleuse, tuberculeuse, syphilitique, rhumatismale, environnés pendant longtemps d'une constante humidité, ayant perdu une partie ou la totalité de leur petit avoir, plongés dans la tristesse et la misère, les phénomènes morbides diathésiques se multiplier, gagner en étendue, en intensité, devenir plus rebelles aux moyens de l'art, entraîner, dans bien des cas, l'état cachectique et la mort.

Les écarts de régime, l'abus du vin, des liqueurs, les passions fortes, les excitants de tous les genres peuvent également appeler les manifestations d'une diathèse jusque-là latente, en accélérer la marche, en augmenter l'intensité. Mais ces circonstances sont loin de donner, dès le prime abord, à l'état diathésique, pour la plupart des diathèses du moins, l'empire sur la constitution qu'il acquiert, lorsque les causes, directement débilitantes, dont nous venons de parler, ont fait sentir profondément leur action. Ce n'est que pendant l'affaissement qui suit une trop forte, trop longue excitation, pendant le règne de cet état de faiblesse consécutive, que la marche vers la cachexie m'a paru, chez les diverses catégories de diathésiques que j'ai pu observer, avoir lieu aussi rapidement que dans le cas précédent.

Il est des maladies contagieuses, pouvant survenir spontanément, qui ont une grande action pour mettre en mouvement des diathèses jusque-là latentes, leur donner plus d'activité; tel est, dans bien des cas, l'effet de la petite vérole, de la rougeole, de la scarlatine, relativement aux diathèses tuberculeuse, scrofuleuse, syphilitique, dartreuse, catarrhale, etc. D'autres causes pathogéniques, telles qu'un refroidissement, d'autres maladies acquises, la gale, par exemple, produisent fréquemment le même effet.

J'ai vu des individus ne montrer bien évidemment une diathèse dartreuse dont ils étaient héréditairement affectés, que lorsqu'une gale intense était venue faire un appel à cette disposition silencieuse jusqu'alors.

J'ai vu d'autres individus que j'avais cru devoir traiter sans mercure pour des affections vénériennes primitives, et que je croyais guéris, présenter des syphilides, à la fin du traitement de la gale, celle-ci n'étant pas même entièrement guérie. La secousse imprimée à l'économie par une médication excitante, peut amener les mêmes résultats.

Lorsqu'il entre dans la nature d'une diathèse d'effectuer souvent ses manifestations morbides à la peau, rien ne provoque ces manifestations, lorsque la diathèse est latente ou en action sur d'autres organes, d'autres tissus, comme l'usage, à la source même, des eaux minérales naturelles sulfureuses. J'ai déjà cité des cas de ce genre dans mon ouvrage sur les maladies vénériennes, publié en 1839. J'ai été témoin de plusieurs faits de ce genre depuis lors. L'attention, portée sur des faits semblables, a porté M. le docteur Constantin James à publier quelques pages sur cet intéressant sujet.

Il ne faut pas oublier que lorsque les médicaments pharmaceutiques ou les eaux minérales naturelles ont, au contraire, pour effet d'augmenter les sécrétions intestinales, de produire d'abondantes purgations, les diathèses en question seraient plutôt masquées que mises en évidence. C'est ainsi que j'ai vu le remède purgatif de Leroy, dont beaucoup de gens à Lyon ont fait et font encore un grand usage, faire disparaître des syphilides, et, continué pendant plusieurs années, empêcher toute manifestation diathésique syphilitique , mais au grand détriment des malades ; car , à la cessation de ce remède , les symptômes constitutionnels envahissant également les muqueuses et la peau, se sont montrés avec beaucoup plus de gravité.

C'est ainsi que j'ai vu les eaux minérales d'Uriage, qui ont surtout un effet purgatif, prises intempestivement, sans consulter le médecin des eaux, par des malades affectés de syphilides, qui s'étaient rendus à ces eaux, croyant s'y guérir radicalement, masquer momentanément, faire disparaître tout symptôme syphilitique ; mais les malades, à leur retour, n'apprenaient que trop à apprécier l'erreur dans laquelle ils étaient tombés.

L'influence exercée par les différentes températures, les saisons et les transitions des saisons sur le développement, la marche des diathèses, est de la dernière évidence. Toute température , toute saison , toute transition de saison qui nuit aux fonctions d'exhalation , de sécrétion de la peau, aura en général la plus funeste influence sur toutes les diathèses.

L'arrivée du printemps , en imprimant une plus grande activité à la vie végétative, met en évidence les bons et les mauvais principes, les bons et les mauvais germes que renferme l'organisation. La vie végétative s'épanouit de nouveau avec ses tendances normales et ses dispositions vicieuses héréditaires, innées ou acquises. Alors aussi certaines diathèses latentes se montrent au grand jour ; d'autres échangent un travail intérieur obscur contre un travail extérieur plus caractérisé. C'est alors aussi que l'art peut intervenir, en asseyant l'emploi de ses moyens sur des données plus certaines.

Les climats ont aussi sur l'apparition, le développement, la marche, la terminaison des diathèses, une influence connue de tous. Il y a des diathèses qui ne se remarquent jamais ou que rarement, dans les pays très-chauds ; telles sont les diathèses rhumatismale, goutteuse, calculeuse, catarrhale, etc. Toutes peuvent s'observer dans les pays tempérés, mais quelques-unes se montrent plus spécialement dans certaines divisions de ces pays ; c'est ce qui a lieu surtout pour les diathèses scrofuleuse, tuberculeuse, rhumatismale, scorbutique, calculeuse, etc.

La transition d'un climat à un autre modifie singulièrement la marche des diathèses. C'est généralement dans un sens défavorable que cette modification a lieu, en passant d'un climat chaud à un climat froid, surtout froid et humide ; et favorablement, en passant de ce dernier climat au premier. Il est cependant à cela des exceptions. La diathèse inflammatoire franche, par exemple, se trouve parfois mieux, chez des individus peu disposés au rhumatisme, au catarrhe, dont la peau est peu impressionnable ou vigoureusement constituée, du passage des climats du Midi, à Lyon, où règne, une grande partie de l'année, une température froide et humide. J'ai été témoin plusieurs fois de ce fait. Il en est de même pour ce que quelques auteurs ont appelé diathèse bilieuse, condition morbide du foie, de l'estomac, de l'appareil biliaire, qui ne m'a pas paru, ainsi qu'à bien des auteurs, constituer une véritable diathèse.

Beaucoup de diathèses se trouvent mieux du passage dans un climat chaud, parce que l'organisme tend naturellement à se débarrasser des germes de maladie qui le fatiguent, à donner une direction plus favorable aux concentrations vitales vicieuses, aux mouvements fluxionnaires, établis sur des organes intérieurs ; lorsqu'il se trouve placé dans les conditions les plus favorables à l'activité, à l'exagération même des actes vitaux d'exhalation, de sécrétion qui s'opèrent ou qui doivent s'opérer à la peau.

Que la matière de ces exhalations, de ces sécrétions contienne ou non, dans ces cas, un principe spécial âcre, dont l'expulsion serait utile pour l'amélioration de la diathèse, toujours est-il qu'on n'attache généralement pas assez d'importance au fait seul de l'activité plus grande, de l'exagération imprimée à la fonction elle-même. L'occupation, si je puis ainsi parler, des facultés de la vie à ce travail, donne, en quelque sorte, le change à la diathèse, fait oublier à l'organisme, aux centres nerveux, le besoin morbide diathésique, intermittent, auquel il est en proie, et, par la prolongation convenable de ce travail, ce qui n'était alors, pour la vie végétative, qu'une distraction momentanée, devient une habitude, et l'organisme, modifié dans son ensemble, perd en totalité ou en partie l'état diathésique.

Combien n'ai-je pas vu de gens à diathèse syphilitique interminable à Lyon, se guérir radicalement, sans aucun autre traitement, par le transport de leur habitation dans les pays très-chauds ! Combien de gens à diathèse tuberculeuse, condamnés à mourir bientôt, et qui n'auraient certainement pas vécu longtemps à Lyon, n'ont-ils pas encore vécu de longues années, en allant habiter les mêmes pays ! Combien de rhumatisants, de catarrheux, de dartreux ont cessé de l'être en se plaçant dans les mêmes conditions !

Du reste, le bénéfice de ce changement de conditions des climats ne s'est fait à mes yeux principalement bien sentir que lorsque, avec la persévérance, la marche envahissante des diathèses, coïncidait une diminution notable des fonctions d'exhalation, de sécrétion du tissu cutané. Il arrive cependant que, dans certaines idiosyncrasies, malgré les conditions favorables, dans ce sens, où se trouve ce tissu, le froid humide détermine sur les muqueuses, dans le système nerveux, un état perpétuel d'éréthysme, d'irritation, qui apporte le trouble dans l'organisme et favorise les progrès des diathèses ; dans de pareilles conditions, l'habitation des climats chauds aura également la plus grande efficacité.

Il est d'ailleurs des diathèses si spéciales, qui tiennent à une telle organisation naturelle des tissus, à une tendance si invincible de la vie végétative, ou qui se lient si peu à une allure régulière des fonctions de la peau, qu'avec un déplacement de climat, on n'obtient qu'un médiocre résultat. Telles sont les diathèses cancéreuse, mélanée, anévrismale, hémorrhoïdaire, osseuse, etc.

CHAPITRE VII.

LES DIATHÈSES SONT-ELLES ACTUELLEMENT TRÈS-RÉPAN-
DUES DANS LA SOCIÉTÉ ?

PEUVENT-ELLES PASSER PAR DESSUS UNE GÉNÉRATION,
ALLER, PAR EXEMPLE, DU GRAND-PÈRE AU PETIT-
FILS, SANS AFFECTER LE PÈRE ?

Je me suis appliqué, depuis que je pratique la médecine, en examinant attentivement l'histoire pathologique du grand nombre de familles dont la santé m'était confiée, à l'étude de ces questions, qui m'offraient un puissant attrait d'intérêt social, de philosophie médicale, d'hygiène et de thérapeutique générales. Le but pratique que je me suis proposé dans cet opuscule ne me permet d'entrer, à cet égard, que dans un petit nombre de considérations.

Quelle qu'ait été l'origine des diathèses, il est certain que la réunion d'un grand nombre d'hommes dans de grands centres, la corruption des mœurs, les progrès de l'industrie, les raffinements de la civilisation ont tellement répandu ces états morbides dans la société que peu de familles en sont exemptes, surtout dans les grandes villes. Il ne faut pas perdre de vue que le mélange des diathèses par le mariage, que la part d'influence qu'exerce sur les enfants chacun des époux, en raison de la force de sa constitution, de son tempérament, et de toutes les conditions si diverses, si multipliées de son organisation, de ses idiosyncrasies, font varier à l'infini chez ces enfants les manifestations diathésiques héréditaires.

Il ne faut pas perdre de vue non plus, comme je l'ai déjà fait observer, que certains états diathésiques sembleraient parfois n'être constitués, dans le fond, que par un même principe, le mouvement fluxionnaire, ou la fluxion, envahissant divers tissus ou éléments de tissus, qui présentent chez les divers individus quelques dispositions particulières dans leur structure anatomique, dans leurs facultés vitales, quelque chose d'attractif pour ce mouvement fluxionnaire, ou de moins capable de lui résister, lorsque le besoin intermittent de décharge vient se faire sentir.

Or, les diathèses de cette catégorie qui ne tendent pas nécessairement à des dégénérescences organiques, à la production de matières hétérogènes, comme les diathèses tuberculeuse, cancéreuse, lesquelles, abandonnées à elles-mêmes, ou même soumises à divers traitements, n'en aboutissent pas moins fatalement en général à la cachexie, ces diathèses, dis-je, par leur mélange, l'influence réciproque qu'elles exercent les unes sur les autres, en vertu des circonstances précitées, produisent chez les individus qui les possèdent héréditairement un grand nombre de variétés d'états diathésiques dont il est facile de méconnaître la valeur réelle, la véritable signification.

Ces états diathésiques, qui ne portent à la vie aucune atteinte dangereuse, qui dégénèrent rarement en cachexie, qui marchent de front avec le libre et entier exercice des fonctions les plus importantes à la santé, correspondent, pour la plupart, à ce que le peuple appelle proverbialement *Brevets de santé* ; et il a raison dans ce sens que, chez les individus ainsi affectés, un besoin intermittent de décharges fluxionnaires étant inhérent à l'organisme, les régions, les tissus sur lesquels se portent ces mouvements fluxionnaires, et dont l'affection n'est pas d'une bien grande importance pour la conservation de la vie, deviennent comme une sorte de garantie contre l'affection des viscères, des organes intérieurs essentiels, aux fonctions régulières desquelles la conservation de la santé, de la vie est attachée. Ce qui le prouve, c'est que, lorsque ce même principe, la fluxion, se déplace pour se porter sur ces organes essentiels, la santé est compromise et la vie est en danger.

On peut citer au nombre de ces états morbides diathésiques, en quelque sorte mixtes, engendrés par le mélange de ces diathèses et l'influence réciproque qu'elles exercent l'une sur l'autre, selon les diverses particularités d'organisation offertes par les individus affectés, la *migraine*, état diathésique essentiellement héréditaire et qui n'est très-fréquemment qu'une variété de la diathèse rhumatismale ; les *enchifrènements*, parfois avec formation de croûtes dans les narines, fréquemment répétés, tenaces, que présentent certains individus et qui ne sont qu'une variété de la diathèse catharrhale ou dartreuse ; la rougeur, l'engorgement, les sécrétions humorales des paupières, plus ou moins persévérants, avec exacerbations réitérées, qui ne sont également que des variétés des mêmes diathèses ; certaines éruptions intermittentes, fréquentes, de furoncles à la peau que l'on observe chez d'autres encore, et qui ne sont qu'une variété de la diathèse dartreuse, etc.

On peut citer encore, comme signalant les mêmes dispositions, d'autres phénomènes morbides, quelquefois très-circonscrits dans une région, sur un petit espace, comme l'existence persévérante, mais avec de fréquentes alternations de diminution ou d'augmentation de volume, de l'engorgement, soit d'une ou de plusieurs glandes lymphatiques, soit du corps thyroïde, soit des glandes amygdales, etc.; d'autres fois même, l'apparition intermittente d'une simple douleur, d'une crampe, d'un tic, du besoin impérieux de mouvement, d'agitation, d'une augmentation extraordinaire de chaleur, de rougeur dans une partie, de la chute partielle des cheveux, des poils, sans aucune éruption coïncidente, de transpirations extraordinaires, plus ou moins fétides, etc. ; et tout cela, indépendamment, en dehors de tout autre état morbide concomitant d'aucune autre partie, d'aucun autre organe de l'économie.

Ce qui trompe sur la signification, sur la valeur de tous ces phénomènes morbides, c'est le peu de trouble qu'ils apportent en général à l'ordre régulier des fonctions, aux allures ordinaires de la santé ; l'organisme semble épuiser ainsi, en manifestations en apparence insignifiantes ou peu importantes pour l'entretien de la santé, de la vie, des tendances diathésiques qui, en se réalisant sur d'autres organes, d'autres tissus, s'accompagneraient de bien plus de dangers.

Tous les praticiens, par exemple, savent les maux sans nombre qui résultent d'une migraine qui a cessé brusquement ou qu'on est parvenu à faire cesser artificiellement, avant le temps voulu, par les besoins de décharge de l'organisation de l'individu affecté, ce qui prouve bien le rôle diathésique important que joue ce phénomène morbide *migraine*. La même chose arrive, lors de la cessation prématurée des autres états diathésiques mixtes ou affaiblis que je viens de signaler. On ne se douterait souvent pas que chez des individus, se plaignant de différents maux intérieurs, la cause de ceux-ci peut être le retranchement prématuré d'un simple enchifrènement, à allure diathésique , auquel ils étaient auparavant sujets , qu'ils regardaient comme une chose tout-à-fait insignifiante , et dont ils étaient bien loin de saisir la liaison avec les maux dont ils souffrent actuellement. C'est au point que si, par une influence ou par une autre, l'enchifrènement, le rhume de cerveau revient, les malades, se sentant soulagés alors des maux dont ils se plaignaient auparavant, mettent cette amélioration uniquement sur le compte ou d'une circonstance étrangère quelconque qui aura frappé leur attention, ou d'un remède qu'ils auront pris, la veille ou les jours précédents, remède qui aura pu effectivement produire ce résultat, à l'insu souvent de celui qui l'a donné.

Cela prouve l'attention que le jeune praticien doit prêter aux antécédents de ses malades , pour diriger convenablement les médications et savoir s'expliquer, le plus rationnellement possible , leurs effets. Cela prouve aussi que, quand les médications dirigées contre un état morbide diathésique , n'ont rien de spécifique , de spécialement efficace dans leur action , elles ne produisent ou que des perturbations, pouvant soulager momentanément, mais dont il est impossible de prévoir les derniers résultats, ou, quand elles sont réellement efficaces,

utiles , que des déplacements de la fluxion , soit
qu'elle revienne à son siége primitif où elle avait
pu échapper à l'attention , soit qu'elle s'établisse
sur une autre région où elle n'offre pas plus de
dangers que dans son siége primitif.

Souvent quand, dans une première, une seconde,
une troisième manifestation diathésique , le tissu
fluxionné s'est fortement engorgé , il revient difficilement à son premier état, dans l'intervalle
d'une manifestation à l'autre ; il ne reprend plus
son aspect, mais il ne devient le siège d'une nouvelle activité vitale morbide que lorsqu'une nouvelle manifestation diathésique s'y fait sentir.

C'est ce que l'on remarque souvent dans les diathèses scrofuleuse , goutteuse, dartreuse, dans la
plupart des états diathésiques mixtes, plus ou
moins affaiblis, dont je viens de parler, comme
dans l'enchifrènement des narines, dans ce qu'on
appelle vulgairement yeux chassieux , dans l'engorgement du corps thyroïde, des amygdales, des
glandes lymphatiques , etc. Dans tous ces cas , les
organes, les tissus fluxionnés, pendant les manifestations diathésiques, conservent, dans les intervalles, une altération plus ou moins grande dans leur
volume, leur consistance , leur couleur, leur sensibilité, et ne reviennent jamais ou que difficilement
à l'état normal, à cause d'une déviation trop grande
des voies régulières de l'acte nutritif que les fluxions
réitérées y ont déterminé.

Sous ce rapport, les diathèses, indépendamment des divisions que j'ai déjà établies en diathèses d'ensemble, de tissu, et d'organe ou de région, pourraient être aussi divisées, ce qui n'est pas non plus sans importance, en

1° Diathèses ne laissant, généralement, dans les tissus, aucune trace appréciable d'altération de texture, accusant le passage de leurs manifestations; telles sont les diathèses névrosique, hémorrhagique, séreuse, venteuse, vermineuse;

2° Diathèses pouvant laisser ou ne pas laisser des traces de ce genre : telles sont les diathèses inflammatoire, scorbutique, rhumatismale, catarrhale, goutteuse, dartreuse, calculeuse, syphilitique, hémorrhoïdaire, scrofuleuse;

3° Diathèses laissant généralement toujours des traces de ce genre, les unes sous forme de cicatrice : telles sont les diathèses purulente, gangreneuse; les autres sous forme de dépôt de matières provenant d'une déviation de sécrétion, c'est-à-dire, de la sécrétion, dans un point, de matières qui normalement se sécrètent dans un autre; telles sont les diathèses osseuse, anévrismale; les troisièmes, sous forme de productions hétérogènes, *sui generis* : telles sont les diathèses cancéreuse, tuberculeuse, mélanée.

Quant à la division des diathèses en diathèses d'organe ou de région, diathèses de tissu et diathèses d'ensemble, on peut considérer généralement,

1° Comme diathèses de région ou d'organe, les diathèses hémorrhoïdaire, calculeuse, venteuse, vermineuse ;

2° Comme diathèses de tissu, les diathèses anévrismale, catarrhale, séreuse, dartreuse ;

3° Comme se montrant plus particulièrement avec les allures des diathèses d'ensemble, c'est-à-dire, en envahissant successivement, alternativement, divers organes, divers tissus, les diathèses syphilitique, scrofuleuse, scorbutique ;

4° [Comme se montrant, tantôt avec une allure, tantôt avec une autre, les diathèses inflammatoire, purulente, gangreneuse, hémorrhagique, rhumatismale, goutteuse, névrosique, cancéreuse, tuberculeuse, osseuse, mélanée.

Du reste, je le répète, il ne peut y avoir rien d'absolu dans cette dernière division. La mobilité du mouvement fluxionnaire, dans la plupart des diathèses, fait que celles-ci peuvent exceptionnellement entrer dans diverses catégories. Mais, sans avoir recours aux bases très-naturelles de cette division, il est difficile de ne pas tout confondre dans les manifestations parfois si incohérentes, si bizarres de ce genre d'affections, d'indiquer exactement la tendance plus ou moins envahissante d'un état morbide diathésique donné, de montrer les limites où il peut se circonscrire, de faire prévoir jusqu'à quel point les diverses parties ou l'ensemble de l'organisation sont par lui menacés ; en un mot, de tracer, avec son importance, sa signification réelle, le tableau d'un fait de manifestation diathésique que l'on a sous les yeux.

C'est dans la catégorie des diathèses à principe fluxionnaire souvent mobile, que se présentent surtout ces phénomènes, depuis longtemps observés et connus sous le nom de transport, de métastase, phénomènes morbides qui ont donné lieu aux théories, à la pratique de la dérivation, de la révulsion. Mais si l'on a généralement bien apprécié la transition d'une manifestation locale morbide à une autre manifestation, n'étant qu'un déplacement, un remplacement de la première (1), on n'a pas aussi justement apprécié le fait de la transition d'un phénomène pathologique à un phénomène physiologique exagéré qui remplace également le premier, ou, en d'autres termes, la transition d'une fonction morbide, si je puis ainsi parler, à l'exagération d'une fonction normale, exagération qui n'offre plus aucun aspect de maladie et qui laisse l'individu diathésique en apparence, parfaitement sain et bien portant. Je me suis appliqué déjà à mettre ce fait en relief dans un opuscule: *Essai sur la fluxion*, publié en 1835, et, plus tard, dans mon *Traité des maladies de la peau*.

(1) Il n'est question ici ni des maladies aiguës, ni des phénomènes critiques, déjà depuis bien longtemps observés, qui surviennent dans ces maladies.

Voici des faits comme bien des praticiens peuvent en avoir observé :

Un individu de Lyon était sujet, depuis l'âge de quinze ans, à une migraine violente qui revenait à peu près régulièrement tous les quinze jours. A l'âge de vingt-quatre ans, le malade restant placé exactement dans les conditions d'hygiène où il était auparavant, il lui survint spontanément une transpiration abondante, quelquefois fétide, des pieds, à laquelle il n'avait jamais été sujet auparavant; la migraine cessa et n'a pas reparu depuis lors. Cet individu a aujourd'hui vingt-neuf ans. J'ai constaté que son père, mort depuis quelques années, avait été également sujet à la migraine, son grand-père paternel à un rhumatisme goutteux, et que sa mère, encore vivante, est affectée de dartres.

Une demoiselle de Saint-Etienne, réglée à seize ans, et tous les mois exactement, depuis lors, était sujette, depuis l'âge de quatorze ans, à des accès de toux avec expectoration muqueuse, qui revenaient presque tous les mois, duraient dix à douze jours, et inquiétaient fort ses parents. Son père était asthmatique depuis l'âge de trente-cinq ans; sa mère jouissait d'une très-bonne santé, mais elle était, depuis son jeune âge, sujette à une abondante et très-désagréable transpiration des pieds, transpiration que n'avait jamais présentée sa fille, pas plus aux pieds qu'ailleurs.

Celle-ci avait vingt-un ans, lorsque ses parents,

voyant que les accès de toux, calmés momentanément seulement par les remèdes, ne faisaient généralement que s'accroître en intensité et en durée, vinrent me demander mon avis. Ayant reconnu qu'il n'y avait là qu'une affection des bronches, avec prédominance de symptômes nerveux, bien des moyens ayant déjà été employés, je conseillai d'envoyer cette demoiselle passer la mauvaise saison dans le Midi. Je n'eus plus des nouvelles de cette malade qu'un an après, où le père vint me consulter pour son asthme, qui le fatiguait beaucoup plus qu'auparavant.

Il m'apprit qu'à la fin du mois d'août de l'année précédente, un mois après m'avoir consulté, sa fille avait commencé à se plaindre d'une forte chaleur avec cuisson dans les aisselles ; qu'il s'était établi là une abondante transpiration, n'ayant, d'ailleurs, d'autre odeur que celle habituelle à la transpiration de cette partie ; que la toux avait dès lors beaucoup diminué ; que Mademoiselle, pour échapper au désagrément de cette transpiration, avait essayé un jour, sans avertir ses parents, de lotionner le creux des aisselles avec de l'eau froide vinaigrée ; que la transpiration ayant alors diminué, la toux avait reparu avec plus de force ; qu'enfin cette transpiration étant revenue abondante et aucune imprudence n'ayant plus été commise, la toux avait à peu près entièrement cessé.

Chez une autre demoiselle de Lyon, âgée de

vingt-sept ans, bien réglée, des vomissements glaireux, ayant lieu, presque périodiquement, depuis deux à trois ans, cessèrent spontanément, la malade ne faisant plus, depuis huit mois, aucun remède et restant, d'ailleurs, placée dans les mêmes conditions où elle était auparavant ; mais cette demoiselle s'aperçut qu'aux époques correspondantes à celles où avaient lieu les vomissements, et pendant le même temps à peu près, son haleine avait une odeur forte et désagréable. Elle s'aperçut aussi qu'il lui survenait parfois, aux mêmes époques, de la diarrhée, et alors l'haleine perdait son âcreté. Mais, depuis quelque temps, son haleine gardant à peu près constamment ses qualités mauvaises, elle n'avait plus eu ni diarrhée ni vomissements.

Ce fait est un exemple de l'exhalation d'une vapeur plus ou moins fétide, s'opérant à la surface d'une muqueuse, et remplaçant des mouvements fluxionnaires à forme secrétoire qui étaient établis sur la même région ou sur d'autres régions du même tissu. En général, le rôle que joue une haleine fétide, assimilable parfois à une transpiration fétide, comme phénomène représentatif d'un état morbide diathésique, n'a pas été assez justement apprécié. Il en est de même des vices de la dentition, des caries dentaires.

Il ne faut pas oublier, dans l'observation précédente, que le père de cette demoiselle était d'une

très-bonne santé et n'offrait aucun état diathésique particulier; que sa mère, à qui elle ressem-
blait beaucoup plus, sous tous les rapports, était,
depuis son enfance, affectée d'un coryza chronique, à redoublements d'activité intermittents,
presque périodiques; que le père de celle - ci
avait été, presque toute sa vie, sujet à un rhumatisme.

Quant à la seconde question, renfermée dans
le titre de ce chapitre, en ces termes : Les diathèses peuvent-elles passer par dessus une génération? Voici, fondé sur les observations précédentes, en quels termes j'y répondrai :

Les faits prouvent que les ressemblances physiologiques, transmises héréditairement, sont
parfois plus frappantes entre le grand-père, la
grand'mère, par exemple, et leur petit-fils ou
leur petite-fille, qu'entre le père, la mère et leurs
enfants; cela tient au mystère de la génération
dans lequel nous ne pénétrerons probablement
jamais; mais si ce fait existe pour l'état physiologique, il semble qu'il n'y a pas de raison pour
ne pas admettre, *a priori*, la possibilité d'une
transmission analogue des ressemblances pathologiques; or, l'expérience prouve la réalité de
cette transmission. Bien des auteurs en ont cité
des exemples, et j'ai été moi-même témoin de
plusieurs.

Frappé de ces faits, je me suis livré à des investigations attentives , et j'ai reconnu , dans ceux qui ont été soumis à mon observation , que, lorsque le fils d'un père , en proie à une diathèse bien caractérisée , ne présentait pas lui-même cette diathèse , tandis que l'un de ses enfants en était affecté ; il existait chez ce fils, probablement en raison de l'influence exercée sur lui , tantôt par l'état de bonne santé , tantôt par une diathèse différente du côté de sa mère , un de ces états morbides diathésiques particuliers , en quelque sorte mixtes que je viens de signaler. Or, la femme de ce fils , en apportant sa part d'influence sur son enfant , a pu favoriser, chez celui-ci , le retour de la diathèse , avec les caractères qu'elle présentait chez le grand-père de cet enfant.

L'un de ces faits des plus remarquables , comme du reste , bien des praticiens peuvent en avoir observé , est celui d'un négociant de Lyon , qui était affecté d'une migraine périodique , revenant à peu près tous les quinze jours. J'appris par lui que son père , qui avait eu vingt-cinq ans la goutte, était mort à l'âge de soixante ans d'une attaque d'apoplexie, à la suite d'une manifestation goutteuse brusquement supprimée par un profond chagrin ; or, le fils de ce négociant , âgé de trente-deux ans , avait eu, dans son enfance , un rhumatisme articulaire et était actuellement goutteux. En prenant des informations , j'appris que, du côté de la mère de ce négociamt, il y avait des dar-

treux et qu'elle-même avait eu , pendant longtemps, le visage couperosé. Quant à la femme de
ce dernier, elle souffrait parfois d'une sciatique rhumatismale et elle affirmait que plusieurs membres
de sa famille avaient été affectés de rhumatisme.

Il est possible , dans cette observation , qu'une
tendance fluxionnaire , du côté de la tête , ait été
transmise à ce négociant par sa mère , affectée de
diathèse dartreuse , à manifestation fixée sur le
visage ; que la diathèse rhumatismale ou goutteuse
du père de ce négociant , modifiée ainsi dans la
direction de ses mouvements fluxionnaires , ait
affecté le fils sous forme de migraine ; que chez
l'enfant de ce dernier, modifié à son tour par la
diathèse rhumatismale de sa mère , il y ait eu tendance au retour de la fluxion vers les articulations
des extrémités inférieures, de manière à représenter
franchement les caractères de la diathèse goutteuse
de son grand-père.

Quoiqu'il en soit de la manière d'expliquer ce
fait , explication fondée d'ailleurs sur une rationnelle analogie avec les divers faits que j'ai cités
précédemment, on aurait pu le donner comme un
exemple d'une diathèse , ayant sauté par dessus
une génération , sans faire mention de cet état
morbide diathésique *migraine* , qui avait cependant , dans ce cas , selon moi, la plus importante
signification. Ce n'est pas que je nie la possibilité
de la transmission d'une diathèse du grand-père

au petit-fils , sans la nécessité d'un état morbide diathésique quelconque intermédiaire chez le fils ; mais , dans tous les faits de ce genre dont j'ai été témoin et qui ont été pour moi l'objet d'une étude attentive , j'ai saisi une filiation de phénomènes morbides diathésiques , analogue à celle que je viens de signaler dans le fait précédent.

Il serait inutile de citer d'autres faits et d'entrer dans d'autres développements , à l'appui des diverses propositions que j'ai émises précédemment. Tous les faits qui , pendant près de trente ans de pratique médicale , ont été soumis à mon observation , tendent à démontrer :

1° Que , indépendamment des diathèses bien caractérisées, admises comme telles, avec quelques variantes , par les auteurs , il existe des états diathésiques plus ou moins affaiblis en étendue comme en intensité, des états diathésiques mixtes , en quelque sorte , dont les manifestations sont moins franchement dessinées, quoique n'ayant pas moins d'importance pour la santé que celles des premières diathèses desquelles ils dérivent ; que ces états diathésiques, ainsi constitués, résultent du mélange, du croisement , de l'influence réciproque , des transformations que subissent les premières diathèses, en se transmettant, dans l'acte de la génération , des ascendants aux descendants ;

2° Que les diathèses, ayant quelque chose d'identique , de nécessaire , de fatal , dans les productions qu'elles déposent au sein de l'économie , comme les diathèses cancéreuse , tuberculeuse , peuvent , dans leur transmission héréditaire , modifiées par l'influence des diathèses des autres catégories , se traduire parfois en états diathésiques particuliers , dont les premières manifestations ne semblent accuser d'abord que l'existence de ces dernières diathèses , mais qui , plus tard , prennent plus ouvertement le caractère des premières , et, par le croisement de ces diverses influences, affectent une marche , tantôt plus grave , plus rapidement mortelle , tantôt moins grave , moins rapidement mortelle que celle des premières diathèses en question ;

3° Que , de l'union d'individus diathésiques avec des individus très-bien portants , exempts de toute diathèse , il peut bien naître des enfants dont les uns , tenant beaucoup plus de l'individu diathésique , seront diathésiques , dont les autres , tenant beaucoup plus de l'individu non diathèsique, seront exempts de toute diathèse comme lui ; mais que, en général, ces enfants , soumis à ces deux influences , offriront quelqu'un des états diathésiques particuliers , sur lesquels je viens d'appeler l'attention ;

4° Qu'à plus forte raison si les deux individus sont diathésiques, les enfants offriront , selon la plus forte influence ressentie , soit la diathèse de l'un d'eux , soit quelqu'un de ces états diathési-

ques particuliers ; que , dans ce derniers cas surtout , et quand les diathèses , génératrices de ces
états particuliers , appartiendront à la catégorie de
celles où le principe fluxionnaire , la fluxion joue
le principal rôle , sans tendance au dépôt , dans
les tissus, de productions hétérogènes , il y aura
fréquemment , selon les conditions de structure
anatomique , d'irritabilité spéciale , native ou
acquise de tels organes , de tels tissus , transformation apparente de l'un de ces états diathésiques
dans l'autre , de manière à faire croire à l'existence de plusieurs diathèses à la fois ;

5° Que , dans les exemples qu'on a cités d'une
diathèse , ayant passé par-dessus une génération, il
a pu y avoir une filiation de phénomènes morbides
analogue à celle que je viens de signaler dans le
fait précédent ; que des états morbides diathésiques particuliers , en quelque sorte mixtes , ayant
échappé à l'attention , auront existé chez les fils,
comme phénomène d'expression diversement modifié , en vertu des circonstances précitées , des
diathèses des pères ; et que ces états diathésiques
auront, en vertu des mêmes influences , fait place
chez les petits-fils , plus favorablement organisés
pour cela, aux diathèses bien caractérisées, constatées chez les grands-pères ;

6° Que les diathèses , les états morbides chroniques à allures , à manifestations diathésiques , sont
extrêmement répandus dans l'état actuel de la so-

ciété ; qu'ils constituent comme autant de physio-
nomies spéciales de la vie végétative ; qu'ils sont à
cette vie végétative ce que sont les instincts, les
caractères, les passions à la vie sentimentale, morale, intellectuelle ; qu'une étude approfondie de
cette catégorie d'affections morbides est de la plus
haute importance ; que, hormis l'action spécifique
ou spéciale d'un infiniment petit nombre de remèdes sur certaines de ces affections, c'est de cette
étude seule que peuvent être déduites, dans ces cas,
les véritables indications à remplir ;

7° Enfin que, dans l'exploration attentive seule
de ce champ pratiqne des diathèses, se trouve l'art
véritable de traiter les affections chroniques,
beaucoup d'affections aiguës ; et que, dans ce champ
médical seul, les jeunes praticiens, plus sûrs de
faire cesser les fâcheuses incertitudes de théorie et
de pratique qui les divisent, pourront consciencieusement s'unir pour se comprendre et s'harmo-
niser.

CHAPITRE VIII.

DIAGNOSTIC ET PRONOSTIC DES DIATHÈSES.

Après tout ce que j'ai dit de la marche, du développement, de l'aspect, des allures des diathèses, et en ne perdant pas de vue le but circonscrit que je me suis tracé dans l'étude uniquement des caractères diathésiques des affections morbides, je n'ai que quelques très-courtes considérations à émettre sur le diagnostic et le pronostic des diathèses en général.

Évidemment, une diathèse ne peut être diagnostiquée que lorsqu'elle a effectué quelque manifestation ; sans cette condition, la considération que des diathèses, des états diathésiques ont existé chez les parents, ne suffirait pas pour affirmer que des états morbides semblables existent chez un de leurs descendants qui n'en offrirait encore aucun signe. On ne peut pas dire qu'une diathèse est à l'état latent tant qu'elle n'a donné aucun signe de son existence, et si, pendant la vie d'un individu, aucun signe de ce genre ne s'était montré, quelles que fussent les conditions diathésiques présentées par ses ascendants et ses descendants, on ne pourrait pas affirmer que, chez lui, aucune diathèse ait existé.

Mais, quand une diathèse a effectué une ou plusieurs manifestations, elle peut demeurer un temps plus ou moins long à l'état latent. Il est difficile ou impossible alors, dans bien des cas, d'affirmer si la diathèse existe encore ou a cessé d'exister.

Il est des diathèses que l'expérience n'a malheureusement que trop appris à ne pas regarder comme détruites, quoiqu'elles puissent, dans certaines conditions de calme de l'organisme, dans l'absence de toute influence extérieure irritante ou trop débilitante, garder, un assez longtemps, le silence.

Telles sont les diathèses rhumatismale, goutteuse, dartreuse, névrosique, scrofuleuse, tuberculeuse, mélanée, cancéreuse, etc.

Il en est d'autres qui, lorsqu'elles ont cessé longtemps d'effectuer aucune manifestation, soit après un traitement convenable employé, soit dans certaines conditions d'âge, déterminées par l'expérience, soit après certaines époques climatériques de la vie, peuvent être regardées, comme guéries ou probablement guéries : telles sont les diathèses scorbutique, syphilitique, vermineuse, hémorrhoïdaire, calculeuse, etc.

Il ne faut pas s'en laisser imposer, dans les diathèses à principe fluxionnaire souvent mobile, par

le déplacement de la fluxion, qui, se portant parfois
sur des organes intérieurs, plus ou moins profondément soustraits à l'investigation des sens, y donne
naissance à des symptômes qui pourraient paraître,
de prime-abord, ne pas se rapporter à une manifestation diathésique, mais dont le retour de la
fluxion, qui a lieu parfois spontanément, ou qu'il
faut chercher à solliciter sur les régions, les tissus,
où s'effectuent ordinairement les manifestations de
la diathèse, ne tarde pas à donner la véritable signification. C'est dans ces cas aussi que l'histoire
pathologique de la famille doit être attentivement
scrutée.

Dans certaines diathèses fatales, telles que les
diathèses tuberculeuse, mélanée, cancéreuse, anévrismale, gangréneuse, etc. L'existence de précédentes manifestations donne une valeur plus positive à certains symptômes graves qui se présentent
du côté des viscères profonds et des centres nerveux. C'est ainsi, par exemple,

Que la diathèse tuberculeuse constatée dans le
poumon, ou la présence de matière tuberculeuse
dans les glandes lymphatiques, imprime à des
symptômes graves survenus, du côté du système
osseux ou du système nerveux, une signification
de présomption ou même de certitude du développement de tubercules dans les os ou dans les centres nerveux;

Que la constatation de scrofules à l'extérieur

donne à des symptômes du même genre, surgissant dans des parties profondes, une valeur analogue;

Que les douleurs qui surviennent dans ces mêmes centres, ce même système, ou d'autres tissus, après l'extirpation d'un cancer, doivent inspirer les mêmes craintes, la même présomption ou la même certitude, relativement au développement d'un nouveau cancer dans ces diverses régions.

Lorsque, comme je l'ai déjà fait observer, après une ou plusieurs manifestations diathésiques, un organe a été fluxionné, de sorte que, altéré trop fortement dans sa structure anatomique, dans ses facultés vitales, il reste ou plus mou ou plus dur, plus engorgé, plus rouge, etc., que dans l'état normal, sans pouvoir par l'absorption, par les mouvements vitaux de la nutrition, revenir entièrement à son état normal, il faut savoir faire la part de cette circonstance, assigner à ce résultat final, à cette espèce de *caput mortuum* de la diathèse sa véritable valeur, et ne pas le regarder, dans tous les cas, comme un signe de la persévérance de l'état diathésique dans la constitution.

C'est ainsi qu'après l'exercice des diathèses inflammatoire, rhumatismale, dartreuse, catarrhale, hémorrhoïdaire, syphilitique, etc., il peut rester sur la peau, sur les muqueuses, autour des articulations, des indurations, des épaississements, des engorgements, des altérations de texture et de couleur stationnaires, qui ne deviennent plus le théâtre de mouvements fluxionnaires intermittents, qui ne coïncident plus, ni avec un état général, ni avec d'autres états morbides locaux, dont l'aspect et la marche trahissent la présence encore de la diathèse.

Il faut savoir aussi distinguer les effets des manifestations diathésiques des effets produits par certaines médications qu'on leur adresse. C'est ainsi que le mercure appliqué à la syphilis constitutionnelle, produit des effets d'irritation sur les muqueuses, à leurs extrémités surtout, et dans le système nerveux, qui compliquent la diathèse et persévèrent seuls encore, plus ou moins de temps, après que tout état diathésique a disparu.

Il est des diathèses dont quelques symptômes ont avec d'autres diathèses une analogie ou une ressemblance telle que, même après un examen attentif, on peut rester dans l'incertitude ou tomber dans l'erreur. C'est ce qui a lieu parfois quand on veut juger si certaines douleurs sont rhumatismales ou syphilitiques ; si certains ulcères opiniâtres sont dûs à la diathèse syphilitique ou à la diathèse scrofuleuse ou à la diathèse dartreuse, etc.; et alors, il faut en convenir, c'est le genre de médication, suivi de succès, auquel on a eu recours qui permet de dire, *a posteriori*, quelle espèce de diathèse on avait très-probablement à traiter; mais les symptômes dont le diagnostic embarrasse peuvent être réellement le résultat de la complication, de l'union de deux diathèses existant à la fois ; et, s'il est parfois possible alors, par un examen attentif de l'état local et de l'état général du malade, de constater l'existence simultanée de ces deux diathèses, il est toujours très-difficile, comme nous le verrons plus tard, d'instituer un plan de traitement qui convienne à l'affection mixte produit de leur union.

Du reste, c'est dans les traités spéciaux sur la matière, c'est dans l'étude attentive, clinique, de chaque maladie, qu'on peut apprendre à les connaître, à les distinguer. Je viens de dire et je répète que, ne devant pas sortir du cadre que je me suis tracé, je ne puis considérer ici tous ces états morbides que dans ce qu'ils ont de spécial, qui doit les faire rapporter à ce que nous avons appelé, à ce qu'on appelle une *diathèse*. Voir la chose autrement, ce serait vouloir, à propos de diathèse, écrire un traité complet de pathologie. Or, cela n'a pas été, et ne peut être mon but.

D'après tout ce qui a été dit précédemment, il est clair que le pronostic à porter dépend à la fois de la nature de la diathèse, du nombre, de l'intensité des manifestations qui ont déjà eu lieu, des forces, de la vigueur, de la constitution, de la prédominance de tel ou tel tempérament, de l'état diathésique plus ou moins avancé vers l'état cachectique, des complications de plusieurs états morbides diathésiques ou non diathésiques entre eux, de toutes les conditions hygiéniques au milieu desquelles les malades se trouvent placés, etc. Toutes les considérations dans lesquelles je suis entré jusqu'à présent, permettront de faire la part, autant que cela est possible, dans l'état actuel de la science, de l'influence exercée sur l'avenir de la diathèse par chacune ou par plusieurs de ces conditions.

CHAPITRE IX.

TRAITEMENT DES DIATHÈSES.

Les considérations qui doivent planer au-dessus de tout projet de traitement, appliqué aux affections morbides diathésiques, sont les suivantes :

La diathèse est un état morbide inhérent à l'organisation ; c'est une manière d'être vicieuse de cette organisation. Elle annonce son existence par ce que nous avons appelé des *manifestations*.

Ces manifestations, qui sont, qu'on me passe l'expression, comme les apparitions d'un spectre à physionomie caractérisée par la nature de chaque

diathèse, tantôt n'entraînent après elles qu'une légère altération des tissus sur lesquels elles s'effectuent, tantôt en entraînent la mutilation, la dégénérescence, et d'autres fois, avec cette mutilation,
cette dégénérescence, entraînent fatalement la mort
de l'individu affecté.

Il résulte de là que, s'occuper seulement de traiter
les manifestations d'une diathèse, ce serait généralement poursuivre l'ombre en laissant le corps ; mais,
d'un autre côté, comme ces manifestations s'effectuent sur des organes ; que ces organes, en vertu de
la force vitale qui leur est départie, réagissent sur
l'ensemble de l'organisme ; que de cette réaction
peuvent résulter un plus grand trouble et la tendance à la répétition ailleurs du même phénomène
morbide ; que des matières nuisibles, déposées
dans ces organes par le fait de ces manifestations,
peuvent être absorbées, passer dans la circulation
et aller agrandir le champ de désordre : il est évident que, dans certaines diathèses surtout, ces manifestations ne doivent pas être négligées.

Quant à la diathèse en elle-même, si l'on a un
remède spécifique pour la détruire, il faut l'employer ; c'est ce que l'on fait contre la diathèse syphilitique.

Si ce moyen n'existe pas ; si, d'ailleurs, la diathèse est de celles qu'on peut laisser marcher, ou
se contenter d'adoucir, de mitiger, dans la certitude, inspirée par l'expérience, qu'elle pourra s'é-

teindre d'elle-même ou que la nature de ses manifestations, l'importance des organes, des tissus dans lesquels elles s'effectuent, ne pourront jamais offrir une menaçante gravité, il faut se borner à des palliatifs, à une médecine sagement expectante, en ne perdant pas de vue les mauvaises directions que le mouvement fluxionnaire pourrait prendre, s'il affectait une trop grande mobilité, et en s'efforçant alors de le ramener dans son siége primitif ; c'est le plus souvent la seule chose qu'il y ait à faire pour la diathèse hémorrhoïdaire, par exemple, et ce à quoi il suffit de se borner parfois pour les diathèses dartreuse, goutteuse, rhumatismale, catarrhale, névrosique.

Si cette conduite ne peut être suivie, à cause de la nature de la diathèse ; s'il n'existe pas, d'ailleurs, de moyen spécifique contre elle, c'est-à-dire, contre le mode vicieux de l'organisation qui la constitue, ni aucun remède spécialement efficace contre ses manifestations, comme, par exemple, dans la diathèse vermineuse, où les vermifuges effacent chaque manifestation de la diathèse, en attendant que les progrès de l'âge ou le changement de conditions hygiéniques fassent cesser la diathèse elle-même ; comme dans la diathèse calculeuse, où l'extraction, le broiement du calcul détruit la manifestation diathésique, en attendant que le temps, les moyens hygiéniques détruisent la diathèse elle-même ; comme encore dans la diathèse

venteuse , où certaines substances absorbent les
gaz, et les carminatifs les font expulser , jusqu'à ce
que la diathèse de tissu ou d'organe soit guérie
elle-même par le régime , etc., il faut opposer à ce
mode vicieux, qui constitue la diathèse, une autre
manière d'être de l'organisation , en refaisant, en
quelque sorte, cette organisation, en changeant, le
plus complètement possible , toutes les conditions
extérieures et intérieures, au milieu desquelles elle
exerce son activité.

C'est ici que les grandes vues médicales de Bordeu, relativement aux départements des divers organes, à l'influence qu'ils exercent les uns sur les
autres , et sur l'ensemble de l'organisme , soit par
leurs forces radicales nerveuses, soit par les liquides qu'ils sécrètent, aux effets , favorablement modificateurs, du développement d'un mouvement fébrile, etc., doivent trouver la plus utile application.

C'est ce qu'on cherche à obtenir par divers
moyens, pour les diathèses inflammatoire , hémorrhagique, scorbutique, scrofuleuse, séreuse; pour les
diathèses, quand elles ne sont pas trop avancées ,
tuberculeuse, cancéreuse, mélanée, anévrysmale,
osseuse ; c'est ce que l'on est aussi obligé de rechercher pour les diathèses citées déjà dans le paragraphe
précédent , lorsque les manifestations de celle-ci,
dans leur trop grande mobilité, menacent des organes importants et ne peuvent pas facilement être ra-
menées sur leur théâtre primitif et habituel, ou bien

lorsqu'elles ont trop de gravité par elles-mêmes et par les réactions qu'elles déterminent sur l'ensemble de l'organisme ; ce sont les mêmes diathèses hémorrhoïdaire , dartreuse , goutteuse , rhumatismale , catarrhale, névrosique, vermineuse , calculeuse , venteuse.

Si la modification générale de l'ensemble de l'économie dont il vient d'être question ne peut s'effectuer, soit à cause de l'état trop avancé de la diathèse , soit par tout autre motif ; si l'on doit traiter l'une de ces diathèses d'ensemble ou de tissu à mouvement fluxionnaire mobile, sans tendance à des productions hétérogènes, à des dégénérescences et dans lesquelles il soit possible d'appeler plus habituellement, même constamment, les manifestations diathésiques sur un des organes, sur une des divisions de tissu qu'elles envahissent pendant leurs pérégrinations ; si , de cette manière, on peut obtenir l'épuisement des manifestations de la diathèse sur un organe, une division de tissu, offrant moins de danger que les parties où il s'opérait auparavant, on doit s'efforcer d'avoir recours à ce déplacement par l'usage d'un moyen de thérapeutique qui appelle, forcément et d'une manière réitérée, la fluxion sur l'organe ou le tissu dont, pour remplir ce but, on a fait le choix le plus rationnel, le plus en harmonie avec les susceptibilités naturelles ou acquises de l'individu affecté.

C'est ici que les grandes vues émises par Bichat,

dans sa savante analyse des tissus élémentaires du corps de l'homme, peuvent trouver une utile application. En effet, l'analogie des propriétés des divisions d'un même tissu, en quelque région du corps que ces divisions soient répandues, nous apprend, ce que l'expérience vient confirmer, que généralement l'appel fait à la fluxion dérivative des manifestations diathésiques sera d'autant plus facilement entendu par les centres nerveux, que cet appel sera effectué sur le tissu le plus rapproché possible, par sa texture anatomique et ses facultés vitales, du tissu auparavant fluxionné.

Ces réflexions s'appliquent surtout aux diathèses inflammatoire, dartreuse, catarrhale, névrosique, rhumatismale. Cependant il arrive parfois, et c'est pourquoi il fautconsulter, avant d'agir, les idiosyncrasies et les susceptibilités naturelles du malade, que la fluxion répond plus facilement à l'appel qu'on lui fait sur un tissu différent de celui sur lequel s'épuisaient le plus souvent auparavant les manifestations de la diathèse.

Enfin, si aucune des ressources dont je viens de parler ne peut être employée, il faut se borner à traiter les manifestations diathésiques elles-mêmes, pour empêcher leurs progrès, empêcher les réactions trop violentes de la part des organes où ces manifestations s'effectuent, et retarder autant que possible, pour certaines diathèses, l'arrivée de l'état cachectique, fatalement suivi de la mort, presque toujours au milieu des souffrances les plus aiguës.

Indépendamment de toutes les considérations précédentes que j'ai dit devoir planer sur tout projet de traitement des diathèses, il est une autre considération qui, quoique applicable et appliquée déjà depuis longtemps à tous les états morbides en général, a une importance très-grande dans le traitement des diathèses, qui me la fait rappeler ici.

Il n'existe pas deux individus chez lesquels une région du corps, un organe de cette région, l'un des tissus élémentaires de cet organe, un point même quelconque de l'un de ces tissus soient sympathiquement liés de la même manière avec une autre région, un autre organe, un autre tissu ou un autre point quelconque de ce tissu. Une lésion directe des centres nerveux rend la chose très-sensible.

Supposez un stylet enfoncé profondément et exactement dans la même partie du cerveau ou de la moëlle épinière, comme on pourrait le faire et comme on l'a déjà fait dans les expériences sur les animaux. A l'instant, avec quelques symptômes communs, surgiront un grand nombre de symptômes divers chez chaque individu, diversité qui dépendra de la liaison sympathique, différente chez tous, de la partie lésée avec tous les autres organes, voisins ou éloignés. C'est ce qui a donné lieu à tant d'assertions contradictoires sur le sens d'expériences que l'on croyait devoir aboutir au même résultat.

La même chose se présente, lors de la lésion de tout autre viscère ou organe ou tissu quelconque. L'impression de cette lésion, transmise aux centres nerveux, va, en vertu du pouvoir réflèxe , extrêmement variable chez les divers individus, produire des symptômes que j'ai désignés dans mon opuscule (*Essai sur la fluxion*, 1835) par le nom de *fluxion réfléchie*, et qui font varier singulièrement l'aspect de l'ensemble de la maladie. Il suit de là que , dans les manifestations d'une diathèse sur certains organes, certains tissus, la réaction très-variable également, selon les conditions particulières de ces organes, de ces tissus, sur l'ensemble de l'économie, peut imprimer à l'allure, à la marche de cette diathèse une direction qu'elle n'affecte pas habituellement. Cette circonstance devient la source d'autant d'indications accessoires que le praticien attentif doit savoir apprécier.

D'après ce qui précède , les considérations principales, relatives au traitement des diathèses , peuvent donc être résumées sous les quatre chefs suivants :

Premièrement, avoir recours aux remèdes spécifiques, s'il en existe contre quelqu'une des diathèses ;

Secondement, chercher à modifier l'ensemble de l'organisation, la nature du tempérament, les forces de la constitution des diathésiques, 1° en les plaçant , autant que possible, dans des conditions hygiéniques entièrement différentes, dans un sens favorable, de celles dans lesquelles ils étaient antérieurement placés ; 2° si cela ne suffit pas ou ne peut pas se pratiquer, en cherchant à renouveler la masse du sang, des humeurs, en suscitant un nouveau travail intime, profond, dans les mouvements de la nutrition, en déterminant une distribution plus égale des forces de l'innervation, en imprimant une activité exagérée aux fonctions de la peau, effets qu'on ne peut que très-rarement attendre de l'emploi des moyens pharmaceutiques et qui ne peuvent être généralement obtenus que par l'usage des eaux minérales naturelles, et parfois d'autres moyens que j'indiquerai ;

Troisièmement, si de pareilles modifications sont irréalisables, et si l'on a surtout affaire à l'une des diathèses à mouvement fluxionnaire souvent mobile, chercher à fixer autant que possible ce mouvement fluxionnaire, à le diriger habituellement vers un tissu, un organe, appartenant à la catégorie de ceux où s'effectuent, dans leur mobilité, les manifestations de la diathèse, et qui ait moins d'importance réactive et fonctionnelle que tous les autres où ces manifestations pourraient continuer de s'effectuer ;

Quatrièmement, si rien de ce qui précède n'est possible, et surtout si l'on se trouve en présence de l'une de ces diathèses à tendances fatales, à productions hétérogènes, à dégénérescences orga-

niques ; éviter soigneusement toute cause d'irritation et savoir tenir dans des limites convenables la
réaction qui s'opère dans les tissus, les organes,
où ces diathèses ont effectué leurs manifestations.

C'est à chacun de ces quatre chefs que je vais
successivement rattacher les principes généraux de
thérapeutique que je crois devoir émettre pour servir de guide aux jeunes praticiens, principes qui
m'ont toujours guidé moi-même dans le traitement
des états morbides qui se rapportent aux diathèses.

PREMIER CHEF :

Existe-t-il un remède qui mérite le titre de spécifique contre l'une des diathèses connues?

Sous ce rapport, l'expérience a parlé, et jusqu'à présent c'est par le mercure seul, adressé à la
syphilis constitutionnelle, à la diathèse syphilitique, que ce titre est mérité.

L'iodure de potassium est un puissant adjuvant
du mercure, après que celui-ci a déjà été administré, sans un succès complet, surtout lorsqu'on
s'adresse à certains symptômes avancés de la syphilis constitutionnelle ; mais le titre de spécifique

ne peut lui être aussi justement, aussi généralement appliqué.

Quelques auteurs avaient regardé aussi l'iode, et
plus tard l'huile de foie de morue, comme le remède spécifique contre la diathèse scrofuleuse,
mais les faits, tout en laissant une grande valeur
à l'iode contre cette diathèse, ne sont pas favorables à l'idée d'une vraie spécificité. Je suis de l'a-
vis de M. le docteur Lebert, qui dit dans son *Traité
des Scrofules* (p. 547) :

« Améliorer l'état général, sans neutraliser la
« cause spécifique des scrofules, voilà ce qu'on
« peut attendre de l'iode. »

Cependant il faut reconnaître que l'iode jouit de
l'efficacité la plus spécialement remarquable contre
la plupart des manifestations de la diathèse scrofuleuse. C'est pourquoi les eaux minérales renfermant de l'iode sont généralement utiles aux scrofuleux. La présence du soufre uni à l'iode et aussi
au brôme dans quelques-unes de ces eaux n'enlève
rien, au contraire, à la vertu de ces deux dernières
substances. L'une des plus efficaces que je con-
naisse sous ce rapport, quand les voies gastriques
sont saines, c'est l'eau minérale froide de Challes
en Savoie, près Chambéry (1).

(1) Cette source, découverte en 1841, par M. le docteur Domenget,
dans sa propriété, contient, d'après l'analyse quantitative qu'en a
faite M. Bonjean, de Chambéry, en 1843, outre un très-haut degré

Du reste, l'on sait que la spécificité, dans l'acception le plus rigoureuse du mot, n'existe pas, et que certaines conditions, certaines idiosyncrasies viennent, dans quelques cas rares, enlever même au mercure cette précieuse qualité.

Les prétendus quasi-spécifiques que l'on croyait avoir trouvés aussi contre les manifestations de la diathèse tuberculeuse sur les poumons, contre la phthisie tuberculeuse, au nombre desquels on mettait l'iode, l'huile de foie de morue, le chlore, le fer, les alcalins, le soufre, etc., n'ont aucune efficacité spéciale remarquable, et sont parfois d'un effet nul, ou même nuisible. Le soufre cependant, par sa combinaison avec d'autres principes, dans certaines eaux minérales sulfureuses chaudes, surtout dans les Eaux-Bonnes, produit des effets spéciaux palliatifs, parfaitement démontrés, et même de véritables cures, quand cet état morbide diathésique n'est pas arrivé à son dernier degré (1).

On sait, d'ailleurs, que la vapeur de quelques eaux minérales sulfureuses chaudes agit en général favorablement, introduite dans les voies pulmonaires, sur l'irritabilité très-grande de la muqueuse qui ac-

de sulfurisation, un quart de grain d'iodure de potassium, et trois grains et demi de bromure de sodium par litre.

(1) Voyez les divers mémoires écrits sur ces eaux, et, entre autres, un très-bon travail du docteur Andrieu, d'Agen (*Essai sur les Eaux-Bonnes*, Agen, 1847).

compagne parfois la présence de tubercules dans le poumon. La même influence favorable se fait également, et beaucoup mieux encore, sentir sur cette irritabilité très-grande aussi qui coïncide souvent avec l'existence de la diathèse catarrhale plus ou moins ancienne. J'ai été témoin d'effets très-remarquables, sous ce rapport, notamment aux eaux d'Aix en Savoie, du Vernet, d'Amélie-les-Bains, près Perpignan, etc.

Il est douteux que les eaux minérales salines chaudes, les eaux du Mont-Dore spécialement, soient d'une efficacité, contre les manifestations pulmonaires de la diathèse tuberculeuse, comme le veulent quelques-uns, assimilable à celle des Eaux-Bonnes. M. Bertrand dit dans ses observations sur les eaux du Mont-Dore :

« Les eaux et bains du Mont-Dore conviennent
« dans le catarrhe pulmonaire chronique, quelle
« que soit son ancienneté, s'il y a peu de fièvre
« et de chaleur à la peau....... Ils peuvent sus-
« pendre la marche de la phthisie tuberculeuse,
« en déterminer la guérison, si les tubercules sont
« peu nombreux, et, dans certains cas, prévenir
« cette dégénération. »

Quant à moi, j'ai principalement envoyé à ces eaux, et n'en ai vu revenir avec amélioration (pour ce qui regarde les affections de poitrine) que les malades en qui j'avais reconnu une bronchite

173

chronique, plus ou moins profonde, ancienne, se rattachant surtout à un déplacement de fluxion, au transport sur la muqueuse bronchique et laryngée du mouvement fluxionnaire, sous l'influence de l'une des diathèses à principe fluxionnaire mobile ; je me trouve en cela parfaitement d'accord avec M. Bertrand lui-même, qui dit à la suite :

« On emploie ces eaux avec succès dans les af-
« fections chroniques du poumon survenues à la
« suite de la rétrocession d'un principe morbide
« quelconque, ou succédant à une fièvre exanthé-
« matique, ou à la suppression des hémorrhoï-
« des, etc. »

Existe-t-il encore d'autres moyens thérapeutiques qui aient une action, sinon spécifique contre une diathèse, du moins spécialement remarquable par son efficacité contre les manifestations locales de cette diathèse? Dans cette catégorie je signalerai surtout :

1º Contre une des variétés de la diathèse scorbutique, le changement de conditions hygiéniques, du régime surtout, ce qui suffit souvent pour sa guérison ;

2ᵉ Contre la diathèse vermineuse, dans ses manifestations gastro-intestinales, les vermifuges. La diathèse elle-même cède ordinairement au temps, au progrès de l'âge, à un changement de régime, etc.;

3° Contre la diathèse névrosique, les anesthésiques et surtout le chloroforme à l'intérieur, à
l'extérieur ; le collodium à l'extérieur ; mais ce
moyen a plus d'effets contre les manifestations diathésiques actuelles que contre le fonds de la diathèse ;

4° Contre la diathèse venteuse, les absorbants,
et notamment la magnésie, la poudre de charbon
végétal et les carminatifs ou autres remèdes analogues. Tous ces moyens agissent en faisant disparaître ou expulser les gaz, résultat des manifestations diathésiques, mais ils sont sans effet contre
l'état morbide diathésique lui-même ;

5° Contre les manifestations à la peau de la diathèse dartreuse, contre les dartres, c'est surtout à
certaines eaux minérales naturelles sulfureuses
chaudes, appliquées en bains, qu'il faut demander
un effet direct, spécial, palliatif ou passagèrement
destructif de ces manifestations. Quant à l'effet des
eaux et des autres moyens sur l'état morbide
diathésique lui-même, c'est au second chef,
ci-après, de principes généraux, qu'il faut
rapporter les considérations qui s'y rattachent ; il
n'est question ici que des moyens spécifiques
contre la diathèse ou spécialement efficaces contre
les manifestations seulement, sans pouvoir directement agir sur la diathèse elle-même pour en
opérer la destruction.

Or, cette efficacité spéciale locale, généralement

constante , peut être obtenue , non pas par l'usage des moyens pharmaceutiques, ni des bains simples, ou minéraux artificiels qu'on emploie , faute de mieux , et dont l'action est extrêmement incertaine , mais par l'usage des eaux minérales sulfureuses chaudes , contenant beaucoup de barégine , de cette substance moelleuse à laquelle on a donné divers noms.

Parmi ces eaux minérales sulfureuses chaudes , je connais une source à laquelle un grand nombre de faits dont j'ai été témoin, depuis bien des années que je m'occupe du traitement des maladies de la peau, me ferait, beaucoup plus qu'à tout autre , accorder les propriétés en question. Cette source est celle de Molitg, non loin de Perpignan , dans le département des Pyrénées-Orientales. L'effet local produit sur les dartres par l'immersion du corps dans les eaux de cette source est extraordinairement remarquable (1). Mais, je le répète, il ne s'agit

(1) Une notice sur ces eaux, publiée en 1841 par M. Bouis, chimiste distingué, professeur de chimie à Perpignan, et par le docteur Paul Massot, de la même ville, a mis en évidence leur merveilleuse efficacité. Ces eaux, très-onctueuses, comme celles de Saint-Sauveur, et extrêmement riches en barégine, sont, dans leur contact avec la peau, d'une douceur sans égale. M. Paul Massot dit, avec raison , dans cette notice (p. 86) : « La virtualité de ces eaux est tellement « populaire que la présence d'un baigneur fait toujours au moins « soupçonner la maladie qui le tourmente, car le nom de Molitg et « celui de dartre sont depuis longtemps inséparables. » Je ferai observer, en passant, qu'il faudrait à ces eaux un meilleur aménagement et ,surtout pour les baigneurs plus de confortable et d'agrément.

ici que de l'effet d'efficacité spéciale locale. Pour agir en même temps contre l'état morbide diathésique lui-même, il faut que ces eaux soient administrées généralement comme toutes les eaux minérales naturelles; alors leur effet se rattache aux considérations que nous allons émettre dans le second chef, où il est question de la modification de l'ensemble de l'organisme, et sous ce rapport elles n'auraient pas une bien grande supériorité sur les autres sources, si leur effet local, si remarquablement efficace, ne venait en aide à leur effet général.

7° Contre la diathèse graveleuse ou calculeuse, on recommande les eaux minérales alcalines , celles de Vichy notamment. Que ce soit en modifiant la composition du sang ou en changeant le mode de vitalité des reins ou en ayant un effet dissolvant de certains graviers, certains calculs, ou par plusieurs de ces modifications à la fois, que ces eaux exercent leur action, il est certain qu'elles ont quelque chose de spécial qui doit les faire placer dans cette catégorie, relative aux moyens thérapeutiques spécialement remarquables par leur effet sur les manifestations diathésiques. Quant à leur effet spécialement efficace sur les manifestations de la diathèse goutteuse, il est loin d'être démontré et beaucoup d'études sont encore à faire sur ce sujet.

8° Contre les manifestations de la diathèse rhumatismale, l'usage des eaux minérales naturelles chaudes, salines, sulfureuses surtout, que les eaux minérales artificielles en vapeurs, en bains, ne peuvent que très-imparfaitement remplacer; mais ici il s'agit plutôt d'une action sur l'ensemble de l'organisme, ce qui fait rentrer ce moyen thérapeutique, adressé aux manifestations de la diathèse rhumatismale et à la diathèse elle-même, dans le second chef.

9º Faudrait-il placer au nombre des moyens thérapeutiques pouvant entrer dans cette catégorie, comme jouissant d'un action spécialement efficace contre les manifestations de la diathèse cancéreuse, sinon contre la diathèse elle-même, la ciguë, que Storck dit avoir employée autrefois avec tant de succès. Dans un temps où les véritables caractères physiques, organiques des tumeurs cancéreuses n'étaient pas bien connus, Storck et ceux qui ont marché sur ses traces ont bien pu se tromper sur la nature des tumeurs que la ciguë guérissait entre leurs mains. Cette thérapeutique, répétée, depuis lors, bien des fois, est loin d'avoir produit de grands succcès.

Mais dernièrement, un Mémoire très-intéressant publié par MM. Devay, médecin, et Guillermond, pharmacien de Lyon (1), a mis de nouveau en

(1) *Recherches nouvelles sur le principe actif de la ciguë (conicine)* Lyon, 1852.

saillie l'efficacité, non pas précisément de la ciguë, telle qu'on l'employait, mais de la *conicine* extraite du fruit même de cette plante. Les faits cités dans ce Mémoire, s'ils ne démontrent pas l'action de la conicine contre l'état morbide diathésique cancéreux lui-même, semblent mettre hors de doute son action *fondante*, *résolutive* sur des tumeurs de nature cancéreuse. Du reste, il faut que ces expériences soient répétées, et cette question étudiée de nouveau.

Quand on n'a point de spécifique contre une diathèse, qu'il n'existe pas ou qu'on ne peut procurer aux malades, s'il existe, un moyen thérapeutique efficace, spécial, contre les manifestations de cette diathèse, ou bien quand, possédant et pouvant mettre en usage ce dernier moyen contre certaines diathèses, notamment les diathèses dont il vient d'être question, on ne peut s'en contenter, de crainte que l'état diathésique persévérant ne s'aggrave, n'agisse défavorablement sur la constitution, ne transporte ailleurs, avec plus de dangers, ses manifestations ; quand, en un mot, on veut s'adresser à l'état diathésique lui-même, il faut avoir recours aux considérations thérapeutiques qui se rattachent au second chef.

SECOND CHEF :

D'abord, pour ce qui regarde les modifications hygiéniques, un changement complet, dans un sens favorable, des agents hygiéniques, est bien capable, à la longue, de modifier profondément la constitution, de changer totalement la manière d'être, de sentir, des centres nerveux qui président à la vie végétative, de renouveler de fond en comble le matériel de l'organisation, en fournissant, dans tous les sens, des éléments meilleurs à la nutrition.

C'est comme un système de distractions physiques, donnant un nouvel aliment, une nouvelle direction aux combinaisons de la vie végétative, de même qu'un système de distractions morales enlève un individu à de mauvais instincts, de mauvaises habitudes, de mauvaises passions.

Pour quiconque étudie attentivement les allures de la vie végétative chez l'homme, est-il bien étonnant que, sous l'influence de pareilles conditions, le besoin de décharges ou de mouvements fluxionnaires, qui est au fond des diathèses, se perde en partie ou en totalité ; que la fluxion revête des formes moins graves ; que certains tissus, devenus moins irritables, n'appellent plus à eux cette fluxion ; enfin que les tendances fatales même de certaines diathèses à des dégénérescences organiques, à des productions hétérogènes, à l'état cachectique, perdent, dans un organisme devenu plus calme, de leur force, de leur fatalité, quand ces diathèses sont déjà avancées, et disparaissent même, ou restent tout-à-fait stationnaires, quand ces diathèses ne sont encore que dans leur début?

De tous les changements dans les conditions hygiéniques, outre les modifications apportées au régime, c'est, comme je l'ai déjà fait observer précédemment, toutes choses égales d'ailleurs, le changement de climat qui exerce l'influence la plus marquée.

Les diathèses, sur lesquelles le changement des conditions hygiéniques en général pourrait avoir le plus d'influence, sont :

Une des variétés de la diathèse scorbutique, dont ce changememt seul, comme je viens de le dire, constitue en quelque sorte le spécifique, les diathèses scrofuleuse, tuberculeuse, rhumatismale, dartreuse, catarrhale, névrosique, calculeuse, etc. Il est aisé de concevoir, en vertu des considérations précédentes, comment un exercice, un régime convenablement adapté, un air pur, une chaleur douce ou même assez intense, une température égale, peuvent, par une nouvelle constitution du sang, par le rétablissement des fonctions de la peau, etc. modifier avantageusement ces états diathésiques, et notamment, pour ce qui regarde le passage à une température plus chaude ou à un climat plus favorable, en guérir même quelques-uns, comme les états diathésiques rhumatismal, catarrhal, dartreux.

Il ne faut pas oublier que certains climats du midi, à température et à plusieurs autres conditions hygiéniques, semblables en apparence, sont bien éloignés de produire le même effet sur certaines diathèses. C'est ainsi que la diathèse tuberculeuse, dans ses manifestations pulmonaires, que la phthisie pulmonaire se trouve généralement mieux des climats de Cannes, Pau, Pise, Rome, que des climats de Nice, Naples, etc.

Pour ce qui est relatif aux modifications profondes qu'il faut chercher à introduire dans l'organisme, en dehors des modifications hygiéniques précédentes, jugées irréalisables ou insuffisantes, étant employées seules, pour ces modifications profondes auxquelles j'ai fait allusion par ces mots :

« En cherchant à renouveler la masse du sang
« et des humeurs, en suscitant un nouveau tra-
« vail intime, profond, dans les mouvements de la
« nutrition, en déterminant une distribution plus
« égale des forces de l'innervation, en impriman

« une activité exagérée aux fonctions de la
« peau,

Il serait difficile de trouver des ressources pharmaceutiques qui puissent équivaloir, à beaucoup
près, aux effets de l'usage des eaux minérales naturelles, de l'hydrothérapie et d'un troisième modificateur puissant général que j'indiquerai.

Lorsque les premières manifestations d'une diathèse chez la fille, vers l'âge de puberté, ou même
parfois chez les garçons, se sont effectuées du côté
des voies gastriques, ou sur les organes qui contribuent à l'hématose, de manière à altérer la composition du sang, à produire la chlorose, les diverses
préparations de fer constituent un agent thérapeutique des plus puissants pour combattre les effets
de ces manifestations, sans toutefois exercer aucune action destructive de l'état morbide diathésique lui-même. Ce n'est pas, en effet, en donnant
passagèrement au sang plus de globules, de fibrine,
d'albumine, de sels, etc., quand cela est possible,
que l'on détruira cet état vital vicieux des centres
nerveux, de l'ensemble de l'organisme, fonds de la
diathèse, ni la tendance irrésistible à la fluxion
qui en est l'inséparable élément.

Si le fer, mêlé à d'autres principes dans certaines
eaux minérales, produit quelquefois de semblables
résultats, c'est que, indépendamment de cet effet
passager sur la composition du sang, ces eaux produisent une modification profonde dans l'exercice

des fonctions les plus importantes et dans l'ensemble de l'organisme, dont nous venons de parler, sur laquelle nous allons revenir plus loin, modification plus durable, parce que, tout en renouvelant, en quelque sorte, le matériel de l'organisation, elle imprime une autre direction aux forces vitales, les fait se dépenser en mouvements plus réguliers, en sécrétions plus normales, et change, en une autre manière d'être et d'agir, la manière antérieurement vicieuse d'être et d'agir de l'organisation.

Les moyens pharmaceutiques, en général, en dehors de ce qui peut être regardé comme spécifique contre la diathèse elle-même, ou comme spécialement efficace contre ses manifestations locales, ne produisent que des perturbations plus ou moins violentes qui masquent pour un temps les états diathésiques, créent, sans détruire ces états, et quand ils sont longtemps administrés, de nouveaux modes pathologiques dans l'organisation, de nouvelles affections d'organes, de tissus, de nouvelles altérations des solides, des liquides, parfois plus funestes que les états diathésiques eux-mêmes; ils rendent les manifestations diathésiques, quand elles reviennent, plus graves, plus tenaces, et, par le trouble, l'irritation générale qu'ils apportent dans le système nerveux, finissent par hâter l'arrivée, pour certaines diathèses, de l'état cachectique.

Toutes les fois que j'ai eu recours à ces moyens

dans ma pratique, pour combattre en eux-mêmes les états morbides diathésiques, je n'ai point eu à m'en louer, excepté quand ils sont parvenus à produire l'effet que j'ai rapporté au troisième chef de considérations thérapeutiques, et dont il va être question ci-après, c'est-à-dire quand ils ont produit un déplacement favorable des mouvements fluxionnaires diathésiques, en les appelant habituellement sur l'un des organes ou tissus sur lesquels la diathèse d'ensemble de tissu ou d'organe effectuait, dans sa mobilité, parfois auparavant, ses manifestations.

En général, les résultats des agents pharmaceutiques peuvent se résumer ainsi :

1° Effet spécifique contre la diathèse, ou spécialement efficace contre ses manifestations; on doit s'attacher à l'obtenir;

2° Effet purement perturbateur ; on doit généralement l'éviter ;

3° Effet de déplacement des manifestations diathésiques ; on doit, dans certains cas, le rechercher ;

Or, nous venons de voir que le seul remède que l'on puisse regarder comme un spécifique contre une diathèse, contre la diathèse syphilitique, c'est le mercure ; nous avons indiqué quelques autres moyens, ayant une action spécialement efficace, contre les manifestations de certaines autres diathèses, sinon contre les états morbides diathési-

ques eux-mêmes. Existe-t-il encore d'autres remèdes pharmaceutiques qu'on puisse ranger dans
cette catégorie ?

On sait comment ont été justifiées par l'expérience toutes les merveilles que l'on a attribuées
à certains de ces remèdes contre les diathèses
rhumatismale goutteuse , dartreuse , etc. On a
prétendu , par exemple , que les diverses préparations d'arsenic avaient une puissante action
modificatrice , surtout des manifestations de la
diathèse dartreuse et de cette diathèse elle-même.
J'ai bien vu parfois l'arsenic modifier avantageusement certaines dartres , mais je ne l'ai jamais
vu détruire l'état morbide diathésique lui-même.

En examinant , en effet , très-attentivement les
faits de modifications de certaines dartres par ce
remède , et en ne perdant pas de vue , pendant
assez longtemps , les malades qui en avaient fait
usage , d'après les prescriptions d'autres médecins
ou à qui je l'avais moi-même administré , jai
reconnu , toutes les fois d'ailleurs que les voies
gastriques avaient de la tolérance pour ce remède,
que leur irritation ne forçait pas d'en suspendre
l'usage , j'ai reconnu , dis-je , et ces considérations , fort importantes , s'adressent également
aux autres remèdes pharmaceutiques de cette catégorie , dirigés contre d'autres diathèses , que,
sous cet effet intime , regardé comme une modification inconnue du sang , de l'organisation des

tissus, qu'on a désignée par l'expression d'effet *altérant*, expression dont on a beaucoup abusé, se trouvait un simple déplacement de la fluxion, sur l'existence duquel on se trompe souvent, soit parce que l'on attribue le nouveau mal qui survient à tout autre cause, soit parce que ce mal ne constitue pas une affection aussi visible, aussi douloureuse, aussi dégouttante que la première, soit parce que le déplacement de la fluxion se traduit uniquement en une excitation, une activité plus grande, une exagération de l'exercice d'une fonction normale.

Or, cette direction nouvelle, imprimée à la fluxion, venant à cesser, après un certain temps, parce qu'on ne peut pas toujours continuer le même remède, ou parce qu'on le cesse, croyant, dans le cas dont nous parlons, par exemple, la diathèse dartreuse guérie, la fluxion obéit à ses tendances premières, revient au siége qu'elle affectait habituellement, où la nature de la diathèse et les particularités d'organisation de la peau la rappellent, et, définitivement, les manifestations diathésiques, franchement dartreuses, s'effectuent comme auparavant. C'est ainsi que j'ai été témoin, entr'autres faits remarquables du même genre, des faits suivants :

Un individu d'Annonay avait pris, à Paris, pendant longtemps, de l'arsenic, pour combattre un acné très-rebelle ; cette éruption ayant fini par céder, il était retourné fort satisfait chez lui ;

quelque temps après, l'acné commençant à reparaître, il reprit de l'arsenic et en obtint de nouveau la disparition ; un an plus tard, la même chose arriva, et comme l'éruption se renouvelait les années suivantes, l'individu vint me consulter à Lyon. Il commençait dans ce moment à présenter de nouveaux boutons d'acné sur le visage, les épaules, le dos. Il m'apprit alors qu'il n'avait pas voulu reprendre de l'arsenic, parce qu'il avait remarqué qu'à la suite de l'usage de ce remède, lorsque l'éruption était à peu près entièrement disparue, il devenait oppressé et toussait d'une toux sèche ; ce qui le fatiguait beaucoup et lui faisait craindre pour l'avenir une irritation constante de poitrine, quoique d'ailleurs, jouissant habituellement d'une très-bonne santé, âgé actuellement de trente-neuf ans, il n'eût connu aucune personne, dans sa famille, affectée de la moindre maladie, du côté des organes pectoraux.

Comme il me paraissait évident, dans ce fait, que l'arsenic n'agissait qu'en déplaçant la fluxion, en la faisant porter, par une disposition particulière de l'individu, sur la poitrine, je lui fis cesser l'usage de ce remède, le mis à l'usage du lait d'ânesse et de grands bains mucilagineux. Il m'écrivit quelque temps après que, sa toux ayant cessé, son éruption étant améliorée et devenue très-supportable, il aimait mieux rester dans cet état que revenir à l'usage de l'arsenic.

Un ouvrier en soie de Lyon, à qui j'avais administré de l'arsenic, en 1845, pour des dartres squameuses, s'en trouva tellement bien, que trois mois après il n'offrait presque aucune trace de dartres, et put reprendre ses occupations. Frappé de ce succès et voulant en bien apprécier les suites, je l'engageai à venir me voir, de loin en loin, et j'allai moi-même plusieurs fois chez lui. Or, je m'aperçus d'un fait qui n'avait pas d'abord fixé mon attention, ni celle du malade non plus. Celui-ci avait remarqué, depuis l'usage de l'arsenic, que son appétit qu'il avait faiblement senti toute sa vie, s'était extraordinairement accru, que les selles étaient devenues plus fréquentes, sans être cependant diarrhéïques, que ses urines avaient augmenté également. Cet état de choses dura un an et demi.

Au printemps de 1847, sans aucun changement d'ailleurs introduit dans l'hygiène et les autres conditions de cet ouvrier, l'appétit perdit de son intensité, les selles et les urines de leur fréquence, de leur quantité, et en même temps les dartres squameuses recommencèrent à se montrer. Je voulus essayer de nouveau l'usage de l'arsenic qui ne réussit pas aussi bien cette fois, mais qui cependant améliora beaucoup l'état des dartres, en ramenant en même temps l'excitation dans l'appétit et l'augmentation dans la fréquence des selles, mais non dans la quantité des urines. Ayant cessé l'usage de l'arsenic , après deux mois , le malade conserva son état d'amélioration jusqu'à la fin de 1848.

Alors la même scène morbide s'étant représentée , je craignis d'avoir recours de nouveau à l'usage de l'arsenic et n'employai que des bains simples et minéraux , le régime et des topiques adoucissants. L'état de fortune de cet ouvrier m'empêcha d'avoir recours à d'autres moyens. Sous l'influence de ces derniers moyens , les dartres s'étaient généralement améliorées ; mais elles existaient toujours , et , d'un autre côté , l'excitation de l'appétit , la fréquence des selles et l'abondance des urines ne s'étaient plus montrés.

Il est évident que , dans ce cas , il y a eu , pour tout effet *altérant*, encore un simple déplacement de fluxion ; mais ce déplacement , au lieu de produire une autre maladie visible , appréciable , douloureuse , saillante , de manière à ce qu'on pût , sans aucune difficulté , lui appliquer le nom de *révulsion* , ne s'est traduit que par l'activité plus grande , l'exagération d'exercice imprimée à certains organes , à certaines fonctions normales , et c'est précisément là ce qui échappe généralement à l'attention ; c'est alors à une modification inconnue de l'ensemble de l'organisme que l'on attribue les effets obtenus.

Un individu employé dans un bureau , à la Guillotière, était affecté, depuis longtemps, de dartres eczémateuses ; je lui administre de l'arsenic qu'il supporte très-bien. Après deux mois et demi de traitement, les dartres ont en grande partie disparu, et je ne remarque en même temps rien de nouveau, aucun changement bien appréciable dans l'économie du malade, qui venait me consulter chez moi tous les huit jours. Je lui fais cesser alors l'usage du remède et l'engage à continuer de venir me voir de temps en temps, en me rendant un compte exact de tout ce qui se présenterait de nouveau chez lui, relativement à l'état de sa santé, à l'exercice de ses fonctions.

Un jour, étant allé pour le voir chez lui et l'ayant trouvé absent, sa femme me raconta ce qu'il n'avait pas voulu ou osé peut-être m'apprendre lui-même, que, depuis qu'il allait mieux, sous le rapport des dartres, lui qui était auparavant d'un caractère très-doux, d'un esprit généralement lent et calme, montrait une vivacité tout-à-fait extraordinaire dans ses paroles et ses actions, souvent de la brusquerie, de la mauvaise humeur dans ses réparties ; enfin une agitation générale d'esprit et de corps dont elle était fort inquiète et dont elle ne savait que penser. Elle m'assura, d'ailleurs, qu'il suivait toujours le même régime ; qu'il était, comme elle l'avait toujours connu, très-sobre, et qu'il n'avait, en aucune manière, changé ses habitudes.

Je ne parlai pas de tout cela au malade quand

il revint me voir, pour ne pas l'inquiéter, et parce que j'étais bien aise de savoir jusqu'où irait et comment se terminerait cet état, qui ne me présentait d'ailleurs pour lui aucun danger. Environ deux mois après, une domestique, nouvellement entrée dans sa maison, communiqua la gale, dont elle était affectée, à son fils, qui, à son tour, la communiqua à son père et à sa mère. Il revint alors pour me montrer cette nouvelle éruption. Cette gale, quoique traitée par les topiques les plus doux, fut immédiatement suivie du retour des dartres, avec autant d'inflammation que jamais; et, en même temps, dans moins de quinze jours, le calme antérieur revint dans son physique et dans son moral.

Je jugeai plus prudent alors d'employer un traitement adoucissant. Je lui prescrivis une saignée, des bains, des diurétiques, et l'envoyai, l'été suivant, aux eaux d'Uriage, qui améliorèrent beaucoup son état. Il y est retourné un an après, et, depuis lors, il s'est résigné à laisser épuiser sur la peau sa diathèse dartreuse, avec des vicissitudes d'augmentation, de diminution, de mieux, de plus mal, mais généralement dans un état bien plus supportable qu'auparavant.

Il est encore évident, dans cette observation, que la fluxion s'était déplacée sur les centres nerveux de la vie de relation, à la suite de l'administration de l'arsenic; ce n'était pas une maladie, à proprement parler, qui en était résultée, mais une excitation, une activité plus grande , une exagération d'exercice imprimée à certains organes , à certaines fonctions. Il est probable que la liaison de tous ces phénomènes m'aurait échappé, si je n'avais pas eu, dans ce moment, mon attention dirigée vers ce genre de recherches.

Eh bien ! le tableau de ces trois observations que je viens de tracer, représente, je crois, dans un petit cadre, l'histoire de la plupart de ces cures passagères d'états morbides diathésiques, par l'usage seul de moyens pharmaceutiques, en dehors, d'ailleurs, de la spécificité d'action de ceux dont nous avons parlé. Qu'on examine bien attentivement, scrupuleusement, analytiquement, dans ces cas, les fonctions des malades à qui l'on administre les remèdes, et longtemps encore après l'administration de ces remèdes appelés *altérants*, et l'on reconnaîtra la vérité de cette assertion : que ce que l'on regarde comme une modification profonde de la crâse du sang, des humeurs, de l'ensemble de l'organisme, sous l'influence de ces remèdes, n'est généralement qu'un déplacement de la fluxion qu'ils ont produit, déplacement qui, parfois, au lieu de déterminer un ensemble de symptômes qu'on puisse appeler franchement une maladie, se borne à exagérer l'action d'un organe , à donner plus d'intensité, plus de vivacité à l'exercice de sa fonction , condition, du reste , qui ne saurait longtemps durer sans que l'organe et la fonction ne finissent par passer de l'état normal ainsi exagéré, à un véritable état de maladie.

Mais heureusement, dans les diathèses à principe fluxionnaire souvent mobile, sans production de dégénérescences organiques, la nature finit par reprendre, en quelque sorte, ses droits, c'est-à-dire, que les tendances de l'organisme ou des centres nerveux à projeter la fluxion sur les régions, organes ou tissus extérieurs sur lesquels les manifestations diathésiques ordinairement s'effectuent ou s'étaient auparavant effectuées, ces tendances, dis-je, quand elles ne sont pas trop continuellement, trop violemment contrariées, combattues, se réalisent, comme on le voit fréquemment dans les diathèses dartreuse, rhumatismale, goutteuse, inflammatoire, catarrhale, hémorrhoïdaire, etc., et font reparaître franchement la physionomie de la diathèse dont les individus, soumis aux remèdes précédents, se trouvent affectés.

Il résulte de là une chose singulière : c'est que rien ne touche autant à la maladie que la manière active, brillante, dont paraissent s'exécuter parfois certaines fonctions, chez les individus soumis à divers états morbides diathésiques. Cela se voit également pour l'exercice de la sensibilité, de la motilité et même, dans quelques cas, pour l'exercice des fonctions morales et intellectuelles. Le déplacement de la fluxion, dans l'une des diathèses précédentes, peut, en se portant sur les diverses parties du cerveau, déterminer tout aussi bien une exagération passagère, non encore anormale, de l'activité de l'esprit, qu'on le voit déterminer passagèrement une plus grande acuité dans la vue, dans l'ouïe, dans l'exercice de la sensibilité, de la motilité, etc.; mais, de cette exagération passagère de l'activité à la déviation de l'esprit, il n'y a qu'un pas, et chez des individus affectés de l'une de ces diathèses, à la suite de semblables déplacements, provoqués par l'usage intempestif, imprudent de moyens pharmaceutiques, il pourrait bien arriver et il est arrivé plus d'une fois que quelqu'un de ces individus, ainsi affectés et ainsi traités, est passé de l'état factice d'esprit très-actif, très-bruyant, à celui de maniaque et de fou. C'est ce qui doit rendre très-réservé sur l'emploi de certaines substances qui se montrent bien, dans certains cas, ce qu'on appelle *héroïques*, mais qui dégénèrent facilement en véritables poisons.

Le déplacement de la fluxion serait bien plus à craindre encore, par l'administration intempestive de ces remèdes, lorsqu'il s'agit de diathèses à dégénérescences organiques, à productions hétérogènes, *sui generis*. C'est ainsi que j'ai vu, chez un individu âgé de seize ans, à tempérament lymphatique, ayant au cou des glandes lymphatiques engorgées, dont quelques-unes, en suppurant, entre sept à huit ans, avaient laissé échapper de la matière tuberculeuse, que j'ai vu, dis-je, chez cet individu, bien portant, sous tous les autres rapports, et n'accusant jamais aucun symptôme de maladie, ni du côté de la poitrine ni du côté de la tête, l'administration de l'iode, sous prétexte de scrofules, tout en améliorant beaucoup l'engorgement des glandes et faisant disparaître les douleurs dont elles étaient autrefois le siége, déterminer une affection, offrant tous les caractères d'une affection tuberculeuse du cerveau, qui fut promptement mortelle.

Il y avait des phthisiques dans la famille de cet individu ; il est donc possible qu'il eût lui-même des dispositions à l'affection tuberculeuse du cerveau qui l'a tué ; mais il est positif que, sous l'influence de l'iode, la fluxion s'est prématurément déplacée, et qu'en raison de l'état morbide diathésique existant dans la constitution, c'est une production tuberculeuse qu'elle a déterminée.

Quand il s'agit donc de combattre les diathèses, ce qu'il faut demander prudemment aux agents pharmaceutiques, c'est, ou bien un effet spécifique contre l'état morbide diathésique lui-même, ou un effet spécialement efficace contre ses manifestations, et, sous ce rapport, l'expérience est là pour désigner le remède qu'il faut choisir, ou bien un effet de déplacement analogue à ceux que je viens de signaler mais dans un sens plus favorable, comme je l'indiquerai dans le troisième chef.

Hors de là, un effet *perturbateur* contre une diathèse ne pourrait être utile qu'autant qu'il aboutirait aux résultats indiqués en résumé dans le second chef, c'est-à-dire, qu'il consisterait à renouveler de fond en comble les matériaux de l'organisation, à changer les bases sur lesquelles s'exerce la vie végétative, à faire que cette vie puisse avoir une autre manière d'être, une autre manière d'agir, quand les instruments par lesquels elle se manifeste, où elle est, en quelque sorte, incarnée, ne seront plus imprégnés du même mode vicieux ; or, de pareils résultats ne peuvent être obtenus que très-exceptionnellement, par une perturbation comme celles que produisent certains remèdes pharmaceutiques.

Cette perturbation, en effet, ne fait qu'opposer une manière d'être anormale à une autre manière anormale. Certainement, si cette nouvelle manière d'être anormale de l'organisme avait pour lui moins de danger que la première, il ne faudrait pas, ne pouvant mieux faire, la rejeter ; mais la perturbation n'est pas, ne peut être, pour une diathèse, ce qu'elle est pour une maladie aiguë ou une maladie chronique proprement dite.

Ici une secousse imprimée en temps opportun à l'organisme, rompt parfois la série des mouvements anormaux qui s'opèrent ou vont s'opérer, change la direction vicieuse des forces de la vie et fait que l'organisme, détourné, en quelque sorte, plus ou moins brusquement, de son plan morbide, par l'ébranlement artificiel qui lui est communiqué, rentre dans l'ordre et revient à son état antérieur ; mais cet état antérieur, dans l'hypothèse où nous nous plaçons, n'était pas un état morbide diathési- que, c'est-à-dire, une tendance fatale à répéter le même phénomène morbide aigu ou chronique, c'était l'état normal, l'état de santé.

Or, quand l'état morbide diathésique existait an- térieurement, la perturbation peut bien le troubler dans ses manifestations, sans qu'il cesse pour cela d'exister ; et comme , dans la diathèse en général, la mobilité, le déplacement de la fluxion , sous l'in- fluence d'un remède perturbateur dont on ne peut mesurer l'action , est toujours à craindre , il faut user des plus grandes précautions. Si ce déplace- ment s'opère à l'intérieur , sur un organe impor- tant , la perturbation est funeste ; s'il s'opère , au contraire, sur un organe, un tissu, où puissent sans danger s'épuiser les manifestations de la diathèse, la médication n'appartient plus au procédé de ce qu'on appelle, à proprement parler , la *perturha- tion* , dont on ne peut se rendre aucun compte ; c'est tout simplement un déplacement utile de la fluxion qu'il faut parfois rechercher et se procurer par des voies plus directes et qui s'accompagnent de moins de dangers. Ce genre de perturbation rentre alors dans l'ordre de considérations qui se rattachent à mon troisième chef de principes géné- raux thérapeutiques.

Il est un genre de perturbation qui ne peut plus

être regardé comme un simple déplacement de la fluxion, dont la considération est du plus haut intérêt et constitue un champ à peu près neuf, mais extrêmement délicat, de recherches pour la thérapeutique : c'est celui où l'on tenterait d'introduire, d'inoculer, quand c'est possible, une diathèse à un individu affecté déjà d'une autre diathèse, pour modifier avantageusement celle-ci ou pour lui en substituer peut-être une autre, offrant moins de danger. C'est bien un peu ce que prétendaient faire autrefois, sans avoir, d'ailleurs, aucune idée nette de la diathèse, les partisans exagérés de la transfusion du sang.

Considérée de cette manière, la transfusion du sang est une chimère ; car le sang se forme, chez chaque individu, en vertu d'un moule qui lui est propre ; et lui transmettre un jour le liquide formé par le moule d'un autre, ce n'est pas refaire le sien. On conçoit l'utilité de la transfusion, quand il s'agit de donner momentanément du sang à une personne qui a perdu presque tout le sien, qui est expirante et qu'il n'y a pas d'autre moyen de sauver. Mais, hors de là, cette transfusion, d'ailleurs, pleine de dangers, ne saurait remplir le but que je viens de signaler.

On sait depuis assez longtemps que la communication de certaines maladies contagieuses, de la gale, par exemple, a modifié très-avantageusement, quelquefois guéri certains états mor-

bides qui existaient antérieurement chez les individus soumis à cette communication. La petite vérole, la vaccine, la rougeole, de nouveaux symptômes syphilitiques primitifs chez un individu qui
avait eu autrefois la vérole, etc., ont pu produire
des résultats analogues. Dans tous ces cas, sans
être obligé d'avoir recours aux théories humorales du mélange, de la crâse des liquides, de la cru-
dité, de la coction, etc., je conçois que la petite
vérole, la rougeole, par exemple, en modifiant
profondément la vitalité de la peau, en imprimant
une autre direction à ses mouvements intimes de
nutrition, puissent, à l'instar de certaines eaux
minérales, les eaux de Louesche, par exemple,
qui déterminent une forte *poussée* et modifient
aussi profondément la vitalité de ce tissu, faire
cesser pour un temps ou peut-être même guérir une
diathèse dartreuse. La fluxion ne trouve plus alors
d'aliment dans un tissu revenu à l'état normal, ou
s'épuise désormais dans le retour plus régulier de
sécrétions, de transpirations sensibles et insensi-
bles, résultat de l'ébranlement vital imprimé à la
peau par les maladies contagieuses en question.

Je conçois, comment, au contraire, dans d'autres cas, elles auront pu, de même que la gale, ramener à la peau une diathèse dartreuse égarée,
par un déplacement spontané ou artificiel de la
fluxion, et guérir, en laissant désormais des dartres établies sur la peau, des maux intérieurs qui

s'accompagnaient de plus ou moins de danger.

Je conçois enfin comment un nouveau symptôme syphilitique primitif contracté peut devenir, pour une diathèse syphilitique, errante dans ses manifestations, une sorte d'appel à cette diathèse, une voie passagère pour elle d'épuisement, et faire cesser bien des souffrances intérieures qu'on ne savait à quoi attribuer, de manière que le traitement qu'exige ce nouveau symptôme primitif, détruisant ensuite la diathèse elle-même, soit suivi de la guérison de tous les maux existant antérieurement.

Tout cela est parfaitement d'accord avec les considérations que j'ai émises sur les diathèses dans le courant de ce livre ; des résultats aussi favorables obtenus, dans des cas pareils, à la suite d'un symptôme syphilitique primitif nouvellement contracté, à la suite de la communication de la gale, de la petite vérole, autoriseraient à pratiquer l'inoculation du virus syphilitique, du virus variolique, la communication de la gale, chez les individus dont les maux intérieurs pourraient être, avec certitude ou de très-grandes probabilités, attribués à la diathèse syphilitique, à la diathèse dartreuse non guérie ou même exaspérée par de mauvais traitements.

Hors de là, hors de ces considérations, il ne serait guère prudent, parce qu'on n'a aucune donnée pour servir de base, de pratiquer une semblable inoculation ou communication ; car rien ne garantit qu'on n'aggravera pas l'état du malade, en ajoutant une nouvelle diathèse à celle qu'il a déjà. Cependant il est encore des cas tout aussi importants, plus importants peut-être, où cette inoculation, cette communication, pourraient être rationnellement admises, et avoir un grand degré d'utilité, comme nous allons le voir.

Rien n'est si difficile, si délicat, que le traitement de la complication de deux ou plusieurs diathèses ; heureusement une diathèse héréditaire est moins souvent compliquée par une autre diathèse héréditaire que par une diathèse acquise, dont la modification avantageuse ou la destruction est généralement plus facile à obtenir. Il ne suffit plus seulement ici de s'adresser successivement à chaque diathèse avec les remèdes, s'il y en a de spéciaux, que l'expérience a démontré lui convenir, ou à diriger contre l'union des diathèses, l'union des remèdes qui conviennent, chacun, à chacune d'elles, en particulier. L'union de deux diathèses est un état morbide diathésique complexe qui n'est plus ni l'un ni l'autre des états diathésiques réunis. C'est une autre affection dont il ne faut pas croire que l'union des remèdes spéciaux qu'on aurait adressés à chacune d'elles séparément soit la médication rationnelle corrélative, indiquée nécessairement par la nature même des choses.

L'union de la diathèse syphilitique, par exemple, avec la diathèse scrofuleuse ou avec la diathèse dartreuse forme une affection complexe qui n'est plus ni l'une ni l'autre de ces affections réunies, et dont l'union du mercure, remède spécifique de la diathèse syphilitique, avec l'iode, regardé comme un remède spécialement efficace contre la diathèse scrofuleuse, ou l'union du mercure avec le soufre, regardé comme un remède spécialement efficace contre la diathèse dartreuse, ne peut être regardée comme le remède complexe correspondant naturellement, nécessairement, à la nature de l'affection, également complexe, provenant des deux diathèses réunies.

Si nous agissons généralement ainsi contre l'union de deux diathèses, c'est parce que nous ignorons la nature des vrais rapports de ces affections, et que, à défaut d'un remède spécial que l'expérience nous indique, nous sommes naturellement portés à diriger contre cette union l'union des moyens particuliers avec chacun desquels nous combattons ordinairement avec succès chacune de ces affections.

Si une pareille union réussit généralement beaucoup mieux auprès des sources d'eaux minérales, si, là, avec le mercure administré pour combattre la complication due à la diathèse syphilitique, pendant l'usage que l'on fait des eaux ioduro-bromurosulfureuses contre la diathèse scrofuleuse, ou pendant l'usage que l'on fait des eaux sulfureuses contre la diathèse dartreuse, nous pouvons obtenir des succès que l'union pharmaceutique des remèdes correspondants ne peut de la même manière nous procurer, c'est parce que les eaux minérales naturelles, outre leur effet spécial contre l'une des diathèses, exercent une modification profonde sur l'ensemble de l'organisme qui favorise extraordinairement l'action du remède spécial dirigé en même temps contre l'autre diathèse.

Elles rendent en quelque sorte plus saillante la diathèse syphilitique, en la débarrassant le plus possible de l'autre élément diathésique qui la complique, la masque ; une preuve que ces eaux tendent à mettre en saillie la diathèse syphilitique plus ou moins compliquée, masquée, ce sont les faits déjà rappellés dont j'ai été témoin, et ceux cités aussi par d'autres praticiens, d'individus en proie, sans s'en douter parfois, à une diathèse syphilitique qu'ils croyaient guérie, et qui ont vu, pendant l'usage ou presque immédiatement après l'usage de ces eaux, s'effectuer à la peau le développement d'éruptions syphilitiques très-bien caractérisées. En rendant ainsi la diathèse syphilitique moins entravée, plus saillante, ces eaux font que le remède spécifique exerce plus directement, plus facilement son action.

Eh bien ! dans l'union pharmaceutique, par exemple, de l'iode et du mercure, l'iode n'agit pas de la même manière sur la diathèse scrofuleuse, pour laisser le mercure agir efficacement contre la syphilis. La diathèse scrofuleuse complique, masque, entrave la diathèse syphilitique, et, en la soustrayant, en quelque sorte, à l'action du remède, enlève, en partie à celui-ci, sa spécificité, pour pouvoir donc mieux combattre l'une des diathèses, afin de combattre, après la guérison de celle-ci, chacune des autres à son tour, il faudrait avoir le moyen de dégager successivement chacune d'elles de sa complication, de la rendre plus saillante, de mettre plus à découvert sa physionomie.

Le besoin d'avoir un semblable moyen de mettre en saillie l'une des diathèses comprises dans la complication, se fait bien impérieusement sentir, par exemple, dans ces cas désespérants d'union de la diathèse syphilitique avec la diathèse dartreuse, ou scorbutique, ou scrofuleuse, cas où l'on voit, sur le tissu cutané, s'ouvrir, puis se cicatriser, puis se rouvrir, puis, après s'être de nouveau fermés, reparaître, là ou ailleurs, des ulcères plus ou moins rongeants, envahissants, qu'aucun des remèdes convenant en particulier à chacune de ces diathèses ne saurait guérir, et contre lesquels on ne peut trouver de remède mixte.

Dans tous les cas précédents, je crois que l'inoculation artificielle du virus syphilitique serait rationnelle, et pourrait être suivie, en mettant en saillie, en faisant prédominer la diathèse syphilitique, des meilleurs résultats.

Je dirai dans ce cas, en répétant le langage que j'ai employé précédemment, fondé sur l'idée que j'ai cherché à donner de la nature de la diathèse : faites que les centres nerveux, que l'ensemble de l'organisme vive plus syphilitiquement que dartreusement, que scorbutiquement, que scrofuleusement, et alors, votre remède spécifique rencontrant un mal moins masqué, plus saillant, pourra plus facilement l'atteindre, et, quand il l'aura détruit, laissera également plus facile la destruction de l'autre mal.

Si l'empirisme ne vous a rien indiqué d'efficace contre l'union si désespérante de ces diathèses, après avoir échoué avec tous les remèdes rationnellement indiqués, essayez de faire, puisque, d'ailleurs, il n'y a pas de dangers sérieux pour les jours du malade dans un pareil procédé, ce que vous voudriez pouvoir faire, ce que vous chercheriez à obtenir dans les cas de ces fièvres continues, graves, mortelles, union, complication de l'élément fluxionnaire intermittent, foudroyant, pernicieux, avec l'élément fébrile continu, résultat, conséquence d'une affection également continue d'un organe ou d'un système d'organes.

Certes, si la chimie médicale pouvait nous donner le moyen d'inoculer le miasme paludéen, de manière à faire prédominer clairement l'élément intermittent dans ces fièvres, elle aurait rendu à la médecine un immense service ; en mettant en saillie l'élément intermittent, parfois si funeste dans sa complication avec l'autre affection qui le masque, l'efficacité du remède spécifique, du quinquina, serait aussi plus grande, plus décisive ; et qui sait même si de bien des fièvres continues graves, on ne parviendrait pas ainsi souvent à faire des fièvres à élément intermittent prédominant, des fièvres à quinquina, d'une guérison à peu près certaine.

Dans les circonstances dont il vient d'être question, comme dans celles dont j'ai parlé dans les pages précédentes, l'inoculation, je le répète, me paraît un procédé admissible, rationnel. Ce qu'on a appelé, dans ces derniers temps, *syphilisation*, compris de cette manière, constitue, je crois, un moyen thérapeutique de la plus grande efficacité. Du reste, cette question de la syphilisation renferme implicitement une grande question de philosophie et de pratique médicales, relativement aux états morbides diathésiques, aux diathèses. Tout ami de la science doit regretter que cette question n'ait pas pu être plus froidement, plus mûrement envisagée, dans la dernière discussion qui a eu lieu à l'Académie nationale de Paris, dans cette assemblée où se trouvent réunis tant d'hommes d'un mérite éminent. Une pareille discussion doit rechercher le calme et fuir l'effet théâtral. Il ne faut pas oublier que, dans certaines questions médicales, le temps est un élément indispensable pour donner des bases solides à la solution que l'on croit devoir adopter.

En étudiant attentivement la physionomie, les caractères, les allures que nous présentent les diathèses en général; en voyant les tendances irrésistibles de ces affections à la répétition des mêmes phénomènes morbides, après des intervalles quelquefois très-longs de calme et de guérison apparente; en observant, dans la sphère de la vie végétative comme dans celle de la vie de relation, que l'organisme semble se lasser parfois de répondre à l'appel incessant qu'on lui fait, par le renouvellement du même genre d'impressions; qu'il cesse parfois d'y paraître sensible, pour reprendre, après un temps plus ou moins long, à l'égard de ces mêmes impressions, la même ou une plus grande susceptibilité, ce n'est qu'avec une très-grande circonspection, avec beaucoup de réserve, il me semble, qu'on peut lui dire : vous répéterez ceci, vous ne répéterez pas cela; vous le répéterez de telle ou telle manière, à telle ou telle époque.

En considérant ce qu'il y a de spontané, d'une nature impénétrable pour nous, dans les mouvements vitaux de l'organisme, en n'oubliant pas l'*in aere romano* de Baglivi et d'autres choses essentielles encore, il doit être bien difficile, je crois, de tracer à la nature un cercle d'où elle ne doit pas sortir. J'ai toujours pensé que, dans le champ si prodigieusement obscur de la pathologie, c'était beaucoup que d'avoir, de pouvoir développer une *idée*, que c'était souvent trop peut-être de vouloir donner à ses vues la portée de véritables lois.

D'après ce que je viens de dire, il serait à désirer que, dans le traitement de la complication de deux ou plusieurs diathèses, nous eussions des moyens d'application, d'introduction dans le corps, d'inoculation de substances qui pussent mettre en saillie, en prédominance d'action, l'un des états morbides compliqués ; mais ces moyens n'existent pas ; la pharmacie ne saurait guères nous les donner. Ce sont les eaux minérales naturelles qui sont le plus capables d'opérer cette division, pendant laquelle il est possible d'adresser plus efficacement à l'une des diathèses réunies le remède que l'expérience a montré lui convenir plus spécialement.

De même, les eaux minérales naturelles peuvent seules produire, dans l'économie, les effets généraux que j'ai présentés en résumé dans le second chef, effets profondément modificateurs des états morbides diathésiques. Elles ne peuvent être remplacées, dans plusieurs cas, sous ce rapport, que par l'hydrothérapie et un autre moyen puissant mis en usage seulement dans ces derniers temps ; ce sont les bains d'air comprimés, aidés d'une hygiène convenable, et dont les travaux du docteur Pravaz surtout ont mis en saillie toute l'efficacité.

C'est donc à ces trois ressources qu'il faut s'adresser principalement pour obtenir l'amélioration ou parfois la guérison, non pas seulement des manifestations diathésiques, mais du fonds même de la diathèse, en excluant cependant, surtout relativement à l'emploi des eaux minérales naturelles, dont le premier effet est généralement excitant, les diathèses dont les manifestations ont quelque chose d'aigu, de rapide, de grave, de menaçant, et sur lesquelles toute excitation générale de l'organisme pourrait avoir presque aussitôt un funeste retentissement : Telles sont surtout les diathèses cancereuse, mélanée, gangreneuse, purulente, hémorrhagique, anévrysmale, etc. Du reste, les eaux minérales, à cause de ce premier effet excitant, ne doivent jamais être employées contre les manifestations diathésiques, quand celles-ci sont à l'état aigu, avec mouvement fébrile, ni quand les diathèses sont compliquées de maladies du cœur, de très-grandes dipositions à des congestions cérébrales, etc.

Ce sont donc ces ressources dont il faut que les jeunes praticiens s'attachent à faire une étude spéciale, soit dans les livres, soit dans les établissements où l'on en fait particulièrement l'application. Selon le but que je me suis proposé, ce ne sont que des indications générales que j'ai ici à leur fournir.

Les diverses modifications de l'organisme favorables à l'amélioration ou à la cure des diathèses que nous demandons à l'usage des eaux minérales naturelles , se lient l'une à l'autre , et sont la conséquence l'une de l'autre, sous l'action de ces eaux. En effet , l'excitation générale , le mouvement fébrile, appelé justement *fièvre thermale*, produit ordinairement par ces eaux, les fonctions d'exhalation , de sécrétion qu'elles activent dans certains tissus ou organes, chargés plus particulièrement de débarrasser l'économie des principes minéralisateurs qu'elles y introduisent , ces mêmes fonctions accélérées d'ailleurs , sous l'influence de l'excitation de l'ensemble de l'économie, l'absorption interstitielle activée, exagérée, dans l'intimité des tissus , qui tend à se mettre en rapport avec l'augmentation des exhalations, des sécrétions, voilà certes de bien puissantes modifications apportées à la nature des divers états morbides.

Tout cela , joint à un exercice convenable, dans un air généralement pur , à un régime souvent tout-à-fait différent , dans un sens favorable , de celui que les malades suivaient chez eux , circonstances hygiéniques qui apportent à l'hématose, pendant cet excès d'activité imprimée à tous les actes de la vie végétative , de meilleurs matériaux , tout cela , dis-je , ne peut pas ne pas agir favorablement sur la composition du sang , sur les résultats de la nutrition , sur la distribution plus égale , proportionnellement au rôle que joue chaque organe, des forces de l'innervation ; tout cela, par conséquent, doit modifier profondément les tendances vicieuses de la vie végétative : d'un côté, diminuer ou détruire l'habitude, le besoin de mouvements fluxionnaires inhérents à la diathèse ; d'un autre côté, empêcher ces mouvements fluxionnaires de revêtir, comme dans certaines diathèses, une forme funeste due, soit à la présence d'un principe inconnu insaisissable dans le sang, soit à une déviation de l'état normal, à une altération de la structure intime et des facultés vitales de certains tissus.

Si l'on joint à l'usage de ces eaux, prises à l'intérieur, leur usage extérieur en bains, douches, bains de vapeur, etc., on obtiendra, indépendamment de ce que leur absorption par la peau peut de cette manière ajouter aux effets dont nous venons de parler, la dernière modification puissante que nous avons demandée à ces eaux sur les fonctions du tissu cutané. La transpiration insensible, la sueur, toutes les sécrétions considérablement accrues, qui sont de véritables décharges dépuratives indispensables, viendront, à leur tour, par les pertes qu'elles occasionnent, imprimer une nouvelle activité à ce tourbillon de mouvements, de renouvellement de la vie nutritive. En appelant continuellement les mouvements fluxionnaires à la peau, elles épuiseront la tendance à ces mouvements fluxionnaires dans l'exagération imprimée à l'accomplissement d'une fonction normale.

Cette dernière modification , considérée même seule , aura une grande puissance palliative , et même parfois curative des diathèses à principe fluxionnaire mobile , sans tendance à des dégénérescences organiques , à des productions hétérogènes , telles que les diathèses névrosique, rhumatismale , catarrhale , dartreuse , etc. C'est à cette modification , presque seule , que j'ai pu rapporter , dans certains cas , de véritables effets curatifs, obtenus sous l'influence des eaux minérales naturelles , chaudes , salines et sulfureuses de diverses contrées.

Mais , pour que cette amélioration , cette guérison se soutinssent , il faudrait qu'au sortir des eaux les malades ne se replaçassent pas , sans prendre de grandes précautions , dans les mêmes conditions hygiéniques où ils étaient placés auparavant , surtout dans celles de ces conditions qui sont le plus défavorables à l'intégrité des fonctions de la peau. Or, c'est là ce que les malades, au retour des eaux , ne savent pas généralement ou ne peuvent pas éviter, surtout aux approches de l'hiver. C'est par l'application de la flanelle sur la peau , par des frictions sèches, par des bains de vapeur, par un exercice convenable , etc., qu'il faut s'attacher à conserver ce qu'on a retiré du bénéfice des eaux.

Indépendamment des modifications générales ,

profondes, dont nous venons de parler, communes
à bien des sources différentes d'eaux minérales et
avantageusement modificatrices de l'état diathésique lui-même, il est des propriétés particulières
à quelques sources qui les font s'adresser plutôt à
une diathèse qu'à une autre. Mais, ou bien ces propriétés les font entrer dans la catégorie de celles
dont il a été question dans le premier chef de
considérations thérapeutiques, c'est-à-dire de
celles auxquelles l'expérience accorde quelque
chose de spécialement efficace contre certaines
manifestations diathésiques locales ; nous en
avons déjà signalé plusieurs, sous ce rapport,
et les traités ou monographies sur les eaux minérales indiqueront celles dont nous n'avons pu
faire mention ; ou bien ces propriétés particulières consistent principalement à mettre en action
un organe, un tissu sécréteur, comme lorsque les
eaux déterminent spécialement une abondante sécrétion d'urine ou de matières bilieuses, de mucosités intestinales, etc., et alors elles rentrent dans
le troisième chef de considérations thérapeutiques, relatives aux moyens qui agissent en appelant habituellement, en épuisant les mouvements
fluxionnaires sur l'un des organes ou tissus que,
dans la mobilité de la diathèse, ils ont pu successivement envahir.

Avec l'hydrothérapie, on peut parfois aussi
remplir le même but qu'avec les eaux minérales

naturelles, modifier avantageusement et profondément certaines diathèses, en effet :

1° On tend à refaire, à renouveler la masse du sang, des humeurs, en suscitant un nouveau travail intime, profond, dans les mouvements de la nutrition.

L'application de l'eau froide, faite de manière à déterminer une réaction à la peau, sous forme de sudations abondantes, et l'eau froide prise en grande quantité à l'intérieur, de manière à activer la sécrétion urinaire, excitent singulièrement les absorptions intersticielles, impriment un courant plus rapide à la circulation des fluides, hâtent l'accomplissement des phénomènes de composition et de décomposition des solides, et, secondées d'un régime et d'un exercice convenables, tendent à renouveler bientôt tout le matériel de l'économie.

De là une distraction, une diversion puissante adressées aux dispositions morbides, aux habitudes vicieuses, aux instincts nutritifs pervertis. Considérée seulement sous ce rapport, l'hydrothérapie exerce une influence très-favorable sur certaines diathèses. C'est ainsi que peuvent être beaucoup améliorées les diathèses inflammatoire, hémorrhagique, rhumatismale, dartreuse, catarrhale, névrosique, goutteuse, scrofuleuse, venteuse, etc.

2° On tend à déterminer une distribution plus égale des forces de l'innervation dans les diverses parties de l'organisme.

L'application de l'eau froide, par son action calmante et tonique, diminue la fréquence des mouvements fluxionnaires, qui, dans les diathèses surtout à principe fluxionnaire plus mobile, vont en se déplaçant, affecter parfois des organes importants; elle empêche un trop grand éparpillement, une répartition vicieuse des courants ou ébranlements nerveux, diminue la susceptibilité des tissus, des organes, susceptibilité qui y appelle souvent la fluxion, augmente les forces en les concentrant, et donne ainsi plus d'intensité, plus de vigueur à ce que Barthès appelait justement les forces radicales de l'organisme.

Pour produire un pareil effet, il ne faut pas rechercher une réaction qui aille jusqu'à la sudation, par le maillot ou les autres moyens artificiels employés dans les établissements hydrothérapiques. C'est l'exercice qui doit amener une suffisante réaction. Ces derniers effets, que l'on demande à l'usage de l'hydrothérapie, appliquée alors convenablement, comme l'indiquent les ouvrages *ex professo* sur cette matière, se résument en définitive en une distribution, une répartition plus régulière, plus égale des forces de l'innervation. C'est particulièrement à la diathèse névrosique que doit s'adreser l'hydrothérapie, ainsi dirigée dans son application.

3° L'hydrothérapie ne peut pas, comme l'usage des eaux minérales naturelles chaudes, imprimer aux fonctions de la peau une activité exagérée qui persévère ensuite, de manière à produire aínsi une diversion habituelle, favorable à l'amélioration des diathèses.

Cette activité, produite par l'hydrothérapie, n'est que l'effet de la réaction, après l'application de l'eau froide. La réaction, par conséquent l'augmentation de la transpiration, cesse généralement quand cette application n'a plus lieu, tandis qu'elle tend à persévérer après la stimulation directe, immédiate, exercée par les eaux minérales sur le tissu cutané.

Ce troisième but à remplir que nous avons demandé aux eaux minérales naturelles ne peut être donc aussi complétement obtenu par l'hydrothérapie ; mais celle-ci a un avantage très-grand sur les eaux minérales, en ce que, en donnant à la peau plus de vigueur, plus de force de réaction, elle tend à soustraire l'organisation à une des causes qui font naître ou qui entretiennent le plus fréquemment certaines diathèses, celles surtout à principe fluxionnaire plus mobile, telles que les diathèses rhumatismale, catarrhale, névrosique, dartreuse, etc.; cette cause est l'influence des transitions plus ou moins brusques de la température, l'influence d'un froid vif, du froid humide surtout.

Aussi, toutes les fois que la peau trop faible, délicate, irritable, est extrêmement sensible à l'action de cette cause, l'hydrothérapie est le meilleur moyen pour arracher ce tissu à cette extrême susceptibilité, qui, en nuisant considérablement à l'accomplissement régulier de ses fonctions, renouvelle sans cesse, comme elle peut faire naître dans quelques cas, l'état diathésique.

4° L'hydrothérapie a l'avantage sur les eaux minérales, lorsque les manifestations de la diathèse s'accompagnent de flux extrêmement abondants, entretenant, tendant à accroître dans l'organisme un état général de faiblesse qui est souvent la cause première de leur abondance même; on dirait, dans ces cas, comme cela a lieu également quelquefois dans les maladies chroniques, et surtout dans les maladies aiguës, que l'organisme, affecté trop profondément dans les foyers directeurs de la vie nutritive, court à sa perte, en exécutant un mouvement exagéré, désordonné, qui, contenu dans des bornes convenables, ne serait qu'une salutaire décharge, une nécessaire manifestation. Les forces radicales semblent alors suivre, en quelque sorte, les forces agissantes, de manière à précipiter la décadence de l'économie.

On remarque ces fâcheuses tendances, d'abord assez souvent dans la diathèse hémorrhagique du tissu muqueux, parfois dans la diathèse inflammatoire suppurative d'ensemble de tissu ou d'organe, dans la diathèse catarrhale de la région intestinale, dans la diathèse hémorrhoïdaire, etc. Certainement, dans des circonstances semblables, la présence d'une maladie aiguë ou d'une maladie chronique compliquant la diathèse, peut, en ajoutant sa part de réaction à la manifestation de cette dernière, contribuer à déterminer ces fâcheux résultats, mais la même chose arrive, indépendamment de cette complication, par le fait seul des conditions constitutionnelles diathésiques que je viens de signaler.

Je dois supposer d'ailleurs ici, comme dans tout ce qui précède, que, lorsqu'une semblable complication existe, on a d'abord combattu, le plus possible, la maladie aiguë ou chronique qui forme cette complication. L'hydrothérapie, dans tous ces cas, en produisant des effets analogues à ceux que nous avons signalés, quand nous l'adressions à la diathèse névrosique, aura une action de tonicité de calme général, de concentration et de fixation des forces radicales qu'aucun autre moyen thérapeutique ne saurait égaler.

Dans les effets produits sur le tissu cutané par les eaux minérales naturelles, en les mettant en vue de tous les genres d'effet qu'on peut obtenir de l'usage de l'hydrothérapie, relativement au traitement des diathèses, il ne faut pas oublier, outre la sudation, l'augmentation de tous les genres de sécrétions, ou d'exhalations qui s'effectuent dans l'état normal sur ce tissu. Les sources chaudes, salines ou sulfureuses très-actives, produisent au plus haut degré cet effet complexe ; et il est douteux que la réaction qui suit l'application de l'eau froide, dans le traitement hydrothérapique, quand par celui-ci on veut obtenir la sudation, puisse, malgré tout ce qu'on a dit du contenu étrange de certaines sueurs, exercer une action aussi profonde sur les fonctions de la peau.

Il est encore un moyen puissant pour exercer une action générale sur l'ensemble de l'économie, sur les mouvements intimes de la vie de nutrition, sur la répartition des forces nerveuses, sur la composition même du sang, des humeurs : ce moyen perfectionné, surtout dans ces derniers temps, et très-avantageusement appliqué par le docteur Pravaz, de Lyon (1), est le bain d'air comprimé, pris dans un appareil à compression progressive, parfaitement adapté par le docteur Pravaz à cet usage, et qui donne au fluide respiré le degré de densité en harmonie avec les conditions que présente l'affection de chaque individu.

Les observations extrêmement intéressantes que renferme le livre remarquable de M. Pravaz, observations constatées de la manière la plus authentique par plusieurs praticiens distingués de Lyon, signalent une influence modificatrice, au plus haut point favorable, exercée par ce moyen thérapeutique sur plusieurs états morbides diathésiques, dont les manifestations offraient une grande gravité, notamment sur les états diathésiques tubercu-

(1) *Essai sur l'emploi médical de l'air comprimé*, 1850.

leux , rhumatismal , catarrhal , scrofuleux , névrosique , etc.

Il n'est pas douteux que cet agent thérapeutique ne
puisse encore exercer une action très-avantageuse
sur bien d'autres affections de ce genre. Rien n'est
plus capable de refaire le sang dans l'économie, de
renouveler les matériaux sur lesquels s'exerce l'activité de la vie nutritive , de changer par conséquent les mauvaises tendances qu'imprime à cette
activité la vicieuse organisation des tissus. Le genre
de modifications profondes, introduites dans l'organisme par le bain d'air comprimé , me paraît devoir être , relativement au traitement des diathèses,
d'une si grande importance , que je n'hésite pas à
mettre, sous les yeux des jeunes praticiens, malgré sa
longueur, le résumé par lequel le docteur Pravaz termine son ouvrage. Ce résumé, où l'auteur entre aussi
dans quelques considérations de mécanisme anatomique , de chimie organique et de modifications
humorales auxquelles il était naturellement conduit par le fonds de son sujet , indiquera mieux au
traitement de quelles diathèses le bain d'air pourrait être particulièrement appliqué :

« 1° La pression de l'atmosphère exerce une
influence mécanique sur le développement du poumon , et par suite sur l'ampliation de la cavité tho-
racique ; dans l'air condensé à un certain degré ,
l'inspiration acquiert plus d'étendue.

« Ce fait , qui pouvait se déduire théoriquement

de l'indépendance anatomique des deux plèvres, dans la plus grande partie de leur surface, et de la force propre de réaction du tissu pulmonaire, a été démontré par des expériences positives.

« 2° Les phénomènes chimiques de la respiration sont aussi modifiés par le degré de densité de l'air ; l'endosmose de l'oxygène croît avec la pression atmosphérique, ainsi qu'on devait le présumer des observations de M. Biot, et comme l'ont prouvé les expériences de MM. Hervier et Saint-Lager.

« 3° La pression atmosphérique est un des moteurs de la circulation veineuse. La réalité de ce fait a été établie par les observations de Haller, de Reichel, et par celles de MM. Barry et P. Bérard ; il conduit à préjuger qu'un accroissement de la densité de l'air doit favoriser le retour du sang vers les cavités droites du cœur, et que la raréfaction de ce gaz tend au contraire à produire des congestions du réseau capillaire.

« 4° Les phénomènes physiologiques observés dans les ascensions sur les hautes montagnes, ou sous la cloche à plongeur, sont dans un accord parfait avec les propositions précédentes. En effet, dans l'air raréfié des régions supérieures de l'atmosphère, la respiration devient courte, haletante ; les mouvements musculaires sont difficiles ; la circulation artérielle s'accélère, tandis que la circulation veineuse languit, ce qui amène des hémorrhagies diverses et la stase du sang dans le système de la veine-porte, stase manifestée par des coliques, des nausées, des vomissements.

« Dans l'air comprimé de la cloche à plongeur, au contraire, la respiration devient plus facile, plus étendue ; les efforts musculaires ont plus d'énergie ; les fonctions nutritives et éliminatrices s'exercent avec plus d'activité ; le rhythme du pouls reste stationnaire ou même se ralentit.

« 5° Les effets thérapeutiques qui peuvent découler des phénomènes physiologiques observés dans l'air comprimé, n'ont été observés et utilisés que dans ces derniers temps, bien que la société des sciences de Harlem eût appelé, en 1783, l'attention des médecins sur un sujet étroitement lié aux découvertes contemporaines de la chimie pneumatique.

« 6° Une des premières applications qui ait été faite du bain d'air comprimé au traitement des maladies a eu pour objet la phthisie pulmonaire.

« Plusieurs exemples authentiques prouvent l'efficacité de ce moyen, lorsque l'affection tuberculeuse des poumons n'a pas dépassé le second degré ; mais c'est surtout comme modificateur puissant de la constitution et agent prophylactique qu'il se recommande à l'attention des praticiens.

« 7° Pour se rendre compte de sa vertu médicatrice et préservative contre la diathèse tuberculeuse, il suffit de remarquer que les *composantes* de son action totale sur l'économie, s'opposent respectivement à chacun des *éléments étiologiques* de cette diathèse. Ainsi, en ralentissant la circulation artérielle, et en activant la circulation veineuse, le bain d'air comprimé tend à dissiper l'engorgement des viscères abdominaux, si fréquemment lié au développement de la phthisie ; et. en rendant la respiration plus étendue, plus *substantielle* en quelque sorte, il active la combustion et l'élimination du détritus des organes, dont l'insuffisance est une des causes les plus actives du dépôt de la matière tuberculeuse.

« 8° Le bain pneumatique n'est pas seulement indiqué dans la thérapeutique et la prophylaxie de la phthisie pulmonaire, il peut s'appliquer encore avec succès au traitement du mal de Pott et des arthralgies strumeuses. Il paraît agir, dans le premier cas, en facilitant la résorption intersticielle de la matière tuberculeuse, et en activant la sécrétion du produit ostéiforme qui doit combler la perte de substance laissée par l'érosion du corps des vertèbres. Dans le second, outre l'action *intégrante* générale qu'il exerce sur l'économie, il diminue les épanchements de nature diverse qui se forment dans les cavités articulaires, et atténue ainsi les accidents actuels que ces épanchements déterminent.

« 9° La symptomatologie primitive, et peut-être l'étiologie du rachitisme, reposant sur ces deux faits radicaux, *arrêt de développement des organes respiratoires*, *engorgement du foie et des viscères chylopoïétiques*, le bain d'air comprimé, qui a la double propriété d'étendre le champ de la respiration et d'activer la circulation veineuse abdominale, était rationnellement indiqué dans le traitement de cette maladie.

« L'expérience a confirmé ce que l'induction faisait pressentir sur l'efficacité de ce moyen contre le rachitisme essentiel du premier âge.

« 10° Les déviations latérales de la colonne vertébrale, que M. Guersent a rapportées à une variété du rachitisme qu'il désigne sous le nom de *spinal*, sont en effet préparées, le plus ordinairement, par une insuffisance de la nutrition, qui cesse de fournir aux os la partie terreuse dont ils reçoivent leur solidité, et aux muscles la fibrine qui en constitue l'élément principal. Les premiers, presque réduits à leur trame gélatineuse, prennent un accroissement anormal en perdant de leur consistance; les seconds, au contraire, sont arrêtés dans leur développement.

« Par suite de cette double circonstance, la colonne épinière, en s'allongeant, est obligée de s'infléchir en divers sens alternatifs, et de se tordre sur elle-même pour obéir à la résistance que lui oppose la brièveté relative des muscles transversaires épineux.

« De cette étiologie, proposée par Mayow et

confirmée par les découvertes récentes de la chimie organique, résulte l'indication d'activer la nutrition vers les diverses phases principales de l'accroissement, pour prévenir les déformations du rachis, ou même les corriger lorsqu'elles sont d'une date récente et peu prononcées. L'usage répété du bain d'air comprimé est un des moyens les plus puissants d'atteindre ce but, parce qu'il favorise l'exercice des fonctions digestives et perfectionne l'hématose en augmentant l'absorption de l'oxygène et l'étendue des surfaces respiratoires.

« 11° La diminution de la fibrine et des sels terreux n'est pas la seule altération que puisse éprouver la constitution du sang ; quelquefois ce liquide pèche par une moindre proportion du nombre des globules, et cette circonstance coïncide fréquemment avec la maladie que l'on a désignée sous le nom de *chlorose*, si elle n'en est pas la cause. Les préparations de fer ou de manganèse, usitées en pareil cas, ne sont pas toujours supportées par l'estomac. Le bain d'air comprimé devient alors un succédané des plus précieux, parce qu'à l'avantage d'être essentiellement inoffensif, il joint la propriété d'être un *intégrant* direct de l'économie.

« 12° Les observations recueillies sous la cloche à plongeur avaient fait conjecturer que la condensation de l'air pourrait être appliquée utilement à

la guérison de certaines surdités. L'expérience a
confirmé cette prévision ; mais ce n'est pas seulement comme on le croyait d'abord, contre les dy--
sécées qui résultent d'une maladie de la caisse et
de l'obstruction du conduit guttural de l'oreille que
ce moyen s'est montré efficace. Il convient encore
au traitement de celles qui dépendent d'un état
congestionnel des vaisseaux du labyrinthe ; il agit
alors en dégorgeant les sinus veineux de la base du
crâne, par un appel plus énergique du sang qu'ils
renferment.

« 13° La même puissance mécanique le rend
propre à combattre certaines hyperémies cérébrales ou rachidiennes qui peuvent donner lieu à
des accidents épileptiformes, à des contractures
musculaires, à l'impotence des membres inférieurs.

« 14° D'autres névroses, qui paraissent dépendre d'une affection du pneumo-gastrique dans ses
diverses branches, telles que l'asthme spasmodique, certains cas d'aphonie, de palpitations douloureuses, de gastralgie, cèdent aussi fréquemment
à l'usage du bain d'air comprimé. On peut conjecturer qu'une aspiration plus énergique du sang contenu dans les ramifications de la veine-porte, ou
dans celles de l'azygos, dissipe dans ce cas les congestions viscérales, qui troublent les fonctions du
nerf de la huitième paire.

« 15° L'oxygène étant l'agent essentiel des

transformations chimiques qui préparent à l'élimination les détritus des organes et les substances *disaffines* introduites dans l'économie, on doit, en augmentant l'endosmose de ce gaz dans le sang, accélérer la solution des maladies miasmatiques, et faciliter la métasyncrise dans celles qui paraissent produites par un vice de la mixtion organique. Les succès obtenus par l'usage du bain d'air comprimé dans la grippe, les fièvres intermittentes, la coqueluche, le rhumatisme, tendent à confirmer cette vue spéculative. »

Dans les temps où les progrès de la chimie conduisirent à la découverte de l'oxygène, on sait les cures merveilleuses que l'on attribua à la respiration de ce gaz. Les effets produits par le bain d'air comprimé nous expliquent en partie ces cures, parce qu'une partie de l'efficacité bien remarquable de ce moyen thérapeutique doit être attribuée à la plus grande quantité d'oxygène que renferme l'air comprimé, sous un volume donné. La possibilité de varier les degrés de compression est un grand avantage dans l'application de ce moyen dont l'efficacité pourrait peut-être s'accroître, dans certains cas, par l'introduction de certaines vapeurs dans l'air ainsi respiré.

Du reste, le bain d'air comprimé n'a pas les inconvénients qui devaient parfois accompagner infailliblement la respiration de l'oxygène pur. Ce gaz, pour être convenablement adapté aux besoins de l'économie animale, doit être, selon les vues de la nature, dans certaines proportions avec les autres gaz qui entrent dans la composition de l'air atmosphérique, et dont le rôle dans les actes de la respiration, de l'absorption gazeuse, n'a peut-être pas été exactement apprécié encore par la chimie médicale. Quoiqu'il en soit, je le répète, il me semble qu'il y a dans ce moyen thérapeutique, étendu, perfectionné, un avenir de grandes améliorations, et même de guérison pour un certain nombre d'états morbides diathésiques.

Un autre agent thérapeutique que l'on pourrait probablement aussi employer avec succès pour le traitement de certaines diathèses, notamment des diathèses névrosique, rhumatismale, agent dont on a singulièrement abusé jusqu'à présent, et qui n'est devenu que trop souvent la proie du charlatanisme, c'est l'électricité avec ses divers modes d'appplication ; les effets qu'elle a produits, exagérés d'abord jusqu'à la fantasmagorie, ont été trop méconnus ensuite dans ce qu'ils ont de réellement remarquable et cet agent puissant a été un peu trop, peut-être, négligé.

La manière dont l'électricité agit sur la direction des mouvements fluxionnaires prouve bien qu'il se passe dans la sphère de la vie végétative, relativement au phénomène de la fluxion, quelque chose d'analogue à ce que j'ai cherché à apprécier précédemment. Les propriétés réelles que paraissent exercer, sur certains actes de la vie végétative, quelques métaux appliqués extérieurement, ne font que confirmer cette assertion.

Certainement, jusqu'à présent l'électricité, l'agent électrique, sous quelque nom qu'on le désigne, a paru produire seulement des effets passagers, des effets brusques, plutôt que des effets lents, durables, comme il semble qu'il les faille pour modifier profondément, dans leur intimité, une organisation, des tissus viciés, pour changer cette manière anormale d'être et d'agir, qui est au fond de toute diathèse bien tranchée, bien caractérisée, mais je crois que, indépendamment des effets calmants, palliatifs réels, quelquefois curatifs, dus à cet agent appliqué aux manifestations des deux diathèses que je viens de citer, les progrès de la science donneront, dans un avenir peut-être prochain, une puissance positive à cet agent contre les manifestations d'autres diathèses, telles que les diathèses goutteuse, calculeuse, vermineuse, hémorrhagique, etc., et peut-être même contre les états morbides diathésiques eux-mêmes.

On sait, d'après quelques faits cités dans ces derniers temps par M. Pétrequin et d'autres qui l'ont suivi, que cet agent n'est pas sans efficacité contre les manifestations de la diathèse anévrismale.

TROISIÈME CHEF.

Il est question, dans ce troisième chef, de la possibilité parfois d'empêcher les manifestations de certaines diathèses d'apporter un trop grand trouble dans l'exercice des fonctions les plus essentielles à l'entretien de la santé, en les rappellant sans cesse, lorsqu'elles s'en écartent, sur les organes, les tissus qu'elles prennent ordinairement pour théâtre, où elles n'offrent pas de grands dangers, de grands inconvénients; ou bien, en cherchant à les appeler sur d'autres organes, d'autres tissus, qui puissent, avec moins de danger, moins d'inconvénients encore, servir de voie de décharge au besoin vicieux de l'organisation.

Certainement, il serait de la plus grande utilité, quand un phénomène morbide, en général, est soumis aux yeux du praticien, qu'il pût, après un examen suffisant, le placer nettement, ou dans la catégorie des phénomènes morbides qui ne sont pas déplaçables, sinon dans leur forme, du moins dans leur fonds, ou dans la catégorie de ceux qui peuvent se déplacer, comme cela a lieu dans plusieurs états morbides diathésiques, dans ceux que nous avons souvent désignés par les expressions de diathèses à principe fluxionnaire mobile. Les chances que court l'avenir de santé du malade, l'établissement du pronostic, peuvent différer considérablement, en vue seulement de l'une ou de l'autre de ces hypothèses.

En effet, le même principe qui, sous le règne de la diathèse dartreuse, est au fond d'une dartre plus ou moins étendue, sans réaction ou sans une grande réaction sur l'économie, ou qui, sous le règne de la diathèse rhumatismale, est au fond d'une douleur articulaire ou musculaire, ne s'accompagnant pas d'une plus grande réaction, ce même principe, dans l'état morbide constitutionnel qui constitue chacune de ces diathèses, transporté sur les principaux viscères, sur les centres nerveux, peut devenir très-grave, promptement ou plus ou moins lentement mortel.

Aussi, ce que je me suis attaché constamment à rechercher dans ma pratique médicale, ce que je ne saurais trop engager les jeunes praticiens à rechercher attentivement, c'est, lorsqu'une affection morbide, quelque grave qu'elle soit, se présente à eux, s'il existe ou n'existe pas une diathèse à principe fluxionnaire mobile, chez l'individu affecté. De cet examen peut naître un pronostic bien plus favorable, dans un cas que l'on aurait été porté à regarder comme mortel.

Sans doute, alors, on ne peut pas espérer de déplacer le phénomène morbide, lorsque les tissus sont en dégénérescence, ou très-profondément altérés, ni de le déplacer toujours entièrement, lors même que ces tissus ne sont pas encore en proie à de si profondes altérations ; mais on peut rationnellement espérer d'enlever, dans ce dernier cas, à la lésion, une grande partie de sa gravité, en écartant d'elle, le plus souvent possible, le mouvement fluxionnaire, inhérent à l'état diathésique que l'on a découvert.

Sans doute aussi, la lésion grave que l'on a sous les yeux, peut n'être qu'une maladie accidentellement, sporadiquement ou épidémiquement survenue, indépendamment de la diathèse existante, et peut avoir été plutôt la cause que l'effet du défaut de retour des manifestations diathésiques dans les différents organes ou tissus, qu'elles parcourraient habituellement. Mais, certainement, les mouvements fluxionnaires, fatalement inhérents à l'existence de la diathèse, et ne pouvant pas, par le fait de cette diathèse, ne pas surgir plus ou moins fréquemment, entretiendront, en s'y portant, la lésion nouvelle qui est devenue pour eux comme un centre continuel d'attraction, aggraveront cette lésion, et la pousseront vers une terminaison souvent funeste.

Dans des cas semblables, par conséquent, le rappel fait à la fluxion sur les régions, les organes, les tissus, où les manifestations de la diathèse s'étaient auparavant effectuées, seront, pour la lésion en question, sinon une voie de guérison entière, du moins une voie de grande amélioration.

Je le répéte donc, que, dans tous les cas analogues au précédent, le jeune praticien s'attache à découvrir, quand il a constaté l'existence d'une diathèse chez le malade qui lui est soumis, si la maladie qu'il a actuellement à traiter, peut être ou non, en raison de toutes les conditions où se trouvait précédemment placé le malade, de celles où il est placé actuellement, en raison de toutes les causes pathogéniques qui ont pu agir, qui agissent encore sur lui, si cette maladie, dis-je, peut être ou non considérée comme une maladie accidentellement, sporadiquement ou épidémiquement survenue, indépendamment de l'influence directe de la diathèse, dont l'action alors ne pourrait se faire sentir que comme complication.

De là naîtront naturellement les indications les plus rationnelles à remplir, le pronostic le plus sûr à porter, les succès que l'on puisse le plus légitimement espérer dans un champ d'une culture extrêmement difficile, dans lequel c'est à l'observation attentive, continuelle, de tous les actes vitaux, des actes vitaux même les moins importants en apparence, qu'il faut constamment s'attacher.

C'est en ne perdant pas de vue toutes les considérations précédentes qu'il pourra s'expliquer, en grande partie, bien des cures remarquables qui

ont suivi l'usage de certaines eaux minérales naturelles et l'emploi de certains agents pharmaceu-
tiques dont j'ai déjà parlé, ou qui n'ont été parfois que le résultat des mouvements, des efforts
spoutanés de l'organisme. C'est ainsi qu'en com-
prenant mieux, en quelque sorte, le mécanisme
de ces cures, il saura, dans bien des cas, les
prévoir, les annoncer, ou les provoquer et les obtenir.

Dans les diathèses à principe fluxionnaire souvent mobile, lorsqu'on ne peut ramener les manifestations de la diathèse dans leur siège primitif,
ou lorsqu'on ne pourrait l'effectuer sans de trop
grands inconvénients, les mêmes considérations
doivent trouver une utile application.

Si, dans ces cas, pendant le déplacement de la
fluxion, sous le règne de la diathèse, cette fluxion
se portait par intervalle sur quelque région du tissu
muqueux, de manière à y produire une supersécrétion de liquide, un flux muqueux, ce qu'on voit
arriver souvent, sous le règne des diathèses rhumatismale, goutteuse, dartreuse, hémorrhoïdaire, etc., un agent pharmaceutique ou une eau
minérale naturelle, en déterminant d'abondantes
sécrétions muqueuses, des effets purgatifs, par
exemple, assez souvent répétés, pourrait, surtout chez les individus à tissu muqueux très-im-
pressionnable, imprimer à la diathèse une direction
telle qu'elle allât habituellement se décharger sur la

muqueuse intestinale, par des flux diarrhéïques plus ou moins abondants.

On obtient alors des résultats analogues à ceux des agents pharmaceutiques ou des eaux minérales qui déterminent une supersécrétion urinaire ou cutanée, laquelle persévère ensuite avec des intervalles de calme ou des viscissitudes d'augmentation ou de diminution, de manière à produire comme un déplacement habituel de la fluxion attachée à la manifestation diathésique. Alors, les agents pharmaceutiques ont un effet avantageux, mais il faut que leur action ne soit pas assez violente pour déterminer à la longue un véritable état inflammatoire, au lieu d'un simple flux muqueux. C'est avec les sels neutres que l'on remplit ce but, le plus facilement et avec le moins de danger.

C'est précisément là l'effet que produisent certaines eaux minérales, comme il s'en trouve dans beaucoup de sources, et entre autres, d'une manière très-remarquable et efficace, pour la diathèse dartreuse notamment, à cause de la coïncidence de la présence du soufre, dans la source d'Uriage, près de Grenoble. La source saline de Lamotte, voisine de la précédente, produit également sous ce rapport, des effets très-avantageux.

Un individu de Lyon, d'un tempérament lymphatique, dans la famille duquel régnait d'un côté la diathèse rhumatismale, et de l'autre la diathèse catarrhale, avait eu, jusqu'à l'âge de sept ans, une éruption purulente sur le cuir chevelu , à laquelle avait succédé un engorgement de la muqueuse du nez , avec sécrétion d'un mucus abondant , formation de quelques croûtes , revenant très-fréquemment, spontanément ou à l'occasion du moindre froid aux pieds. A quatorze ans , ce coryza intermittent cessa et l'individu fut pris de violents maux de tête, intermittents aussi, qui inquiétèrent ses parents, au point qu'ils lui firent quitter pour quelque temps ses études.

Deux ans après, un saignement par le nez s'établit, se répète ensuite tous les douze à quinze jours, et les maux de tête disparaissent. A dix-neuf ans, à la suite d'un coup d'air sur l'oreille gauche, pris, pendant une course en voiture, le conduit auditif externe s'enflamme ; l'inflammation , combattue par des sangsues , un vésicatoire , un purgatif, passe à l'état chronique ; les saignements par le nez cessent en même temps ; il s'établit alors sur la muqueuse du conduit auditif un flux muco-purulent, quelquefois fétide , avec grande diminution de l'ouïe de ce côté. Cet état, combattu par divers moyens , ne cède pas ; le malade vient me demander mon avis, avec son père, qui me fait le récit que je viens de retracer.

J'envoie ce malade, au mois de juin , aux eaux salines chaudes de Lamotte. Ces eaux déterminent d'abord chez lui de fortes purgations ; l'état du conduit auditif ne s'améliorait pas d'abord ; mais, vers le dix-huitième jour, les purgations cessent, et il s'établit alors un violent enchifrènement, avec éternuements extrêmement fréquents, et bientôt d'abondants écoulements de mucosités. Dès cet instant, le conduit auditif commence à s'améliorer ; quand le malade revient des eaux, il ne fournissait presque plus d'écoulement, et l'ouïe était en grande partie revenue. Depuis ce temps-là, l'individu, que j'ai revu plusieurs fois, est resté sujet à de très-fréquents coryzas, comme il en avait eu auparavant, avant les maux de tête, les saignements par le nez et la maladie du conduit auditif.

Il est évident, par cette observation, que la fluxion, dans cet état morbide diathésique, tenant du rhumatisme et du catarrhe, a été simplement déplacée par l'effet des eaux sur une des régions du tissu muqueux où s'étaient déjà autrefois opérées ses manifestations. En envoyant cet individu aux eaux de Lamotte, j'avais cru, profitant de la mobilité qu'avait paru présenter jusqu'alors le mouvement fluxionnaire, pouvoir déplacer celui-ci habituellement sur les intestins ; mais la secousse imprimée par les eaux au tissu muqueux est allée plus naturellement retentir sur une division de ce tissu qui, auparavant fluxionnée, pendant deux ans, avait gardé, à ce qu'il paraît, une susceptibilité très-grande. Les liaisons fonctionnelles et sympathiques de la muqueuse des voies gastriques avec la muqueuse des narines étant généralement plus fortement marquée qu'avec la muqueuse des conduits auditifs externes, c'est sur la première que l'état morbide diathésique a naturellement reporté ses manifestations.

Chez un autre individu que j'avais envoyé aux eaux d'Uriage, pour un cas à peu près semblable, à la différence près que la muqueuse des paupières, des yeux, était le siége habituel, depuis plusieurs années, des manifestations de l'état morbide diathésique, et que parfois la fluxion, en se déplaçant, s'était effectuée à la peau, sous forme de dartres farineuses, l'usage des eaux, qui renferment des sels purgatifs, fut suivi d'une fréquence habituelle de selles diarrhéiques, qui devinrent et qui ont constitué jusqu'à présent le phénomène d'expression le plus constant des dispositions constitutionnelles où se trouve cet individu. Or, celui-ci avait eu, pendant l'existence du flux palpébral, les voies gastriques très-saines, les selles très-bien réglées et la digestion très-bonne ; mais, dans son enfance et jusqu'à l'âge de treize ans, il avait été sujet, avant que la fluxion, devenue plus mobile, eût envahi successivement la muqueuse nasale, sous forme de coryzas, d'hémorrhagies, et la peau, sous forme de dartres farineuses, à une diarrhée à phases intermittentes plus intenses, avec amaigrissement général, gonflement du ventre, de manière à faire supposer l'existence du carreau ; la muqueuse de cette région avait conservé, à ce qu'il paraît, comme la muqueuse nasale de l'individu précédent, une susceptibilité qui, mise en jeu par l'eau purgative d'Uriage, en a fait de nouveau le théâtre d'épuisement de l'état morbide diathésique.

Mais ces moyens thérapeutiques, employés ainsi dans le but seulement de déplacer avantageusement, pour les malades, les manifestations de la diathèse, ne peuvent d'ailleurs exercer aucune action directement modificatrice, destructive de l'état morbide diathésique lui-même ; et, de plus, l'appel à la fluxion, fait continuellement sur une région aussi essentielle que le tube intestinal, doit être attentivement surveillé, pour rester dans des limites convenables.

De pareils effets de simple déplacement de la fluxion ont lieu également parfois, à la suite de l'emploi de l'hydrothérapie, quoique celle-ci ne soit généralement mise en usage que pour produire l'effet sur l'ensemble de l'organisme dont nous avons parlé dans le second chef. La brusque surprise que détermine, chez certains individus très-irritables, la première impression de l'eau froide sur la peau, même appliquée très-méthodiquement, dans un établissement hydrothérapique, s'accompagne parfois d'une sorte de répercussion, d'un retentissement vital qui va se faire sentir sur la région du tissu muqueux surtout, qui avait été antérieurement le théâtre fréquent ou habituel des mouvements fluxionnaires, se rattachant à l'existence de la diathèse.

J'ai remarqué ce fait quelquefois à l'institut hydrothérapique de Serin, pendant les premières années où j'ai pu le fréquenter habituellement, depuis sa fondation par M. Jeoffroi.

J'ai vu, par exemple, un individu d'un tempérament nerveux, sanguin, au moment où il prenait son premier bain de siége froid, éprouver une violente douleur dans toute la bouche, et, bientôt après, être pris d'une abondante salivation par laquelle il se trouva soulagé. Cette salivation continua, à un moindre degré, les jours suivants, mais elle persistait quinze jours après encore, le malade ayant cependant cessé momentanément de se soumettre au traitement. Ce fait m'avait frappé; j'interrogeai le malade, qui me raconta ses antécédents, dont voici en très-peu de mots le résumé :

Son père, mort depuis quelques années, avait été affecté d'un rhumatisme goutteux; sa mère était assez bien portante. Tout jeune, il avait été sujet d'abord à de fréquents coryzas, avec croûtes dans le nez, puis à des bronchites réitérées, ensuite à de fréquentes esquinancies, plus tard à des ascarides dans le rectum, avec violente démangeaison à l'anus; à l'âge de seize ans, pour s'être baigné pendant qu'il avait chaud, il avait été affecté d'une forte douleur, avec gonflement, dans le genou gauche, mal qui avait été très-tenace et avait beaucoup inquiété ses parents. Depuis lors, il lui était survenu de temps en temps quelques douleurs dans les articulations, qui alternaient, soit avec un mal de dents, soit avec des rhumes, soit avec des enchifrènements.

Agé, quand je l'interrogeai, de trente-trois ans, il m'apprit que, deux ans auparavant, ayant contracté une forte blennorrhagie, il avait eu à faire à un empirique ; celui-ci lui avait fait prendre une boîte de pilules dont l'usage avait déterminé une inflammation considérable des gencives, avec abondante salivation ; inflammation et salivation qui, après une durée de vingt jours, et une sorte de scorbut aigu de la bouche dont elles avaient été suivies, lui avaient laissé, jusqu'à ces derniers temps, une cuisson, avec rougeur, sécheresse de la muqueuse de la bouche et grande diminution dans la sécrétion de la salive, sécrétion, au contraire, assez abondante chez lui auparavant.

A la suite de purgatifs répétés qu'on lui avait fait prendre, pour combattre cet état, il s'était effectivement trouvé soulagé, mais ses voies gastriques s'étaient altérées à tel point, qu'il ne pouvait plus rien digérer, et c'était pour cette dernière maladie, par laquelle toutes les autres avaient été remplacées, qu'on lui avait conseillé de venir se soumettre au traitement de l'hydrothérapie.

Il recommença son traitement hydrothérapique et resta encore vingt-cinq jours dans l'établissement. Il en sortit alors avec une très-grande amélioration du côté des voies gastriques, mais il avait repris ses anciens enchifrènements et conservait encore en grande partie sa salivation, à cette époque. Trois mois après, il m'écrivit de Villefranche, son pays, que l'amélioration, du côté des voies gastriques, s'était soutenue, que la muqueuse de ses narines était dans le même état, que la salivation avait cessé, mais qu'il conservait la bouche beaucoup plus humide qu'auparavant.

L'année suivante, il vint me consulter pour une douleur du genou gauche qui le faisait boîter, depuis l'apparition de laquelle il n'avait plus eu ses rhumes de cerveau et les éternuements fréquents qui les accompagnaient. Je lui prescrivis une petite saignée et quelques douches de vapeur, qui ne tardèrent pas à faire cesser cette nouvelle indisposition. Je l'engageai en même temps à se mettre à l'usage du tabac à priser, afin de ramener et de conserver sur la muqueuse nasale la fluxion qui, dans cet état morbide diathésique, s'était souvent déplacée. C'est ce qu'il fit et ce qui arriva. Depuis lors, il n'est plus venu me consulter pour aucune autre maladie.

Il est bien évident, dans cette observation, que l'hydrothérapie n'a déterminé la guérison de la maladie pour laquelle cet individu était venu dans l'établissement, qu'en déplaçant la fluxion tenant à l'état morbide diathésique et en la faisant se porter, par des dispositions particulières du malade, sur un tissu, une région où les manifestations de cet état diathésique s'étaient déjà effectuées auparavant.

Dans les états diathésiques à sécrétions humorales qui préludent dans l'enfance par des flux plus ou moins abondants sur le cuir chevelu, puis se portent sur la muqueuse des paupières, des yeux, des fosses nasales, des conduits auditifs, etc., avec accompagnement fréquent d'engorgement des glandes lymphatiques du cou, un cautère appliqué à la jambe, au bras, selon les cas, chez les individus surtout lymphatiques, à sucs abondants, séreux, à tissus blancs développés, produit aussi parfois cet effet d'appel du mouvement fluxionnaire diathésique sur une région où il offre beaucoup moins de danger.

La persévérance des mêmes conditions morbides dans un âge plus avancé, peut également exiger l'application du même remède, avec de grandes probabilités d'en obtenir un effet de déplacement avantageux. Mais, pour la réussite de tous ces déplacements de la fluxion, en vue d'appeler constamment sur un même lieu les manifestations d'une diathèse, il faut examiner attentivement les allures de cette diathèse, les susceptibilités naturelles ou acquises des divers tissus.

Vainement on ferait un appel à la fluxion sur des tissus que la nature aurait organisés de manière à ne pas se prêter à ces sécrétions de divers fluides accrues ou exagérées, qui doivent servir comme de voie de décharge à l'état morbide diathésique; c'est plutôt une inflammation que l'on produirait, avec retentissement sympathique défavorable dans l'économie, qu'un phénomène morbide de déplacement.

D'après ce que nous venons d'exposer, ce qu'il faut donc demander aux agents pharmaceutiques ou aux eaux minérales naturelles, dans ce troisième chef de considérations thérapeutiques, c'est principalement un flux abondant, exagéré, muqueux, urinaire ou sudorifique, flux qu'il faut savoir, d'ailleurs, tenir circonscrit dans des limites convenables.

Les eaux minérales naturelles, capables de produire ces effets spéciaux, sont généralement connues, mais la connaissance de leur composition chimique ne conduit pas seule, tant s'en faut, à la connaissance de leurs effets thérapeutiques; ce sont les monographies et les traités relatifs aux eaux minérales qu'il faut consulter pour cela. Du reste, la principale étude à faire est celle des conditions d'organisation que présentent les malades.

Les effets diurétiques, purgatifs, sudorifiques, des eaux dépendent, non absolument de la composition de ces eaux, mais de la manière dont elles sont reçues par l'organisation, très-variable en susceptibilités, en tolérance, en idiosyncrasies chez les divers individus, et très-diversement disposée à entrer en action chez un même individu, aux diverses époques ou phases climatériques de la vie.

Quant à l'effet produit par les eaux minérales en dehors de cette action particulière dont il vient d'être question sur certains grands appareils de sécrétion, quant à cet effet que, comme relativement à l'action de certains agents pharmaceutiques, on a appelé effet *altérant*, il rentre en grande partie dans les considérations thérapeutiques émises, soit dans le premier chef, relatif à la spécialité d'action de quelques sources sur certaines manifestations diathésiques, soit dans le second chef, relatif aux modifications profondes imprimées par les eaux minérales à l'ensemble de l'organisme. C'est encore pour cela, indépendamment des données renfermées dans les traités généraux des eaux minérales, aux monographies relatives à chaque source qu'il faut s'adresser; malheureusement les bonnes monographies sur les eaux minérales sont rares, jusqu'à présent.

QUATRIÈME CHEF.

Enfin, quand on ne possède pas de spécifique contre une diathèse, ni rien de spécialement efficace contre ses manifestations ; quand on se trouve en présence d'une de ces diathèses à marche fatale vers l'état cachectique et déjà à un degré avancé d'invasion, il ne s'agit plus que de tenir l'organisme dans le plus grand calme possible, d'éviter toutes les causes d'irritation, d'empêcher la réaction des organes, des tissus, où s'opèrent les manifestations diathésiques, de porter le trouble dans le système nerveux et de déterminer la fièvre, de manière à précipiter encore la marche de la diathèse vers la terminaison fatale.

C'est la seule chose alors que permettent généralement de faire un certain nombre de diathèses, et notamment les diathèses cancéreuse, tuberculeuse, mélanée, anévrysmale, etc, arrivées à un degré très-avancé de leur développement.

Alors peut se présenter la question de savoir, quand les affections locales diathésiques sont circonscrites et bornées, de manière à pouvoir être entièrement détruites ou enlevées par le fer ou

par le feu, sans entraîner des dangers immédiats
très-grands, par le fait même de l'opération,
si cette opération doit. être conseillée et peut être
faite, avec de très-grandes probabilités que la
diathèse n'effectuera pas, dans le même lieu ou
ailleurs, plus ou moins prochainement, une nouvelle manifestation, plus violente et accompagnée
de plus de dangers qu'auparavant.

En appliquant cette considération, par exemple, aux diathèses que je viens de citer : pour les
diathèses tuberculeuse, mélanée, une opération
de ce genre est rarement praticable, à cause de la
profondeur des tissus où ces diathèses effectuent
ordinairement leurs manifestations.

Pour la diathèse anévrysmale, quand deux ou
plusieurs anévrysmes existent en même temps ;
quand, après l'opération appliquée à un anévrysme avec succès, un autre revient ailleurs ; quand,
en un mot, l'examen des antécédents et de toutes
les conditions actuelles, offertes par les malades,
tendent à faire croire à l'existence enracinée d'une
diathèse, une opération de ce genre ne serait guère
conseillée par aucun praticien ; mais c'est au
cancer surtout que cette question s'adresse.

Or, la question de savoir si un véritable cancer
doit être ou non opéré, dans quelles conditions locales ou générales, à quelle époque, à quelle phase
de son existence on peut l'opérer, les chances de
récidive que l'on a à courir, etc., cette question a

été suffisamment controversée dans les livres de pathologie chirurgicale auxquels je renvoie. Je n'émettrai ici qu'une considération importante qui s'adresse aux manifestations diathésiques en général, lorsqu'il s'agit de savoir s'il faut ou non les détruire.

Quand une manifestation diathésique existe, elle devient généralement un centre d'attraction sur lequel va sympathiquement retentir toute irritation, tout travail morbide aigu ou chronique, existant ailleurs, indépendamment de l'état diathésique, dans un organe ou un tissu important. Souvent les exacerbations qui surviennent dans ces affections locales diathésiques, sont le résultat de ces retentissements sympathiques, dus à l'existence simultanée d'une maladie chronique, et non le fait de la diathèse elle-même ; de sorte que, si l'on parvient à détruire entièrement cette affection locale diathésique, sans détruire la maladie interne qui effectuait ces retentissements, celle-ci tend sans cesse à ramener sympathiquement l'irritation dans le même lieu, et à favoriser dans ce lieu le retour de la manifestation diathésique.

C'est ainsi que l'on voit s'établir des liaisons sympathiques de cette nature entre une phlegmasie chronique du poumon, de l'estomac, du foie, des intestins, etc., et les affections locales diathésiques dartreuse, hémorrhoïdaire, cancéreuse, etc. Tant qu'on laisse exister cette maladie interne, si l'on parvient à détruire la dartre, les hémorrhoïdes, le cancer, cette maladie tend à ramener sympathiquement beaucoup plus tôt l'affection locale qui, par le fait seul de la diathèse avantageusement modifiée, aurait été repoussée à une époque bien plus éloignée, ou même, pour certaines diathèses plus faciles à modifier ou à détruire, n'aurait plus reparu.

Il résulte de cette considération qu'avant de chercher à se débarrasser entièrement, quand on en a le moyen, d'une affection diathésique locale, pendant le règne d'une maladie interne chronique, il faut s'attacher à détruire préalablement cette dernière, dont l'action pourrait solliciter la diathèse elle-même à reproduire beaucoup plus promptement sa manifestation.

CHAPITRE X.

DES DIATHÈSES EN PARTICULIER.

Dans tout ce que j'ai dit jusqu'à présent, je me suis attaché à considérer d'une manière générale, autant que cela est possible dans un pareil sujet, l'état morbide diathésique, à le distinguer de tout ce qu'on pourrait confondre avec lui, notamment les maladies aiguës et les maladies chroniques, à proprement parler. Si j'ai été trop souvent obligé de faire mention des diathèses en particulier, ç'a été pour que les diverses propositions que j'ai émises ne parussent pas trop abstraites, trop vagues, non assez appuyées sur de légitimes fondements.

J'ai à étudier maintenant, en résumé, chacune des diathèses que j'ai admises, non pas, comme je l'ai déjà fait observer, pour tracer son histoire entière médicale, ce qui est hors de mon but; mais pour examiner à quel titre elle peut, elle doit entrer dans le cadre des diathèses.

J'ai pour cela à jeter un coup d'œil sur les causes qui peuvent la faire naître, quand elle est au nombre des diathèses acquises, ou qui l'entretiennent et en provoquent les manifestations, quand elle est native, héréditaire; j'ai à apprécier brièvement, autant que, dans la sphère de mes idées, cela me paraît possible, dans l'état actuel de la science, à quelles conditions vitales apparentes de l'organisme chaque diathèse paraît se rattacher, le rang qu'elle occupe, selon son importance, parmi les affections diathésiques, sa plus ou moins grande tendance à l'état cachectique, avec les principaux traits qui la caractérisent alors, l'atteinte plus ou moins grave qu'elle peut généralement porter à la santé, à la vie du malade.

Pour les détails et pour tout le reste de son histoire pathologique, c'est aux traités spéciaux de pathologie qu'il faut s'adresser. Quant au traitement, c'est, pour les diathèses à manifestations essentiellement chroniques, aux divers chefs de principes généraux thérapeutiques précédemment établis que je renvoie, et, pour les autres, après quelques indications générales, c'est encore à ces mêmes traités que je suis obligé de renvoyer.

Je rappellerai ici que presque constamment les diathèses, à un degré avancé de leur développement et surtout passées à l'état de cachexie, s'accompagnent d'une altération de la composition du sang, d'un changement de proportion dans les principes qui le constituent, circonstances qui ne doivent généralement être considérées que comme un effet de la diathèse. On peut consulter pour cela les dernières recherches de MM. Becquerel et Rodier, consignées dans un mémoire lu à l'Académie des sciences (séance du lundi, 31 mai, 1852). J'aurai quelquefois l'occasion d'en rappeler les résultats.

DIATHÈSE INFLAMMATOIRE.

On a dit beaucoup de choses vagues, contradictoires, sur la nature de l'inflammation, dont je n'ai pas du reste ici à tracer l'histoire et que je ne dois considérer que comme manifestation d'un état morbide diathésique, de la diathèse dite inflammatoire, admise par tous les auteurs.

Les recherches microscopiques auxquelles on s'est livré dans ces derniers temps, celles notamment de M. le docteur Lebert (*Physiologie pathologique*, 1845) semblent bien démontrer que, dans le phénomène vital de l'inflammation, il y a afflux du sang, contraction d'abord, puis dilatation des vaisseaux capillaires, accélération d'abord, puis ralentissement de la circulation, oblitération, quelquefois rupture des vaisseaux, formation même de nouveaux vaisseaux etc. ; mais tout cela n'a rendu guère plus claire, plus explicite la définition de l'inflammation.

C'est à peine si l'on s'entend, quoique dans tous les livres de pathologie on lui consacre de longs articles, pour en faire une maladie spéciale, une maladie à part. C'est à décrire, à apprécier ses diverses terminaisons qu'on s'est principalement attaché. Vogel avait déjà dit que l'inflammation est une entité trop absolue, et il en considérait principalement les terminaisons, l'hyperémie, l'exsudation, etc. Selon M. Lebert lui-même, l'inflammation n'est pas une espèce morbide, une maladie essentielle.

Il me semble résulter de tout ce que l'on a écrit sur ce sujet et de l'observation attentive des faits, que l'inflammation constitue une sorte de fonds commun sur lequel viennent s'enter des formes morbides très-différentes de marche, d'allure, de terminaison, de suites, d'importance, de gravité, et ce fonds commun n'est pas autre chose que le mouvement fluxionnaire, la fluxion agissant particulièrement sur le système capillaire, où elle pousse principalement le sang, et qui, selon son degré d'intensité, selon les dispositions particulières des tissus qu'elle envahit, aboutit à des résultats si différents qu'ils méritaient d'être considérés comme autant de maladies particulières.

Ce sont, à proprement parler, les tendances dernières, les terminaisons de ce phénomène morbide qu'il faudrait principalement envisager pour mieux caractériser la diathèse qui ne cesserait pas d'ailleurs d'être d'abord appelée inflammatoire. C'est ainsi, par exemple, qu'il faut pouvoir distin-

guer, sous le rapport de l'état morbide diathésique, entre une inflammation qui se termine toujours par un érysipèle, et celle qui se termine
toujours par la suppuration, ou par la gangrène,
ou par l'hypertrophie, etc.

Dans tous ces cas, afin d'embrasser entièrement
l'ensemble de la physionomie de l'état diathésique,
il conviendrait d'employer les dénominations de
diathèse inflammatoire *érysipélateuse*, *suppurative*, *gangreneuse*, *hypertrophique*, etc. Ce seraient là autant de diathèses inflammatoires *uniformes*, soit d'organe ou de région, soit de tissu,
soit d'ensemble. Du reste, dans les cas où la fluxion
inflammatoire affecterait, avec des terminaisons
diverses, alternativement, successivement divers
organes ou tissus, ou constamment le même organe, le même tissu, ce serait, d'après les divisions
que nous avons établies, la dénomination de diathèse inflammatoire *multiforme* d'ensemble, de
tissu, d'organe ou de région qu'il faudrait employer.

Vainement on a cherché à rattacher cette diathèse à telle constitution, à tel tempérament donné,
une constitution robuste, par exemple, un tempérament très-sanguin. La constitution la plus faible, le tempérament le moins sanguin, un état presque anémique même coïncide souvent avec cette
tendance spontanée, obstinée, aux mouvements
fluxionnaires inflammatoires, résultant de l'état
morbide diathésique.

Ce n'est pas non plus toujours avec raison qu'on a cherché à attribuer cette diathèse à un état particulier du fluide sanguin. Un changement de proportion dans les éléments qui entrent dans la composition du sang, plus de fibrine qu'à l'état normal, la diminution ou la prédominance d'un autre principe quelconque, tout cela seul ne saurait engendrer la diathèse inflammatoire dont ces circonstances doivent être considérées comme l'effet plutôt que comme la cause. L'état chlorotique dans lequel il y a une altération bien évidente de ce fluide, dépouillé en partie alors de l'élément qui semble le plus contribuer à ce qu'on peut appeler richesse du sang, l'état chlorotique coïncide assez souvent avec la fréquente répétition de phénomènes d'inflammation à forme identique ou à formes diverses, se rattachant à un véritable état diathésique inflammatoire, et le véritable état anémique lui-même n'en est pas exempt.

Certainement les terminaisons quelquefois identiques qu'affectent les manifestations diathésiques inflammatoires, comme toujours la suppuration, toujours l'exsudation de matières couenneuses, toujours la formation de fausses membranes, etc., semblent bien annoncer, indépendamment des variations de la fibrine ou des autres éléments du sang, quelque chose de particulier, d'inconnu dans ce liquide, contre lequel nous ne pouvons rien diriger d'ailleurs, à cause de l'ignorance où nous sommes de la nature de cette altération ; mais ici comme dans tous les cas possibles d'altération des fluides, on ne saurait se passer, pour expliquer les phénomènes diathésiques, d'avoir recours aux considérations, déjà si souvent émises, relativement à l'impression produite par cette altération sur les centres nerveux, dans lesquels naît cette sorte de besoin vicieux, ce foyer de déterminations morbides intermittentes, cet état en un mot qui constitue véritablement la diathèse et qui peut persister encore longtemps après que l'altération des fluides a cessé d'exister.

L'état morbide particulier des centres nerveux, de l'ensemble de l'organisme, qui donne naissance à la diathèse inflammatoire, fait précéder et accompagne généralement d'un mouvement fébrile chacune de ses manifestations ; celles-ci affectent généralement aussi la marche aiguë, quand aucun autre état diathésique n'entre en complication avec la diathèse inflammatoire.

Les faits de fluxion inflammatoire se présentant avec les allures, les conditions que nous avons considérées, comme constituant une véritable diathèse, ne sont pas rares. Divers auteurs en ont cité des exemples qui se sont présentés, qui peuvent se présenter à différents âges, quand la diathèse est acquise, ce qui a lieu quelquefois ; mais c'est dans l'enfance qu'on en remarque ordinairement les premières et les plus fréquentes manifestations, quand elle est héréditaire ou quand elle s'est développée chez le fœtus, sous l'influence de causes ayant agi sur la mère, pendant son état de grossesse.

La diathèse inflammatoire est, du reste, beaucoup plus fréquemment héréditaire qu'acquise. Quand elle est acquise, une nourriture trop abondante, succulente, échauffante, l'usage de boissons excitantes, un état trop sédentaire, l'habitude de passions violentes, l'altération profonde des fonctions de la peau, la suppression de certaines évacuations, etc., peuvent la déterminer. Chez les enfants, c'est parfois au lait altéré d'une nourrice qu'est due l'apparition réitérée des phénomènes inflammatoires, se terminant presque toujours alors par suppuration. En voici un exemple :

Une femme de Vénissieux nourrissait sa fille, âgée de cinq mois, quand elle me consulta ; cette enfant, d'une santé très-bonne jusqu'à trois mois, avait commencé alors à présenter successivement, sur presque toutes les parties du corps, des mouvements fluxionnaires inflammatoires, à forme tantôt d'érysipèle, tantôt d'érysipèle phlegmoneux, tantôt de phlegmon, qui marchaient en général rapidement vers la suppuration, avec plus ou moins de fièvre.

Six à huit jours d'intervalle, pendant lesquels l'enfant semblait se rétablir, séparaient la terminaison d'une inflammation du début de l'autre.

Rien ne se passait encore du côté de la dentition. Deux autres enfants que cette femme avait déjà eus et nourris se portaient actuellement très-bien et n'avaient jamais offert rien de semblable. Le père jouissait aussi d'une très-bonne santé.

En remontant à la cause de cette maladie, j'appris que la première inflammation chez l'enfant s'était manifestée, le lendemain d'un jour où la mère avait commis l'imprudence de faire téter son enfant, après un violent accès de colère. La mère n'offrait, d'ailleurs, quand elle me consulta, rien de particulier, si ce n'est une légère irritation des voies gastriques; je la soumis à un régime très-adoucissant.

Ces scènes d'inflammations successives durèrent près de quatre mois chez l'enfant. Il survint alors de la diarrhée; les premières dents parurent; la dentition s'accomplit passablement; aucune sécrétion morbide ne s'établit au cuir chevelu; l'enfant fut sevré à seize mois; sa santé s'est ensuite fortifiée, mais il est resté sujet de loin en loin, jusqu'à l'âge de huit ans, à des jetées érysipélateuses sur le front et le cuir chevelu.

Il arrive parfois qu'un état d'irritation, d'inflammation chronique de divers organes, et notamment des voies gastriques, chez une femme qui nourrit, détermine chez les nourrissons un état diathésique semblable qui, même en dehors de toute disposition héréditaire de la part de l'enfant, se prolonge ensuite plus ou moins longtemps après le sevrage. Le lait d'une nourrice qui ne se trouve pas en rapport avec le tempérament, avec la constitution de son nourrisson, qui répugne, en quelque sorte, à ce tempérament, à cette constitution, peut aussi déterminer de semblables résultats.

Il est certaines organisations tellement disposées que les inflammations internes, alternatives ou successives, parfois plus tard simultanées, qui entrent dans le plan de la diathèse, sont latentes, insidieuses et ne semblent prendre une allure franche, déterminée, que lorsqu'elles sont déjà entrées dans la phase de terminaisons graves, funestes, telles que la suppuration, la gangrène. C'est ce qu'on voit parfois dans les membranes séreuses ou muqueuses qui entrent dans la structure anatomique de certains viscères importants.

L'état cachectique qui, dans cette diathèse, précède la mort, comme je l'ai observé chez de très-jeunes enfants, dont la force de constitution n'a pu y résister, ne consiste que dans la répétition très-fréquente, l'extension des affections locales inflammatoires, la fièvre continuelle qui les accompagne, l'amaigrissement, le marasme, sans offrir dans son ensemble, dans sa physionomie, aucun trait caractéristique particulier.

Je n'entrerai pas dans d'autres détails relativement à la diathèse inflammatoire. Ce que j'ai dit précédemment, relativement aux diathèses en gé-

néral, et, particulièrement, aux diathèses à principe fluxionnaire souvent mobile , s'applique à
celle-ci, dont le traitement est également compris
dans les principes généraux de thérapeutique que
j'ai posés. J'avais à considérer cette affection dans
ses principales allures diathésiques ; je n'ai point,
je le répète, à tracer l'histoire de l'inflammation.

DIATHÈSE PURULENTE.

Quelquefois la rapidité avec laquelle a marché l'inflammation, dans ses premières périodes, et le peu de bruit, pour ainsi dire, qu'ont fait ses premiers symptômes, sont cause que l'attention n'ayant été fixée que par le genre de terminaison de cette inflammation, on a donné à la diathèse le nom tiré de l'aspect de cette terminaison même. C'est ce qui est arrivé au moins pour une variété de la diathèse appelée *purulente*.

Du reste, les avis ont été et sont encore partagés là-dessus. Quant à moi, tous les faits dont j'ai été témoin, dans les hôpitaux surtout, et la lecture des discussions qui se sont élevées sur ce sujet ne me font concevoir l'apparition de cette diathèse que de deux manières :

1° Il n'est pas rare de voir, en dehors de l'existence de tout abcès, de tout dépôt purulent, dans un point quelconque de l'économie, des mouvements fluxionnaires s'effectuer successivement, alternativement, sans symptômes bien apparents d'inflammation, sur le même tissu, le même organe ou sur des organes, des tissus différents et être presque aussitôt suivis de sécrétion purulente, d'abcès, de collections de pus. C'est là une variété de la diathèse purulente, qui se rattache à la diathèse inflammatoire suppurative dont il vient d'être question, dans laquelle les symptômes inflammatoires sont franchement marqués ; on pourrait l'appeler diathèse *sub-inflammatoire purulente*, à cause du peu de saillie, parfois de la quasi-nullité des symptômes de l'inflammation.

2° Lorsqu'un amas de pus, un abcès plus ou moins profond existe dans quelque point de l'économie, il peut s'opérer spontanément, successivement, des dépôts purulents sur d'autres parties, notamment dans diverses régions du tissu cellulaire, entre les muscles, dans l'intérieur des grandes articulations, et dans le sein de quelques viscères importants, sans que les parois de ces collections présententdes symptômes sensibles d'inflammation. Que s'est-il passé dans ce cas ?

Les recherches et les observations dues à Dance, Maréchal, Blandin, à MM. Tessier, Cruveillier, Velpeau, Sédillot et autres, les expériences également de MM. Castelnau et Ducret, etc., tendraient à prouver que ces collections purulentes résultent de l'introduction du pus dans le torrent de la circulation, soit que ce pus provienne de la résorption (1)

---

(1) Puisque, d'après les dernières observations, notamment celles de M. L.-P. Berard, le pus ne peut être absorbé en nature par les vei-

qui s'opère dans l'abcès primitif, soit qu'il provienne de l'inflammation suppurative de la paroi intérieure des veines, etc., choses que je n'ai pas à discuter ici.

En admettant la réalité de l'introduction du pus ou, si l'on veut, des parties les plus subtiles du pus dans la circulation, ce fluide, agissant alors comme une sorte de ferment, ferait-il naître une tendance, de la part des globules sanguins, à se transformer en globules purulents; et, dans ce cas, le pus se déposerait-il dans les organes, indépendamment d'aucune espèce de travail morbide des tissus à la surface ou dans l'intérieur desquels il se serait déposé, traversant ainsi ces tissus comme une espèce de crible, de tamis? Mais alors l'infection, l'altération des fluides étant générale, pourquoi la filtration, le dépôt du pus n'a-t-il pas lieu partout? Evidemment, cette hypothèse n'est guère admissible. Le pus, dans le lieu où il paraît, n'est très-probablement dû qu'à une sécrétion; mais cette sécrétion, dans tous les cas analogues d'existence préalable d'un abcès dans quelque région, qu'est-ce qui la provoque?

Je ne conçois la chose possible que de deux manières :

nes, les vaisseaux lymphatiques, à cause du volume des globules purulents, ce ne sont que les éléments les plus subtils du pus qui pourraient être absorbés, en admettant la réalité de l'absorption de ce produit de l'inflammation. M. le docteur Bourguet d'Aix avait fait déjà cette observation.

1° Cela peut avoir lieu, en vertu de ce fait bien connu de la tendance qu'affecte l'organisme, chez certains individus, placés surtout dans des conditions hygiéniques débilitantes, et soumis à certaines dispositions générales, à certaines idiosyncrasies spéciales d'une difficile appréciation, de cette tendance, dis-je, qu'affecte l'organisme à la répétition, dans une ou plusieurs de ses régions, d'un acte morbide qui se passe dans un autre. Or, comme il s'est déjà opéré quelque part, après des symptômes plus ou moins saillants de fluxion inflammatoire, une sécrétion de pus, la même sécrétion tend à se répéter ailleurs, et cette fâcheuse circonstance se présente principalement et presque exclusivement dans les hôpitaux où les malades sont généralement soumis aux conditions hygiéniques les plus défavorables.

2° Dans le cas d'introduction, par une voie quelconque, du pus ou de ses parties les plus subtiles dans la circulation, il faut admettre que ce fluide, en déterminant une altération, une infection du sang, a agi comme certains virus, le virus syphilitique, le virus rabique, etc. ; il est allé produire sur les centres nerveux, dans la sphère de la vie végétative, une impression qui a fait naître, dans ces centres, cette tendance irrésistible à accomplir des actes morbides semblables ou analogues à celui qui a donné naissance au pus, au virus, cause de l'infection.

C'est cette tendance, réalisée en actes spontanés, successifs, qui constitue ici la diathèse, et celle-ci accomplit ses actes morbides diathésiques dans les tissus, dans les organes qui sont pour cela, dans les conditions où se trouve actuellement le malade, le plus favorablement disposés.

Si des viscères importants, tels que le poumon, le foie, etc., sont si souvent alors le siége de dé-pôts purulents, c'est que probablement ces viscères sont les parties sur lesquelles se font le plus forte-ment ressentir les effets des mauvaises conditions hygiéniques que le séjour des hôpitaux procure aux malades, et aussi parce que, pendant le dé-veloppement de la maladie primitive locale, qui a amené la première accumulation de pus, ces vis-cères ont sympathiquement le plus souffert, comme cela arrive d'ailleurs ordinairement, pendant l'exis-tence de toutes les inflammations suppuratives, ca-pables de produire dans l'économie quelque reten-tissement.

Il résulte de là que, si l'on admet une diathèse purulente, chose à laquelle les faits d'apparition, dans certains cas, réitérée, intermittente, succes-sive ou alternative d'abcès dans différents organes, différents tissus, chose à laquelle, en un mot, toutes les conditions propres à un véritable état morbide diathésique, offertes par ce genre d'affection, ne permettent guère de se refuser, on doit y ad-mettre aussi deux variétés : la première, sans l'existence préalable d'aucune collection de pus dans l'économie, après des symptômes en général peu saillants de fluxion inflammatoire ; on peut l'appeler diathèse *sub-inflammatoire purulente* ; la seconde, survenant pendant l'existence de quelque collection de pus, suite d'une lésion locale ou localisée dans une région plus ou moins circonscrite de l'économie, et provenant, selon l'opinion d'un grand nombre de chirurgiens, de la résorption de ce pus ou de quelques-uns de ses éléments.

Alors, l'effet produit sur les centres nerveux, sur l'ensemble de l'organisme par ce pus résorbé, déterminerait, non pas un dépôt pur et simple de pus, existant tout formé dans le sang, mais une véritable sécrétion de pus dans certains tissus plus favorablement disposés pour cette sécrétion : c'est la *diathèse purulente*, proprement dite, à moins qu'on ne préfère l'appeler *diathèse sécrétoire purulente*. Je n'ai pas, d'ailleurs, à faire ici l'histoire de cette maladie, pas plus que je n'avais à faire celle de l'inflammation. J'avais à rechercher si, par les traits principaux de sa physionomie, elle devait entrer dans le cadre des diathèses.

La première variété de la diathèse purulente est guérissable ; la seconde est généralement mortelle, avec des symptômes qu'on doit rapporter à une sorte d'infection putride de l'organisme, plutôt qu'à un véritable état cachectique, et dont les traits les plus saillants sont un profond accablement, parfois une sécheresse extrême de la bouche et une soif ardente, un dévoiement très-liquide, des sueurs colliquatives, souvent fetides, comme les autres sécrétions, une accélération et une faiblesse très-grandes du pouls , un teint jaune, ictérique de la peau, un amaigrissement extrêmement rapide , la plus affreuse consomption.

Quant à son traitement, si l'on a à faire à la première variété, c'est le traitement de la diathèse inflammatoire convenablement modifié qu'il faut lui appliquer; si l'on a à faire à la seconde variété, ce sont, comme dans ces sortes d'empoisonnement, les toniques, les antiseptiques qu'il faut administrer; mais, comme je viens de le dire, les cas qui se rapportent à cette variété sont en général mortels, ainsi que les cas de morve, maladie qui pourrait être envisagée comme un état morbide diathésique, auquel des considérations analogues seraient également applicables. Que faut-il penser de l'usage, contre cette diathèse purulente, de l'extrait d'aconit qui a été vanté par M. J.-P. Tessier ?

DIATHÈSE GANGRENEUSE.

On sait avec quelle facilité, chez certains indi-vidus, une inflammation, même légère, passe à l'état de gangrène. Lorsque, sous l'influence d'un certain état de faiblesse de réaction native ou ac-quise, de la part des tissus où l'inflammation se jette, les manifestations de la diathèse inflammatoire re-vêtent la forme gangreneuse, quelque peu intense que soit l'inflammation, c'est à une variété de la diathèse inflammatoire que l'on a à faire ; mais il faut distinguer l'état morbide diathésique, où la gangrène survient par excès d'inflammation, de celui où elle survient, après une fluxion inflamma-toire en quelque sorte avortée, sous l'influence de cet état de faiblesse de réaction des tissus, et sur-tout de celui où la gangrène survient, en vertu d'un autre mode vital vicieux des centres nerveux, peut-être aussi du sang, en un mot, de l'ensemble de l'organisme.

C'est dans ce dernier cas surtout que la diathèse mérite le nom de *diathèse gangreneuse*, proprement dite.

Quelquefois ces dispositions à la gangrène sont le résultat d'une oblitération vasculaire, d'un obstacle à la circulation, de l'inflammation des artères, des veines, etc. ; mais cela ne constitue pas, à proprement parler, un état diathésique.

Une intoxication, l'usage du seigle ergotté déterminent aussi des gangrènes qui ne peuvent pas être considérées non plus comme se rapportant à une véritable diathèse. Cependant, à la suite d'une sorte d'épidémie déterminée par l'usage de pain renfermant beaucoup de seigle ergotté, dont avaient fait usage, après une année très-pluvieuse, un grand nombre d'habitants de la campagne, j'ai vu, à l'Hôtel-Dieu de Lyon, dans le service de M. Janson, alors chirurgien en chef, plusieurs malades qui, ayant échappé aux premiers accidents, restèrent sujets, pendant quelque temps encore, à la reproduction intermittente, successive de mouvements fluxionnaires, se terminant par la gangrène.

Ces mouvements fluxionnaires, se signalant d'abord à peine par un peu de chaleur, de rougeur, étaient bientôt suivis, avec de grandes douleurs, de l'apparition, sur les membres inférieurs surtout, de plaques d'un brun foncé, de forme irrégulière, de quelques lignes à un pouce de largeur, et dont la chute, car c'étaient des escarres, laissait des surfaces ulcérées, se cicatrisant avec lenteur.

Des faits de gangrène spontanée, ayant lieu d'une manière successive, intermittente, parfois même périodique, affectant les allures d'un état morbide diathésique, ont été observés à diverses époques.

Marjolin (*Dict. de médecine* art. *gangrène*), rappelle ce fait de Lapeyronie, qui avait observé une gangrène sèche, récidivant fréquemment, chez un homme adonné à l'usage du vin, et qu'il guérit en le privant de cette boisson, et ne lui donnant que du lait pour nourriture.

Il cite cet autre fait de Schrader qui avait observé une gangrène périodique aux doigts, aux orteils, au nez, aux oreilles, récidivant tous les trois mois, chez une fille âgée de vingt-trois ans.

Quelques autres faits de ce genre, en très-petits nombres d'ailleurs, ont été rapportés, ces dernières années, dans des journaux de médecine.

Dans certains cas d'affaissement, de sidération en quelque sorte du système nerveux, par des causes capables d'affaiblir considérablement et plus ou moins brusquement les forces de la vie, il peut se manifester des phénomènes de gangrène spontanée, présentant l'allure d'un état diathésique. Voici un fait de ce genre fort remarquable dont j'ai été témoin en 1822, à l'Hôtel-Dieu de Lyon. Chargé d'en prendre l'observation, pour la lire à la clinique de M. Janson, chirurgien en chef, j'en ai conservé la rédaction dont je ne donne ici qu'une très-courte analyse :

Un menuisier de Lyon, âgé de trente-deux ans, d'un tempérament sanguin-nerveux, d'une constitution robuste, à système osseux et système musculaire très-développés, est transporté à l'Hôtel-Dieu, offrant les membres inférieurs, à demi-paralysés dans le mouvement, privés d'une partie de leur sensibilité, froids et semés çà et là, sur les jambes principalement, de huit à dix plaques gangreneuses, de six à huit lignes de diamètre, environnées d'une légère rougeur et sans douleur. Les principaux viscères ne présentaient aucun état pathologique remarquable ; le pouls était petit, peu fréquent, la langue naturelle.

Le malade nous apprit lui-même que, marié depuis quinze jours seulement, il avait exercé, un très-grand nombre de fois, le coït avec sa femme, la première nuit de ses noces. Le lendemain, il avait éprouvé une grande faiblesse générale ; il avait cependant pu encore avec peine continuer son travail pendant quatre à cinq jours ; mais le sixième jour, il était tombé dans l'état à peu près où il se trouvait actuellement, les plaques noirâtres des jambes ayant commencé alors à se manifester, sans être précédées d'autres symptômes que d'une sorte de brisement, de lassitude des membres inférieurs.

Des toniques furent administrés à cet homme ; les plaques gangreneuses, qui ne paraissaient avoir intéressé que les couches les plus superficielles de la peau, se détachèrent ; la circonférence des surfaces ulcérées s'anima, et celles-ci tendaient à la cicatrisation ; mais à mesure que la cicatrisation s'avançait , ou lorsqu'elle était terminée dans quelques places ; d'autres plaques du même genre se présentaient dans le voisinage , suivant à peu près les mêmes phases.

Cette alternation , cette succession de phénomènes morbides gangréneux dura à peu près quarante jours , et ce n'est qu'après le retour entier de la sensibilité , de la chaleur dans les membres qu'ils cessèrent de se reproduire. La faculté du mouvement seule n'était pas encore entièrement revenue, lorsque le malade sortit de l'Hôpital, toutes les plaies étant cicatrisées , sans grande perte de substance ; mais quelque temps après cet homme se rétablit entièrement.

Il résulte de ce que je viens de dire qu'il existe réellement un groupe de faits , relatifs à l'apparition de la gangrène , présentant les conditions des états morbides diathésiques , se rapportant à ce qu'on peut appeler avec justesse une *diathèse gangreneuse*, et paraissant avoir eu pour cause , tantôt une sorte d'intoxication comme dans le fait que j'ai cité , relatif à l'usage, pour nourriture, de pain fait avec du seigle ergoté ; tantôt l'usage de boissons excitantes, comme dans le fait rapporté par Lapeyronie ; tantôt une sorte de sidération des forces nerveuses, une atteinte grave portée à l'innervation, comme dans le dernier fait que je viens de rapporter. Ce sont, du reste, à peu près, si l'on y joint l'inflammation aiguë ou chronique des artères et des veines , les causes que M. François assigne aux gangrènes spontanées en général. (*Essai sur les Gangrènes Spontanées*). C'est cette dernière variété de la diathèse gangreneuse qui est la plus grave , et qui entraîne le plus souvent la mort.

Quant au traitement , il doit être indiqué par la nature de la cause à laquelle on attribue la diathèse gangreneuse. Ainsi , dans les faits analogues à celui où la cause était l'usage du pain de seigle ergoté , c'est aux antispasmodiques , aux toniques , à l'opium , aux saignées , etc. , selon les cas , qu'il faudrait avoir recours. Dans les faits analogues à celui où la cause était l'usage d'excitants, c'est un régime opposé, un traitement antiphlogistique qu'il faut employer. Quand il s'agit d'une sorte de sidération des forces nerveuses , d'un affaiblissement de l'innervation , ce sont les toniques , un régime restaurant qui sont indiqués.

Je ne saurais entrer ici dans d'autres détails spéciaux , de même que je me le suis généralement prescrit à l'égard des autres diathèses , et encore moins relativement au traitement de cette diathèse à manifestations aiguës, rapides, menaçantes, à laquelle ne peuvent guères se rapporter non plus les considérations thérapeutiques émises dans les quatre chefs de principes généraux. Je renvoie pour cela aux livres de pathologie.

DIATHÈSE RHUMATISMALE.

Lorsque je cherchai à me faire une idée exacte de ce que les auteurs que j'avais étudiés, de ce que les professeurs que j'avais suivis dans les hôpitaux entendaient par *rhumatisme*, j'avoue que je ne pus arriver à aucun résultat pour moi bien satisfaisant. Le rhumatisme est-il une inflammation? est-ce une inflammation franche, une inflammation ordinaire ou une inflammation spécifique?

Voilà ce que j'entendais demander, ce qu'on demande encore, ce à quoi divers auteurs ont répondu différemment, ce que le brillant tableau comparatif de l'inflammation rhumatismale et de l'inflammation vraie tracée par Stoll (dans sa *Méd. Prat.*, page 439), n'a pas suffi, à beaucoup près, pour éclaircir.

Est-on davantage d'accord sur les causes prédisposantes? M. Chomel dit (*Leçons de Clin. Méd. recueillies par le doc. Requin*, page 146) : « Mais « il faut l'avouer, en résumé définitif, toutes les

« causes prédisposantes du rhumatisme sont en-
« vironnées d'incertitude et d'obscurité............
« Malgré la réunion de toutes ces conditions , elles
« peuvent quelquefois ne point se manifester ;
« d'autres fois , au contraire , en l'absence de ces
« mêmes conditions , elles peuvent envahir l'éco-
« nomie ».

Quant aux autres causes , le froid humide est la
seule cause occasionnelle, déterminante, qui soit
universellement admise , et ici cette opinion générale est parfaitement d'accord avec l'expérience de
tous les jours. Quant à la différence qui existe ,
non pas précisément entre la symptômatologie du
rhumatisme et celle de la goutte , mais entre le
principe de l'une et le principe de l'autre de ces
deux maladies , l'incertitude et les discussions ont
été aussi grandes ou plus grandes encore. L'espèce
de *mezzo termine* que Barthez avait indiqué entre
le rhumatisme et la goutte, dans le passage suivant
de son *Traité des Maladies Goutteuses* (page 293),
ne me paraît guères plus satisfaisant :

« Il est certain , d'après l'observation , qu'il
« existe entre la goutte et le rhumatisme *des*
« *affections intermédiaires qui varient à l'in-*
« *fini.* Si le rhumatisme domine dans ces affec-
« tions , elles appartiennent au rhumatisme gout-
« teux aigu ou chronique ; si la goutte y domine,
« elles forment une goutte rhumatismale à laquelle
« la goutte fixe succède quelquefois ».

Enfin., tout est vague dans les auteurs sur ces questions , et je ne m'étonne pas qu'à l'occasion et à la suite de la discussion qui eut lieu dernièrement à l'Académie nationale de Médecine de Paris , relativement aux rapports qu'il faut établir entre la goutte et le rhumatisme , un membre ait demandé qu'on voulût bien lui expliquer une fois pour toutes ce qu'on entendait positivement par l'expression *rhumatisme.*

Quant à moi qui dois seulement chercher à savoir ici si le rhumatisme , par les allures , la marche de ses manifestations morbides locales , peut être rapporté à un état diathésique , à une diathèse , je me bornerai aux observations suivantes :

Dès le commencement de ma pratique médicale, j'avais cherché à m'expliquer bien des faits semblables à quelques-uns de ceux que j'ai déjà eu l'occasion de citer précédemment et dont le suivant avait particulièrement fixé mon attention.

Un de mes clients, sujet à une assez forte migraine ; depuis l'âge de la puberté , commença à se plaindre , à vingt-deux ans , de maux d'estomac, de mauvaises digestions , de manière à présenter ce qu'on appelle une gastralgie ; alors la migraine disparut ; l'année suivante , au commencement de l'hiver, il se mit à tousser, à expectorer des matières glaireuses, à éprouver de l'oppression, parfois des palpitations ; dès ce moment la gastralgie ne se fit plus sentir, les digestions redevinrent bonnes.

Mais, dans le courant du printemps suivant, cet individu vit paraître, sur diverses régions de la peau des membres, des dartres squameuses par plaques circulaires, accompagnées d'une légère demangeaison. A partir du moment de cette apparition la toux, l'oppression, les palpitations cessèrent ; les moyens thérapeutiques que j'employai améliorèrent les dartres, mais ne les firent pas disparaître, et le malade, qui n'en était guères fatigué, les garda ainsi trois ans, à peu près dans le même état.

Dans le courant de l'automne qui suivit ces trois ans, automne qui fut très-humide, cet individu, que je n'avais pas revu depuis assez longtemps, vint me consulter pour une douleur forte, avec léger gonflement, qui s'était manifestée dans l'articulation du genou droit et qui avait été précédée d'une douleur et d'un gonflement semblables dans le genou gauche ; le mal dans celui-ci n'avait duré que douze à quinze jours ; mais celui du genou droit existait à un plus haut degré, depuis plus d'un mois, et le malade marchait avec peine, quand il vint me voir.

Il m'avoua que, déjà depuis longtemps, pendant qu'il avait été en proie aux diverses affections dont je viens de parler, il avait consulté, en même temps que moi, un praticien fort distingué de Lyon, qui avait toujours conseillé des moyens fort simples contre tous ces maux , sans jamais s'expliquer sur la nature du principe qui les faisait ainsi se reproduire dans diverses régions ; mais que dernièrement ayant revu ce praticien , relativement à son genou malade , celui-ci lui avait déclaré reconnaître actuellement que toutes les affections successives qu'il avait présentées étaient dues à un *rhumatisme*.

C'était également mon avis, mais je me demandai sur quoi pouvait se baser l'opinion autrefois incertaine , maintenant si positivement exprimée par ce praticien, et comment ce rhumatisme avait pu tour-à-tour se faire migraine, gastralgie, bronchite, palpitations, dartres, et enfin douleur et gonflement de l'articulation du genou. Il a fallu cette dernière affection pour que cette succession de maux ait été attribuée au même principe, à un rhumatisme.

Les deux considérations qui me paraissaient avoir servi d'éléments à ce jugement, qui avaient fait prononcer le nom de rhumatisme, étaient principalement les deux suivantes : fluxion sur une grande articulation ; influence du froid humide. Ce n'est pas la fluxion en elle-même qui a été appelée rhumatisme ; ce n'est pas non plus quelque chose de spécial, de vicieux dans les centres nerveux, le sang, l'ensemble de l'organisme, etc.; c'est la fluxion sur une articulation, à l'occasion de l'influence du froid humide.

Si l'on cherche à bien saisir le sens de tout ce qui a été dit sur le rhumatisme, on verra que c'est là ce qu'il y a de plus clair dans le fond de la pensée de beaucoup de médecins auteurs, de praticiens. C'est l'idée du siége du mal et de la cause occasionnelle, plutôt que l'idée de quelque chose de spécifique, de spécial dans le principe de ce mal, qui a présidé pour la plupart d'entr'eux à l'idée qu'ils se sont faite du *rhumatisme*. Que le siége du mal soit, au lieu d'une articulation, une région quelconque du tissu musculaire, du tissu fibreux ou d'un autre tissu, cela ne change rien à la question.

Vainement des auteurs ont cherché à placer le rhumatisme dans une certaine *spécificité* du principe générateur de cette affection, considérée alors principalement à l'état aigu. Où est cette spécificité? ce n'est certainement pas dans les traces constatées par l'anatomie pathologique de laquelle M. Chomel dit (leçons citées page 263,) relativement au rhumatisme aigu et au rhumatisme chronique : « qu'elle est nulle pour l'un et l'autre dans l'état actuel de la science.» La coïncidence, qu'a signalée M. Bouillaud, de l'endocardite et de la péricardite avec le rhumatisme articulaire aigu, qui n'existe pas d'ailleurs toujours, est plutôt un des effets de la diathèse, quand elle effectue ses manifestations à l'état aigu.

A-t-on constaté un état spécial du sang, propre

au rhumatisme? est-ce la *couenne* qui, outre les variations considérables qu'elle présente sous tous les rapports, ne diffère en aucune manière de la couenne offerte dans d'autres affections inflammatoires, notamment celles du poumon, de la plèvre, où la couenne du sang ressemble, dit Sydenham, à la couenne rhumatismale, comme un œuf ressemble à un autre œuf? Où sont les apparences de l'existence, dans le sang, d'un miasme ou de quelque chose d'analogue? et pour ce qui est relatif à la prédominance, dans ce liquide, d'un principe chimique, de l'acide urique, d'un urate, l'a-t-on constatée, dans le rhumatisme, comme dans la goutte, où cependant elle est loin d'être constante?

Puisque, lorsque le rhumatisme se déplace, pour se porter sur les viscères, sur les centres nerveux eux-mêmes, on ne peut, malgré les efforts faits pour l'établissement de tous les diagnostics différentiels possibles, rien reconnaître de spécial dans la nature des symptômes qui se produisent, dans le genre de traitement qui leur est appliqué, puisque les praticiens les plus habiles ne peuvent, dans un grand nombre d'affections intérieures, qui passent successivement sous leurs yeux, reconnaître, affirmer la présence d'une diathèse rhumatismale, que quand les articulations ou les tissus musculaires, fibreux, venant à se fluxionner, sous l'influence surtout du froid humide, les affections intérieures s'améliorent ou cessent entièrement, il me semble que, dans un but essentiellement pratique, il faut voir avant tout dans le rhumatisme, en y comprenant tous ses principaux éléments, les quatre choses suivantes : mouvement fluxionnaire ou fluxion ; siége principal, ordinaire, de cette fluxion, sur les articulations, les tissus musculaires, fibreux ; mobilité fréquemment très-grande de cette fluxion, qui se déplace sur d'autres organes, d'autres tissus ; influence du froid humide, faisant naître dans les centres nerveux, dans l'ensemble de l'organisme, un mode vicieux spécial ou mettant seulement en action un mode vicieux spécial, préexistant, dont les manifestations s'effectuent au moyen de cette fluxion.

Ces conditions pourront aider à comprendre pourquoi, dans certaines circonstances de climat, d'atmosphère froide, humide, de tempéraments sanguins-lymphatiques ou lymphatiques, de susceptibilités très-grandes des tissus muqueux, cutané, etc., la diathèse rhumatismale, qui est une des premières dans la catégorie des diathèses à principe fluxionnaire mobile, se marie souvent avec la diathèse catarrhale, la diathèse dartreuse? pourquoi, chez un même individu ayant, en même temps qu'il est soumis aux conditions qui engendrent le rhumatisme, les tissus muqueux et cutané également disposés à se laisser fluxionner, la diathèse rhumatismale paraîtra pouvoir, successivement, alternativement, devenir diathèse *catar-rhale*, diathèse *dartreuse*.

Ce n'est alors, comme je l'ai dit ailleurs, qu'en étudiant attentivement tous les antécédents héréditaires ou autres, toutes les conditions passées ou présentes offertes par le malade, que l'on déterminera avec certitude ou de grandes probabilités, l'espèce de diathèse dont il est principalement affecté.

La diathèse rhumatismale, beaucoup plus souvent héréditaire qu'acquise, se montre généralement comme diathèse d'ensemble. C'est de toutes les diathèses celle qui, compliquant dans sa transmission héréditaire d'autres diathèses, d'autres états morbides, contribue le plus à masquer ces diverses affections, à effectuer d'apparentes transformations radicales, à établir les états diathésiques mixtes dont j'ai parlé.

Les manifestations de la diathèse rhumatismale sont beaucoup plus graves à l'état aigu qu'à l'état chronique. Dans ce dernier cas, elles peuvent durer très-longtemps, sans porter une atteinte sérieuse à la santé de l'individu affecté qu'elles accompagnent ainsi, en se réitérant plus ou moins fréquemment, jusqu'à la vieillesse la plus avancée. Tant qu'elles ne se déplacent pas à l'intérieur, elles ne déterminent que très rarement la mort.

Celle-ci, quand elle est réellement la suite de l'état morbide diathésique s'épuisant à l'extérieur sur un grand nombre d'articulations à la fois , est pré-cédée d'un *facies* général , d'un état cachectique , où l'on voit le malade , perclus de ses membres , immobile , offrant des déformations, des ankyloses, des tophus , des lésions plus ou moins graves dans ses articulations , finir par des ulcérations , des escarres sur les parties qui supportent le poids du corps, par les réactions qu'elles déterminent, par la fièvre hectique , un œdème général ou le plus complet amaigrissement.

C'est surtout au traitement de la diathèse rhumatismale, comme à la principale diathèse à principe fluxionnaire mobile, que doivent se rapporter les considérations, les préceptes renfermés dans le second chef de principes généraux de thérapeutique que j'ai établis ; je renvoie donc à ces préceptes, à ces considérations, en faisant remarquer que c'est principalement pour cette diathèse, se rattachant si souvent à un mauvais état, à un exercice incomplet des fonctions de la peau, que les eaux minérales chaudes sont utiles, les eaux salines, les eaux sulfureuses surtout, quoique le soufre n'ait pas précisément une action spéciale sur la nature même de l'état morbide diathésique rhumatismal.

L'hydrothérapie se montre aussi dans ces cas très-efficace , en agissant sur l'économie de la manière indiquée dans ces considérations, et en rendant la peau, à l'avenir, beaucoup moins vulné-

rable dans l'exercice de ces fonctions, beaucoup
moins sensible à l'influence du froid ou du froid humide.

Le traitement de cette diathèse se rattache aussi
aux considérations du troisième chef, dans ce sens
qu'il faut s'efforcer, toujours, de provoquer, de
rappeler à l'extérieur, quand les circonstances
l'exigent, les manifestations diathésiques rhumatismales, ou de déplacer la fluxion, de la faire s'é-
puiser sur des organes, des tissus, dont le genre
de lésion, servant de voie dérivative, n'ait pour
la santé, pour la vie du malade, aucun grave danger.

DIATHÈSE GOUTTEUSE.

La goutte, par ses causes prédisposantes, sa symptomatologie, son allure, le genre de traitement qui lui convient, diffère certainement du rhumatisme. Barthès, cependant, qui a si bien peint l'histoire de la goutte, et signalé les traits d'une espèce de *physionomie goutteuse*, avait jugé convenable, pour désigner les ressemblances qui se manifestent souvent entre ces deux affections, d'établir ce *mezzo termine* que je viens précédemment de citer.

Ce que j'ai dit de l'influence du froid humide relativement au rhumatisme, ne peut s'appliquer que d'une manière restreinte à la diathèse goutteuse. Il est certain, comme la plupart des auteurs, des praticiens, l'ont observé, que les causes les plus fréquentes de la diathèse goutteuse acquise sont les écarts de régime, la bonne chère, l'abus du vin, des alcooliques, l'état trop sédentaire, l'habitude des passions fortes, l'abus des plaisirs vénériens, etc.; mais il faut bien examiner les antécédents, les dispositions héréditaires des malades, car souvent toutes ces causes ne font que développer, que mettre en action un état morbide diathésique goutteux qui existait déjà.

Si dans certaines contrées froides et humides, l'on voit la diathèse goutteuse régner sur un plus grand nombre d'individus, il ne faut pas perdre de vue que la plupart de ces individus vivent généralement aussi dans ces contrées, au milieu des conditions pathogéniques dont nous venons de parler. Du reste, cette diathèse se montre, bien plus encore que la diathèse rhumatismale, comme diathèse héréditaire que comme diathèse acquise.

J'ai déjà parlé des faits relatifs à la diathèse goutteuse, passant par dessus une génération, pour aller atteindre la génération suivante.

Il se présente aussi parfois une circonstance bizarre, comme celle que signale M. Ferrus dans ce passage (*Dict. de Méd.*, 2me édit., p. 224) : « Une « grande masse de faits semblent rendre l'hérédité « de la goutte incontestable, mais ce caractère « présente des anomalies fort curieuses. Ainsi, il « est des familles où l'on trouve un seul goutteux « sur dix personnes tout-à-fait exemptes de la « goutte, et d'autres fois, au contraire, cette ma- « ladie frappe le plus grand nombre. »

M. Ferrus ne nous dit pas les indispositions, les états morbides à allure diathésique plus ou moins marquée qui pouvaient exister, qui existaient probablement chez les membres de cette famille non affectés de goutte ; nous ne savons pas non plus s'il régnait une diathèse, et quelle était cette diathèse, de l'autre côté paternel ou maternel par qui la goutte n'avait pas été transmise. Or, ces faits, ainsi que les faits de la diathèse goutteuse ou d'une autre diathèse passant par dessus une génération, pourront souvent se rapporter, d'après l'observation que j'en ai déjà faite précédemment, à l'influence du mélange, du croisement héréditaire des diathèses, ou de l'union d'une diathèse d'un côté avec certaines idiosyncrasies, un tempérament fortement dessiné de l'autre.

De là peut résulter, par exemple, chez le fils, un état diathésique mixte, masquant ou remplaçant le vrai fonds diathésique goutteux du père, qui pourra reparaître franchement chez le petit-fils.

Relativement au principe de la goutte, est-il constitué réellement par la prédominance d'un principe chimique déterminé dans le sang, par un état, par exemple, d'acidité de ce liquide, dû à l'acide urique surtout, ou du moins cette acidité, cause ou effet de l'état diathésique, est-elle une condition inséparable de cet état diathésique goutteux ?

Je n'ai pas à entrer ici dans ces discussions, parce que je n'ai pas à tracer l'histoire de la goutte ; mais parmi les opinions relatives au fait d'un prin-

cipe de ce genre, pouvant exister dans le sang
chez les goutteux, et relativement aussi à la différence à établir entre le rhumatisme et la goutte,
je citerai l'opinion d'un chirurgien savant et expérimenté de Lyon, de M. Bonnet, professeur de
clinique chirurgicale à l'Hôtel-Dieu, qui a écrit un
très-bon traité des maladie des articulations (1) :

« Cette confusion ne saurait être maintenue :
« Dans le rhumatisme chronique, les lésions ana-
« tomiques se bornent constamment à des injections
« vasculaires, à des ulcérations de cartilages, à des
« sécrétions de sérosité et de lymphe plastique ; et
« aux produits vivants qui résultent de l'orga-
« nisation de cette lymphe. En un mot, l'on n'y
« trouvé que des altérations qui peuvent se former
« dans quelque partie du corps que ce soit, et
« chez les individus de tous les âges et de toutes
« les constitutions.

« Dans la goutte, l'on peut bien trouver les
« mêmes lésions, mais il y a de plus sécrétion d'une
« matière inorganique, formée principalement
« d'urate de soude et de chaux, et qui appartient
« spécialement à la goutte. Cette sécrétion est loin
« d'être le seul caractère qui permette de distin-
« guer la goutte du rhumatisme ; sous le rapport
« des causes, du siége et des symptômes, ces
« deux maladies présentent entre elles les plus

(1) *Traité des maladies des articulations*, t. I. p. 540.

19

« grandes différences ; mais j'insiste surtout ici sur
« la différence anatomique, car elle est incontes-
« table, évidente, et qu'elle résume, en quelque
« sorte, toutes les autres. Quand on refléchit aux
« conséquences qui en découlent, il semble aussi
« étrange de confondre la goutte avec le rhuma-
« tisme, que de considérer comme identiques
« l'inflammation chronique des reins et la gravelle
« d'acide urique. »

On connaît aussi l'opinion de M. Turck, qui regarde comme cause de la goutte « la diminution
« dans la proportion de soude libre dans le sang,
« diminution due à l'activité des émonctoires des-
« tinés à donner des sécrétions alcalines. » (*Traité
de la goutte et des maladies goutteuses*, p. 153).

En ne considérant la goutte que comme envahissant seulement les articulations, elle a déjà une
allure diathésique bien dessinée, mais sa mobilité
comme dans le rhumatisme, son déplacement fréquent, son transport sur divers autres organes ou
tissus, sur divers viscères, font qu'elle se montre
souvent comme diathèse d'ensemble. Or, dans ces
déplacements, a-t-on constaté, dans les résultats
de la fluxion qui se déplace, dans les phénomènes
morbides plus ou moins positivement inflammatoires, et les sécrétions que cette fluxion déplacée
détermine, a-t-on constaté, dis-je, la présence d'un
principe chimique particulier dominant dans les
principes qui constituent ordinairement le sang.

Tous les faits qu'on a cités d'individus morts à la suite d'une goutte déplacée, et dont on a pu faire l'autopsie, ne pourraient guère conduire à une conclusion affirmative à ce sujet. Les résultats observés ne différaient certainement guère de ceux produits par la fluxion provenant d'autres causes, d'autres diathèses, et notamment de la diathèse rhumatismale.

Il faut observer cependant que la goutte alterne parfois avec la gravelle, ce qui semblerait appuyer l'opinion de ceux qui attribuent la goutte à la prédominance dans le sang d'un principe chimique particulier (1).

En résumé, c'est la fluxion, élément essentiel de toute diathèse, la fluxion projetée sur les voies gastriques et sur les petites articulations surtout, où elle prend plus particulièrement le nom de goutte, la fluxion mobile, déplaçable ici comme dans le rhumatisme, qu'il faut considérer. Ce sont les apparitions, les renouvellements intermittents de cette fluxion, qui trahissent cet état diathésique, cet état morbide des centres nerveux, sous l'influence du-

---

(1) Je ferai remarquer, du reste, que, s'il était démontré que la goutte provînt, dans tous les cas, d'une altération chimique bien connue, de la présence constante, par exemple, d'un acide, notamment de l'acide urique, la diathèse devrait être appelée diathèse *urique* plutôt que diathèse *goutteuse* ; cette dernière expression faisant principalement allusion à la circonstance de la fluxion, considérée sur les petites articulations, avec les symptômes concomitants ou prodromiques du côté des voies gastriques.

quel s'opère aussi probablement la modification du sang, quand elle existe ; modification, du reste, qui, comme je viens de le remarquer, en dehors des concrétions tophacées envahissant les petites articulations dans certaines variétés de la goutte, ne s'est guère manifestée d'une manière évidente dans les résultats de la manifestation goutteuse s'effectuant sur d'autres organes, d'autres tissus.

Pour la goutte, comme pour le rhumatisme, un praticien, témoin, pendant bien des années, d'une succession de déplacements de mouvements fluxionnaires à formes diverses, peut rester incertain sur leur véritable nature, jusqu'à ce qu'une manifestation diathésique franchement goutteuse, une attaque de goutte assez bien caractérisée vienne lui apprendre que c'était réellement à la diathèse goutteuse qu'étaient dûs tous les accidents précédents.

La diathèse goutteuse, dont les manifestations s'effectuent, tantôt avec une marche aiguë, plus souvent avec une marche chronique, laisse vivre les individus qu'elle affecte de longues années, tant qu'il n'y a pas déplacement de ses manifestations sur des organes, des viscères importants. Son caractère dominant, c'est la coïncidence, avec la fluxion sur les petites articulations principalement, d'une affection des voies gastriques où l'élément nerveux domine et qui manque rarement.

Quelquefois, lorsque les malades restent trop continuellement dans de mauvaises conditions hygiéniques, trop longtemps soumis à l'influence des causes qui peuvent la faire naître ou l'entretenir, quand elle existe, cette diathèse, même en épuisant toujours ses manifestations à l'extérieur, peut, en s'invétérant, en réitérant, en multipliant ses manifestations, passer à l'état cachectique, dont les traits saillants, dont la physionomie spéciale consistent dans des lésions plus ou moins graves et des déformations de l'ensemble surtout des petites articulations, comme des saillies, des duretés, des déplacements, des gonflements, des ankiloses. Quelquefois il y a des contractures constantes des muscles; des dépôts crétacés s'effectuent sur les tendons, les ligaments, les os; des douleurs, une irritation générale surviennent, tantôt grandes, tantôt peu intenses; les digestions deviennent de plus en plus laborieuses, et, à la fin, arrivent un appauvrissement du sang, la décoloration de la peau, un affaissement général.

Les considérations chimiques sur la nature de la goutte, ont conduit dans ces derniers temps des médecins à traiter la diathèse goutteuse, à manifestations chroniques, par des alkalins, et par suite, à envoyer les goutteux aux sources minérales alkalines, telles que les sources de Vichy. La différence très-grande des opinions émises par les médecins inspecteurs ou sous-inspecteurs de ces eaux, relativement à leur efficacité sur la goutte, laisse planer dans l'esprit des praticiens une incertitude qu'il serait bon de dissiper, par une analyse exacte, une appréciation véritablement médicale de toutes les conditions d'état général et local des goutteux à qui ces eaux ont été appliquées ; mais c'est là malheureusement, en général, la partie faible de toutes les monographies sur la valeur thérapeutique des eaux minérales naturelles.

Il me paraît certain, du reste, que si ces eaux, comme tous les alkalins, peuvent agir chimiquement sur la composition du sang des goutteux, elles ne peuvent par là avoir qu'une action passagère sur l'effet et nullement sur la cause de la diathèse, sur l'état morbide diathésique lui-même. Mais ces eaux, comme toutes les eaux minérales, ont d'abord une action générale excitante sur l'ensemble de l'économie, et ensuite probablement spéciale sur quelques organes ou appareils sécréteurs, de manière à déterminer, relativement à la goutte, un effet de déplacement de la fluxion.

Dans tout cela, je ne vois pas de spécificité d'action sur la diathèse goutteuse elle-même. Aussi je renvoie au second chef de considérations thérapeutiques que j'ai émises, relativement à l'influence des eaux minérales naturelles sur les diathèses en général.

Il faut observer que, comme les goutteux ont assez souvent un tempérament nerveux, ou bilioso-nerveux irritable ou parfois pléthorique sanguin, les eaux minérales qui ne portent pas directement sur l'activité d'un appareil sécréteur, sans avoir préalablement excité tout l'organisme, peuvent être plus nuisibles qu'utiles. Cependant, dans des conditions différentes, elles peuvent procurer de bons résultats, comme contre le rhumatisme.

D'un autre côté, ce qu'il y a de certain, c'est qu'elles ont produit parfois d'excellents effets, en provoquant une manifestation diathésique franche chez des malades affligés de bien des maux qu'on ne savait à quoi rapporter, et qui ont cessé de les éprouver à l'apparition d'une goutte bien caractérisée. Cela prouve que la diathèse goutteuse doit être souvent respectée dans ses manifestations, et que si un changement complet de régime, si la meilleure application des préceptes de l'hygiène ne la guérissent pas, il ne faut pas trop demander une guérison radicale aux eaux minérales, encore moins aux moyens pharmaceutiques qui, du reste, s'ils se montrent utiles, relativement à l'état diathésique goutteux en lui-même, à ce qui constitue le fonds de la diathèse, que je dois m'attacher à considérer ici comme partout ailleurs, ne possèderont généralement cette utilité qu'en produisant un effet de déplacement de fluxion, surtout dans les voies gastriques, par des purgations.

Quant à leurs effets, s'ils en ont de réels, sur les manifestations locales elles-mêmes et sur les accidents qui les accompagnent ou les suivent, je renvoie aux traités de pathologie.

De tous les moyens adressés à l'état diathésique
goutteux, il n'en est pas de plus efficace que l'hydrothérapie. Outre ses divers effets d'action générale sur l'ensemble de l'économie que j'ai signalés
dans le second chef de considérations thérapeutiques, et qui l'assimilent en partie aux eaux minérales naturelles, elle produit contre les manifestations locales de la diathèse goutteuse des effets
avantageux que l'on trouvera, ainsi que la manière
de faire les applications locales, suffisamment indiquées dans les traités d'hydrothérapie.

DIATHÈSE CATARRHALE OU MUQUEUSE.

Il est des auteurs qui n'ont pas admis cette diathèse ; cependant les conditions que doit présenter un ensemble de phénomènes morbides , pour
pouvoir se rapporter à une diathèse, sont, d'après
ce que nous avons dit précédemment:

1° Revenir spontanément, d'une manière intermittente, après des intervalles de disparition plus
ou moins longs.

2° Revêtir soit toujours la même forme, ce qui
imprime à la diathèse un caractère plus fortement
marqué , un cachet plus spécial , soit des formes
diverses ou toujours sur le même organe, le même
tissu ou sur des organes , des tissus différents,
mais de manière que la succession , le déplacement, l'alternation de ces formes morbides attestent que c'est toujours le même principe qui est au
fond de ces diverses transformations.

Or, on ne peut guère refuser aux muqueuses,
tapissant les diverses cavités du corps, considérées
comme étant le théâtre de cet acte morbide qu'on

appelle vulgairement *catarrhe* , *fluxion catar-rhale*, la réunion des conditions précédentes. En effet :

1° La fluxion catarrhale, avec la physionomie, les caractères connus, qui en font une fluxion à part, surtout dans les climats froids, humides, revient très-souvent spontanément, à des époques plus ou moins éloignées l'une de l'autre, en dehors de l'action de toute cause occasionnelle appréciable ;

2° Elle offre à peu près toujours une forme identique, en affectant successivement, alternativement, les diverses régions d'un même tissu, le tissu muqueux.

Dans les climats, les localités, les habitations où règne habituellement une température froide, humide, la diathèse catarrhale est en quelque sorte endémique. Elle peut naître sous l'influence de ces conditions et être par conséquent acquise ; mais elle se transmet bien plus souvent héréditairement ; et, comme les mêmes conditions donnent lieu aussi au rhumatisme, elle coïncide ou alterne souvent avec lui, c'est-à-dire, qu'alors la tendance aux mouvements fluxionnaires se réalise ou sur les articulations, le tissu musculaire ou fibro-musculaire ou sur les membranes muqueuses, en raison des dispositions héréditaires ou acquises de chaque individu.

L'influence prolongée des mauvaises conditions

hygiéniques précédentes, qui peut engendrer la diathèse catarrhale ou muqueuses et qui l'entretient, et en provoque les manifestations, quand elle a été transmise héréditairement, paraît s'exercer, d'un côté, directement sur les muqueuses qui, au milieu de ces conditions, sont d'une irritabilité extrême, très-sensibles à l'influence du froid humide, se laissant alors facilement fluxionner; et, de l'autre côté, sur la peau, en nuisant aux actes de perspiration, de sécrétion gazeuse ou liquide qui s'effectuent sur ce tissu, en troublant ce tissu dans les fonctions de l'organisme qui touchent de plus près à une véritable dépuration.

De là naît, dans l'organisme, ce mode vicieux vital, ce besoin morbide de réactions, de mouvements fluxionnaires intermittents, prenant généralement pour voie de décharge le tissu muqueux que tout dispose à jouer ce rôle, et faisant de l'état diathésique qui en résulte une diathèse de tissu, une diathèse du tissu muqueux, plutôt qu'une diathèse d'ensemble, dans les climats surtout ou règnent habituellement les mauvaises conditions hygiéniques en question.

Sans doute d'autres causes, communes à d'autres diathèses, peuvent donner à celle-ci une plus longue durée, plus d'intensité; mais c'est principalement de ce trouble introduit dans l'exercice des fonctions si fondamentalement utiles de la peau où s'exercent des exhalations, des sécrétions de matériaux dont la présence dans les humeurs, dans le sang ; exige alors d'autres voies de sécrétion, de décharge, c'est de là principalement que vient la forme revêtue par la fluxion, sa terminaison par des sécrétions séro-muqueuses, sa forme catarrhale.

Ces circonstances, en rendant habituellement les tissus plus humides, plus gorgés de fluides séro-muqueux, les chairs plus molles, plus pâles, la circulation généralement plus lente, en exigeant une activité plus grande dans l'exercice des fonctions du système lymphatique, chargé probablement d'une élaboration particulière des sucs blancs, de la lymphe, contribuent à faire prédominer le tempérament lymphatique, tempérament ordinaire des individus affectés de la diathèse catarrhale.

Sans doute la diathèse catarrhale peut aussi se présenter dans les climats chauds, secs, chez les tempéraments sanguins ou d'autres tempéraments; mais elle tient alors beaucoup plus de la diathèse inflammatoire; elle alterne avec des inflammations bien caractérisées ; elle naît bien moins souvent spontanément; les sécrétions sont moins abondantes; elle coïncide ou alterne plus rarement avec le rhumatisme; en un mot, il n'y a pas là le même ensemble des caractères locaux et généraux qui constituent la vraie diathèse catarrhale.

Cette diathèse est une de celles, comme je l'ai observé précédemment, dont on voit, déjà depuis la plus jeune enfance, la physionomie s'ébaucher, les caractères se dessiner par des mouvements fluxionnaires à formes sécrétoires séro-muqueuses, muco-purulentes sur le cuir chevelu, la peau du visage ou même d'autres régions du corps, sur les muqueuses des yeux, du nez, des oreilles, des bronches, souvent des intestins.

Dans les intervalles des manifestations diathésiques locales, il n'arrive pas toujours, chez les individus affectés de cette diathèse, qu'il y ait absence complète de tout symptôme formant un des traits de la diathèse ; tel est l'état de la muqueuse des paupières, qui restent souvent, une grande partie de la vie ou même toute la vie, rouges, plus ou moins engorgées, se mettant surtout à sécréter un liquide muco-purulent, au moment où l'état morbide entre en action.

Tel est encore l'état de la muqueuse nasale, qui produit un enchifrènement permanent ; l'état de la langue qui, par l'aspect d'une légère couche muqueuse blanchâtre qui la couvre, par le pointillé rouge dans son centre et sur ses bords, annonce l'irritabilité habituelle de la muqueuse des voies gastriques, disposée à être aussi l'un des théâtres de la fluxion catarrhale ; tels sont tous ces phénomènes d'exsudations muqueuses, blanchâtres, grisâtres, d'ulcérations ou plutôt d'excoriations superficielles, plus ou moins circonscrites, d'aphtes, de rougeurs, etc., que présentent parfois les orifices des muqueuses, et qui annoncent que la diathèse semble avoir plus particulièrement choisi ces muqueuses pour le lieu de ses manifestations.

Tout tend donc à confirmer l'existence d'une diathèse catarrhale ou muqueuse bien caractérisée.

Cette diathèse ne compromet guère les jours des individus qui en sont affectés, tant que l'inflammation ne vient pas la compliquer. Elle ne passe pas, à proprement parler, à l'état cachectique ; mais l'état diathésique offre généralement, pendant toute sa durée, dans son ensemble, par les traits de tempérament, des formes qui l'accompagnent, une physionomie caractéristique plus facile à saisir que dans bien d'autres affections de ce genre. L'état *catarrheux* de la vieillesse vient ajouter un dernier trait saillant à ce tableau, qui permettait déjà de reconnaître la diathèse chez l'enfant et l'homme fait.

Quant à son traitement, il doit se rapporter :

Premièrement, au premier chef de considérations thérapeutiques, relativement à l'efficacité spéciale de certaines eaux minérales naturelles sulfureuses, salines, celles notamment de Bonnes et du Mont-Dore, contre les manifestations de la diathèse ;

Secondement, au second chef, relativement à l'effet sur l'ensemble de l'organisme, sur l'état morbide diathésique lui-même ; 1° d'un changement de conditions hygiéniques et ici du climat surtout ; 2° des eaux minérales, considérées dans leur action générale et dans l'activité très-grande, dans l'exagération même qu'elles peuvent imprimer aux fonctions de la peau ; 3° de l'hydrothérapie qui, outre son action générale, également efficace, sans imprimer une activité du même genre à la peau, rend ce tissu plus capable de résister à toutes les intempéries et le soustrait ainsi à l'influence trop vivement sentie du froid humide, la cause la plus générale qui engendre la diathèse ou en provoque les manifestations.

Troisièmement, au troisième chef, relativement à la possibilité, parfois à la nécessité d'effectuer un déplacement des manifestations diathésiques en faisant que la fluxion s'épuise, le plus fréquemment possible, soit sur une région du tissu cellulaire par des exutoires, soit sur une des régions, des divisions du tissu muqueux, où elle présente moins d'inconvénients que partout ailleurs.

C'est dans ces cas surtout que les remèdes pharmaceutiques peuvent se montrer d'une incontestable utilité, de même que quelques-uns de ces remèdes peuvent, comme topiques, comme modificateurs locaux de certaines manifestations de cette diathèse, avoir aussi un haut degré d'utilité. C'est ce qui a lieu, par exemple, pour le nitrate d'argent.

DIATHÈSE DARTREUSE.

Les éruptions dartreuses se rattachent à tant de conditions morbides différentes de l'organisme qu'on ne doit pas s'étonner de la confusion qui a régné dans tout ce qu'on a dit sur le *vice dartreux*. J'avais cherché, dans mon *Traité des Maladies de la peau*, à faire, autant que possible, dans un but essentiellement pratique, la part de chacune de ces conditions.

Les bases médicales sur lesquelles je m'étais appuyé ne peuvent changer ; elles ne sont que la simple traduction des faits attentivement scrutés ; mais comme, pour simplifier en faveur des élèves et des jeunes praticiens une terminologie très-compliquée, extrêmement difficile à retenir, à cause de ses subdivisions, la plupart inutiles, infiniment multipliées, j'avais voulu donner aussi une classification des formes dépouillée de mots grecs, arabes et ne faisant allusion qu'aux principaux caractères que Plenk avait déjà signalés, je comprends que cela n'ait pas été du goût de tous.

En médecine , il est quasi plus épineux de toucher aux mots qu'aux choses.

Du reste , plus tard , sans employer aucune expression nouvelle , je tâcherai d'utiliser les vues médicales que j'ai émises à ce sujet , en les groupant sous les principales dénominations déjà employées , de manière à présenter aux jeunes praticiens, en un petit volume , la réunion des principes qui m'ont dirigé , non sans quelque succès, je crois ; dans le traitement des maladies de la peau.

Il n'y a, dans mon *Traité des Maladies de la Peau* , que ce que j'ai dit de la *fluxion excentrique* et de la *fluxion par diathèse* qui se rapporte à la diathèse dartreuse , à proprement parler.

Existe-t-il un *vice dartreux* ? En quoi consiste le vice dartreux ? Y a-t-il encore là un miasme , un virus, un ferment qui va se déposer sur la peau pour y donner lieu à une dartre ? Est-ce un principe chimique particulier , existant dans le sang, qui produit cet effet ? Les faits de dartres survenant , comme phénomène critique , jugeant favorablement des maladies graves, ont pu depuis bien longtemps donner naissance à des idées de ce genre.

L'expérience démontre que l'existence des dartres est pleine de vicissitudes d'exacerbation , d'amélioration, de disparition ou quasi-disparition, avec coïncidence alors de symptômes graves à l'intérieur, puis de réapparition, avec cessation de ces derniers symptômes. Est-ce alors le miasme, le ferment qui tour à tour s'anime, pâlit, rentre, ressort, en revêtant des formes parfois bien différentes dans ces pérégrinations?

De ce que certaines éruptions cutanées qu'on peut placer au nombre des dartres, comme la teigne faveuse, certaines éruptions furfuracées, peuvent survenir parfois spontanément et se communiquer ensuite par le contact, de ce que cette contagion peut s'établir au moyen d'un principe, un liquide, une poussière, une croûte, une sorte de végétal, comme le microscope semble le démontrer, se formant dans l'éruption cutanée, peut-on inférer qu'il y avait dans l'économie un miasme, un ferment correspondant à ce principe, et qui, déposé sur la peau, a donné lieu à la dartre? En un mot, peut-on comparer ce qui se passe pour les dartres, en général, à ce qui se passe pour la petite vérole, la rougeole, etc., etc.?

En attendant que l'on nous démontre l'existence de ce miasme, ce ferment, ce virus, et qu'on nous fournisse un remède spécifique, de manière à nous mettre dans la nécessité de raisonner ainsi que nous le faisons, relativement à la syphilis, par exemple, je ne puis, comme praticien, m'efforçant de soulager ou de guérir les individus affectés de diathèse dartreuse, concevoir le *vice dartreux* que de la manière suivante , en développant la pensée que j'ai déjà émise antérieurement.

Lorsqu'un tissu renferme , héréditairement ou nativement , ou d'une manière acquise , un vice dans son organisation , l'équilibre dans la distribution normale des forces de l'innervation se trouve rompu ; dans cette inégalité de distribution, c'est ce tissu devenu plus irritable , plus faible , plus vulnérable , comme on voudra , qui provoque et appelle sur lui les mouvements fluxionnaires nés de l'influence qu'il exerce , ainsi vicié, sur les centres nerveux , l'ensemble de l'organisme ; de sorte que cet organisme se trouve alors vicié lui-même dans son unité , selon un mode relatif au rôle que joue ce tissu pour contribuer à cette unité , relatif à l'importance de ses fonctions , à sa liaison sympathique avec les autres tissus.

Or , c'est ce mode vital vicieux de l'ensemble de l'organisme , dont solides et liquides sont imprégnés à la fois, qui constitue le véritable *vice dartreux* dans la diathèse dont nous nous occupons.

Si héréditairement ou nativement le vice radical de l'organisation de la peau est intense , profond, son effet réactif sur l'ensemble de l'organisme est plus marqué, la peau est presque continuellement affectée , et le *vice dartreux* existe au plus haut degré. C'est alors une diathèse dartreuse , non mobile dans ses manifestations , une *diathèse de tissu* plus fortement caractérisée.

Si le vice de l'organisation de la peau est moins intense, moins profond ; si d'autres tissus sont en même temps héréditairement ou nativement, ou d'une manière acquise, à la suite d'excitations accidentelles réitérées, très-irritables, de manière à appeler aussi parfois spontanément sur eux la fluxion, l'état diathésique tend à déplacer sur ces autres tissus ses manifestations ; la diathèse de tissu tend à devenir diathèse d'ensemble.

Enfin, si à cause de cette influence vicieuse exercée sur les centres nerveux, sur l'ensemble de l'organisme par plusieurs tissus à la fois, la mobilité de la diathèse devient encore plus grande, cette diathèse ne semble plus être qu'une simple diathèse fluxionnaire, sans physionomie bien arrêtée, exerçant ses manifestations successivement, alternativement sur divers tissus, également disposés à les provoquer et à les recevoir.

Cette manière de comprendre la diathèse dartreuse, le vice dartreux, me suffit pour me diriger dans la pratique.

Quant à la propriété contagieuse de certaines éruptions dartreuses, survenues spontanément, elle n'est pas plus facile à expliquer que la propriété contagieuse parfois aussi d'autres maladies, nées elles-mêmes accidentellement, sous l'iufluence de bien des causes pathogéniques ordinaires, ou même survenues aussi spontanément ; mais cela ne démontre rigoureusement rien, relativement à l'existence dans le sang, dans l'organisme, de quelque chose comme un miasme, un virus, un ferment, constituant ce qu'on a appelé *vice dartreux*.

Du reste, la diathèse dartreuse, quand elle existe, peut-être provoquée, dans ses manifestations cutanées, par plusieurs conditions internes, que j'ai tâché de spécifier, dans mon *Traité des Maladies de la Peau*, par les expressions de *fluxion réfléchie*, *fluxion excentrique*, etc. ; mais il ne faut pas perdre de vue que toutes les éruptions cutanées, survenues sous l'influence de ces conditions internes, ne sont pas ce qu'on peut appeler des dartres, et que si la peau n'est pas organisée pour devenir le siége de ce genre chronique d'éruption, toutes les stimulations possibles directes exercées sur ce tissu, ne feront jamais naître une véritable diathèse dartreuse.

La diathèse dartreuse, quoique le plus souvent héréditaire et entretenue alors ou provoquée dans ses manifestations par toutes les causes qu'on a signalées, comme les excitations directes de tous les genres, le trouble apporté dans les fonctions de la peau, les écarts de régime, l'abus du vin, des liqueurs, du café, les profonds chagrins, etc., etc., la diathèse dartreuse, dis-je, peut cependant être parfois acquise, surtout par la continuité d'action de certain régime, comme l'usage habituel de certaines viandes, la viande de porc notamment, de certains poissons plus ou moins gâtés, substances qui, tout modifiées qu'elles peuvent être par la digestion, semblent, en passant dans le sang, aller porter dans le tissu de la peau, dans l'ensemble de l'organisme, le genre d'altération dont nous venons de parler, qui constitue le fonds de cette diathèse.

La diathèse dartreuse est une de celles, ainsi que je l'ai observé précédemment, qui, comme la diathèse catarrhale, prélude souvent, déjà dès l'enfance, à ses envahissements postérieurs, par des éruptions de divers genres au cuir chevelu, par des éruptions fugitives érythémato-furfuracées sur le visage ou d'autres régions de la peau, par des phénomènes fréquents d'irritation, de rougeur, de chaleur, de démangeaison, de cuisson vers les orifices des diverses divisions des muqueuses, sans s'accompagner de flux muqueux comparables à ceux qui ont lieu dans la diathèse catarrhale ; parfois, vers l'âge de la puberté, par des bronchites réitérées, assez intenses pour faire craindre un avenir de phthisie tuberculeuse, cas dans lesquels surtout les eaux minérales naturelles déjà signalées jouissent de la plus grande efficacité, etc.

La diathèse dartreuse fixe et bien caractérisée n'est guères jamais mortelle par elle-même ; elle accompagne les individus qui en sont affectés jusque dans la vieillesse, en devenant assez souvent d'autant plus insupportable qu'elle passe de l'âge adulte à un âge plus avancé.

Son intensité est telle parfois qu'elle présente un véritable état cachectique caractérisé par une peau d'une grande sécheresse, d'un teint jaune pâle, parcheminée, par un visage contracté, chagriné, abattu, effet de l'absence de sommeil due aux cuissons, aux démangeaisons, aux souffrances que causent, pendant la nuit surtout, les éruptions dartreuses invétérées, par une agitation continuelle, une irascibilité très-grande, quelquefois aussi par une bouffisure des chairs, due au défaut presque complet d'accomplissement des fonctions transpiratoires de la peau, imparfaitement suppléée, sous ce rapport, par les autres émonctoires. Une fièvre hectique peut en être la suite ; mais ce sont généralement les complications survenues du côté des viscères importants qui entraînent la mort.

Du reste, comme je l'ai déjà dit, dans cet état cachectique, comme dans tous les autres en général, ainsi que dans bien des états diathésiques, les proportions, dans les principes constitutifs du sang sont plus ou moins altérées ; mais c'est là un effet seulement et non la cause de la diathèse et de la cachexie.

Le traitement de la diathèse dartreuse est compris en partie dans le premier chef de considérations thérapeutiques, relativement à la spécialité d'action de certaines eaux sulfureuses, sinon sur le principe même de cette diathèse, du moins sur ses manifestations.

Il se rattache en bien plus grande partie aux considérations thérapeutiques du second chef, relativement à l'action de toutes les ressources hygiéniques, des eaux minérales naturelles, de l'hydrothérapie sur l'ensemble de l'économie, et en particulier à l'action des eaux minérales naturelles chaudes, sur le tissu cutané, dont elles activent, exagèrent les fonctions, activité que, par tous les moyens possibles, il faut chercher plus tard à entretenir.

Enfin, il peut se rattacher également au troisième chef, relativement à la possibilité, dans quelques cas, à défaut de réussite des moyens précédents, d'effectuer un déplacement avantageux des mouvements fluxionnaires, en les appelant habituellement soit par le moyen de certaines eaux minérales à action spéciale, soit par les moyens pharmaceutiques, sur des tissus, des appareils, où il puisse s'établir un flux, sans y trop provoquer l'inflammation.

DIATHÈSE HÉMORRHAGIQUE.

Tous les praticiens ont vu, assez fréquemment, des individus qui, même dès leur jeune âge, sont affectés spontanément, ou à l'occasion d'un refroidissement des pieds ou de la plus légère cause occasionnelle, d'hémorrhagies nasales. Si l'on s'efforce de les arrêter, les gencives se mettent parfois à saigner, pendant un temps plus ou moins long, et, plus tard, l'exhalation sanguine s'effectue de nouveau sur la muqueuse nasale. Si, par les obstacles qu'on y apporte, elle cesse d'avoir lieu par l'une ou l'autre de ces voies, on la voit s'établir ailleurs, sur les extrémités d'autres divisions des muqueuses. S'il existe une plaie, si l'on applique un vésicatoire, un cautère, c'est du sang qui s'exhale parfois de la solution de continuité, en remplacement de celui qui sortait par l'une ou l'autre des voies précédentes.

Tout cela se passe sans qu'il y ait, d'ailleurs, aucune altération apparente dans le sang, aucune marque de faiblesse originelle, de mollesse, de laxité de la fibre, chez des individus doués d'un tempérament non lymphatique, d'une constitution forte, offrant l'aspect d'une très-bonne santé, dont quelques - uns mêmes présentent cette condition étrange que, quoiqu'on fasse, les organes de l'hématose fournissent toujours plus de sang qu'il n'en faut pour les besoins de la nutrition, pour l'accomplissement de tous les actes vitaux, de sorte que ces individus sont presque toujours dans un état d'hyperémie, de pléthore, d'où naissent les mêmes tendances aux hémorrhagies.

Ces conditions ont déjà été signalées par plusieurs médecins, et notamment par M. Piorry, qui les a étudiées avec quelques détails.

Il est clair qu'il existe chez ces individus une tendance irrésistible aux mouvements fluxionnaires qui prennent, en raison de conditions inconnues, propres à l'organisation de certains de leurs tissus, la forme hémorrhagique. Il arrive bien quelquefois que si l'hémorrhagie est contrariée dans sa marche, le mouvement fluxionnaire va revêtir ailleurs passagèrement une forme inflammatoire ; ainsi, la conjonctive s'injecte, se gonfle, s'enflamme ; il survient un érysipèle, un phlegmon, etc. ; mais c'est la forme hémorrhagique qui tend toujours à revenir.

Que toutes ces scènes morbides cessent par le progrès de l'âge, ou qu'il s'opère, en vertu de cette cause ou d'autres conditions organiques quelconques, une transformation en phénomènes morbides à forme différente, il n'en est pas moins évident que l'ensemble des symptômes précédents ne peut être que l'expression d'une diathèse. Cette diathèse est, d'après ce que nous avons dit, une diathèse uniforme d'ensemble ou de tissu ou d'organe, selon la diversité ou la constance des lieux par où se font jour les hémorrhagies.

Mais il existe une autre variété de la diathèse hémorrhagique qui se rapproche beaucoup de la diathèse scorbutique, dont elle diffère cependant, surtout par son extrême gravité, par sa marche beaucoup plus rapide, par la très-grande difficulté et souvent l'impossibilité de s'opposer aux écoulements sanguins réitérés qui, dans un grand nombre de faits connus de ce genre, ont entraîné la mort des malades, malgré tous les efforts de l'art.

C'est dans cette variété principalement que l'on voit, d'une manière vraiment saisissante, dominer la puissance de la transmission héréditaire. Parfois, tous les enfants d'un père, mort par l'effet de cette diathèse, y ont succombé également dans un âge plus ou moins avancé, et les enfants de ceux-ci ont eu le même sort. Ce n'est généralement que jusque dans l'âge adulte que ces phénomènes morbides se sont montrés, et ce sont presque toujours des individus à constitution faible, à fibre lâche, molle, à dispositions lymphatiques, qui les ont offerts.

Il y aurait un travail à faire pour colliger tous les faits extraordinaires, publiés sur ce sujet dans divers mémoires et journaux. M. Lebert en avait déjà réuni plusieurs dans les *Archives générales de médecine*, année 1837. Il y a, dans ce moment, à Plombières, une fille âgée de 40 à 45 ans, que mon honorable et excellent confrère Turck m'a montrée plusieurs fois, et qui présente, depuis plusieurs années, un des exemples les plus extraordinaires de flux sanguins intermittents par un grand nombre de régions différentes des tissus muqueux et cutané.

Dans nulle autre diathèse, on ne voit se dévoiler aussi clairement ces tendances fatales, irrésistibles de l'organisme, à des mouvements fluxionnaires qui, dans ce cas-ci, vont spontanément, brusquement, d'une manière intermittente, par saccades, opérer une sorte de pluie de sang, ou toujours sur le même point, ou tantôt sur un point, tantôt sur un autre.

On a cherché à attribuer cet état morbide à une altération dans la constitution du sang; mais les recherches chimiques, microscopiques, n'ont conduit à aucun résultat bien positif. On dit qu'en défibrinant le sang chez quelques animaux, on a pu produire chez eux quelques symptômes hémorrhagiques analogues; mais que conclure de ces expériences?

Chez les individus d'ailleurs, sujets des observations précédentes, ce n'était pas la mauvaise influence des conditions hygiéniques, l'air, le régime, etc., qui avait pu priver le sang de fibrine, puisque les malades vivaient au milieu de toutes les conditions capables de fournir au sang de bons matériaux. Cette absence où cette diminution de fibrine, si elle existait, ne pouvait dépendre du reste que de l'influence exercée sur l'hématose par l'état diathésique lui-même.

Certainement si, par une cause ou par une autre, le sang manque d'une quantité suffisante de fibrine ou de tout autre principe essentiel à sa constitution, de manière qu'il en résulte un appauvrissement de ce liquide, une diminution notable de sa plasticité, son écoulement deviendra plus difficile à arrêter, lorsque la fluxion le poussera sur un tissu favorablement disposé pour le laisser s'exhaler.

Mais sans cet acte morbide, cette fluxion, qui dérive de l'état diathésique, le sang, en vertu de son altération seule, que celle-ci soit cause ou effet de la diathèse, ne sortirait pas des vaisseaux, ne suinterait pas uniquement dans un espace très-circonscrit de l'économie ; son altération étant générale, il ne pourrait suinter à peu près que partout et continuellement. La circonscription du siège de l'hémorrhagie dans un espace déterminé du corps, l'intermittence des écoulements sanguins, le retour de ces écoulements, sans provocation d'aucune cause occasionnelle quelconque, c'est-à-dire, la spontanéité du flux sanguin, tous ces faits joints à la transmission héréditaire de ces phénomènes morbides, caractérisent la diathèse et font qu'il existe une *diathèse hémorrhagique*

Les moyens thérapeutiques qu'on adresse à cette diathèse sont, pour la première variété, le régime, les déplétions sanguines, le traitement anti-phlogistique ; pour la seconde variété, une bonne alimentation, le quinquina, le fer, les toniques en général, mais surtout le traitement par l'eau froide, l'hydrothérapie avec le bain d'air comprimé, on peut aussi parfois obtenir de bons résultats. Pour les moyens locaux adressés aux manifestations de la diathèse, aux hémorrhagies partielles, ce sont les applications du froid, les astringents, les styptiques, les divers procédés de compression, etc. Ici, à cause de l'état général, de l'état morbide diathésique, la cautérisation, la ligature seraient plus nuisibles qu'utiles.

DIATHÈSE HÉMORRHOIDAIRE.

La diathèse hémorrhoïdaire se lie à la diathése hémorrhagique, c'est en effet généralement une sorte d'hémorrhagie intermittente ou périodique qui, au lieu de s'opérer par l'exhalation simple, à la surface de divers tissus non altérés d'une manière apparente dans leur structure anatomique, s'opère à la surface d'un petit appareil plus ou moins variqueux placé vers l'anus, à l'extrémité du rectum.

On a beaucoup varié d'opinions sur la véritable texture de cet appareil. Dupuytren n'y voyait qu'une dilatation variqueuse ; Boyer considérait cette dilatation des veines, plutôt comme l'effet que comme la cause des tumeurs hémorroïdales. Recamier voyait dans les hémorrhoïdes de véritables kystes érectiles, unis ou multiloculaires, différant du fongus hématode, et surtout de la dilatation des veines hémorrhoïdales, qu'il regardait comme de simples varices, complètement étran-

gères à la maladie qui doit être appelée hémorrhoïdes.

Mais tous les faits de tumeurs hémorrhoïdales que
j'ai eus sous les yeux me font adopter l'opinion de
ceux qui admettent deux variétés d'hémorrhoïdes,
l'une formée par une sorte de tissu érectile, l'autre par des veines variqueuses.

La liaison qui existe entre la diathèse hémorrhoïdaire et l'apparition, parfois, de varices dans
diverses régions du système veineux, vient à l'appui de la réalité de cette dernière variété de tumeurs hémorrhoïdales. En effet, on voit quelquefois des varices aux jambes, un varicocèle, etc.,
coexister avec les hémorrhoïdes; et l'on a remarqué alors que, dans quelques cas, un plus grand
gonflement, un écoulement même de sang, s'effectuant sur un point des veines variqueuses aux
jambes, semblait alterner avec le flux hémorrhoïdal, lorsque, par une cause ou par une autre,
il cessait d'avoir lieu régulièrement. De plus, et ceci
est assez fréquent, on voit les enfants d'un hémorrhoïdaire n'offrir qu'un varicocèle ou des veines
variqueuses, dans une autre région, en remplacement de la disposition hémorrhoïdaire du père.

On sait, d'ailleurs, que, aux époques de l'exacerbation fluxionnaire qui, comme une voie de
décharge, pousse les fluides sur les tumeurs hémorrhoïdales, ce n'est pas toujours un flux sanguin, mais parfois un flux blanc, qui s'opère à

leur surface, ce qui a fait admettre l'expression d'hémorrhoïdes *blanches*. Il y a même des cas où il n'y a de flux d'aucun genre ; c'est un gonflement seulement, avec plus ou moins de symptômes d'irritation, de douleur, qui se présente ; à peu près comme cela arrive, à certaines époques, aux veines variqueuses. Voilà pourquoi on pourrait admettre même une diathèse variqueuse (1).

On sait le rôle que Stahl et son école faisaient jouer au flux hémorrhoïdal dans les mouvements vitaux critiques, qui contribuent à l'entretien de la santé. Il y avait là certainement, au milieu de

(1) On pourrait être porté à ne pas accepter ce rapprochement entre les hémorrhoïdes et les varices, parce que ces dernières ne sont pas fluantes comme les hémorrhoïdes ; cependant cette circonstance s'est présentée quelquefois. M. Lepelletier (*Thèse de concours*, Paris, 1834.) cite les deux observations suivantes dont la première appartient à Franck et la seconde à M. Briquet : « Une jeune fille, de Spire, mé-
« lancolique, mal menstruée depuis deux ans, vit des varices naître
« et s'ouvrir aux cuisses, aux jambes ; elles fluèrent périodiquement,
« et la malade guérit, »
« Une fille âgée de 53 ans, habitant la Salpétrière, porte des va-
« rices à la jambe gauche ; elles ont paru à 15 ans, lors de la première
« invasion des règles, et ne se sont plus reproduites. Dès ce moment,
« à toutes les époques menstruelles, il s'est établi chaque fois, dans
« des points différents, sur les trajets variqueux, des vésicules bleuâtres
« dont la rupture a donné du sang pendant quatre à cinq jours, quel-
« quefois même très abondamment. La fin de chacun de ces écoule s
« ments périodiques était annoncée par un suintement roussâtre, pui
« séreux, comme dans les menstrues utérines. Cette hémorrhagie se
« termina par la cicatrisation des vésicules indiquées. Ce phénomène
« remarquable s'est ainsi reproduit pendant six années consécutives.

quelques exagérations, les vues d'un profond observateur, d'un grand praticien. Récamier, dont l'esprit sagace, le coup-d'œil perçant saisissaient très-bien les rapports des états constitutionnels, leur influence réciproque, leurs modifications, en se transmettant par la voie héréditaire, avait dit avec raison que les hémorrhoïdes se lient directement aux affections goutteuses, dans leur étiologie constitutionnelle. Tout tend à assigner aux hémorrhoïdes un rôle bien marqué dans la catégorie des affections diathésiques; c'est presqu'une diathèse modèle, dans le nombre des diathèses surtout à principe fluxionnaire mobile.

Sans doute, des causes accidentelles, des excitations venues du dehors, un état de grossesse, une trop grande constipation, un état trop sédentaire, l'application de corps chauds, irritants, etc., peuvent déterminer une congestion passagère du système veineux hémorrhoïdal, avec gonflement de quelques veines, chaleur, douleur, et même légers flux sanguins ou séreux; mais il y a loin de ce mal simplement local aux véritables hémorrhoïdes, ayant une liaison si étroite avec tous les actes qui se passent dans l'ensemble de l'organisme; et si les causes précédentes ont amené de véritables hémorrhoïdes, c'est qu'alors elles ont agi comme causes occasionnelles à l'égard de la diathèse hémorrhoïdaire qui existait déjà.

Cela est tellement vrai que, chez les individus

qui ne sont pas affectés de cette diathèse, qui n'ont pas le système vasculaire de l'extrémité du rectum organisé convenablement pour cela , toutes les excitations possibles effectuées à l'anus par des sangsues réitérées, des topiques irritants de tous les genres , par la persévérance de toutes les causes occasionnelles précédentes , ne réussiront jamais à faire naître de véritables hémorrhoïdes ou tumeurs hémorrhoïdales, pas plus que toutes les excitations effectuées sur la peau ne feront naître de véritables dartres, si la peau n'est pas pour cela convenablement organisée, si la diathèse dartreuse n'existe pas.

Quand il existe une maladie grave d'un organe intérieur, du poumon, par exemple, si, des hémorrhoïdes survenant , cette maladie se trouve soulagée , c'est qu'une partie des mouvements fluxionnaires, que l'organe malade attirait continuellement sur lui, s'est portée sur les hémorrhoïdes, en vertu de l'état diathésique dont l'organe malade peut , par un retentissement sympathique , provoquer les manifestations.

La diathèse hémorrhoïdaire qui est essentiellement héréditaire, prélude parfois, déjà dès l'enfance, par de fréquentes hémorrhagies nasales, et aussi par des apparitions passagères de gonflements vasculaires vers l'anus, avec démangeaisons et autres symptômes d'irritation. J'ai vu plusieurs enfants, entre sept et dix ans, dont les parents, mes clients

habituels, me consultaient pour de semblables symptômes, et même pour ces cas d'issue de la membrane interne, rouge, gonflée, du rectum, qu'il
est si difficile d'empêcher à cet âge, j'ai vu, dis-
je, ces enfants être affectés, entre vingt-cinq et
trente ans, de véritables hémorrhoïdes.

L'enfance, en général, n'est pas l'époque de
l'apparition des hémorrhoïdes, et Stahl dit qu'elles
ne sont l'apanage que de l'âge viril ou de la vieillesse commençante; cependant Trnka, cité par
Dupuytren (*Lec. orat.* t. IV, p. 121, 2me édit.)
rapporte les observations de trente-neuf enfants au-
dessous de quinze ans affectés d'hémorrhoïdes, et
j'ai observé deux cas semblables dans ma pratique.

Généralement, à quelqu'âge que se soient effectuées les premières manifestations de la diathèse
hémorrhoïdaire, si elle ne s'est pas spontanément
éteinte dans le cours de l'âge viril, ou au déclin
de cet âge, je l'ai rarement vu accompagner les individus qui en sont affectés, jusqu'à une vieillesse
un peu avancée. Du reste, elle n'est par elle-même
guère menaçante pour les jours des malades ; cela
n'arrive que par la coïncidence d'affections internes graves, ou par le déplacement du mouvement
fluxionnaire sur des organes importants.

Il est cependant des circonstances où elle peut
offrir du danger : c'est lorsque, les malades restant
trop continuellement soumis à des conditions hygiéniques mauvaises, débilitantes, ou se trouvant

en proie à l'état de faiblesse consécutive qui succède à de trop violentes excitations, le sang a perdu en partie sa plasticité, sa quantité normale de fibrine; alors les flux sanguins, devenus très-abondants, entraînent un état d'anémie, dont les progrès peuvent déterminer la mort, avec ou sans hydropysie.

La même chose a lieu parfois, lorsque l'organisme trop excité précipite les mouvements fluxionnaires qui poussent sur les hémorrhoïdes une très-grande quantité de fluide sanguin, dont les pertes réitérées amènent le même degré d'affaiblissement. Il arrive enfin d'autres fois que la nature de l'altération de texture propre aux tumeurs hémorrhoïdaires présente de véritables dangers.

Dans toutes ces circonstances, il peut se produire un état cachectique qui, pour les deux premiers cas, ne diffère pas de la physionomie caractéristique en général de l'état d'anémie, et qui, pour le dernier cas, est relatif à la nature d'altération de texture présentée par les tumeurs.

Le traitement de la diathèse hémorrhoïdaire doit se rapporter en général au second chef des considérations thérapeutiques; mais cette diathèse est une de celles, peut-être même celle dont les manifestations doivent être le plus respectées, en se contentant de les amoindrir, à moins que les flux hémorrhoïdaux ou les tumeurs hémorrhoïdaires ne s'accompagnent des accidents que je viens de signaler. Alors, pour le premier genre d'accidents, c'est, selon les conditions qui président aux pertes trop abondantes de sang, ou aux toniques, aux ferrugineux, principalement à l'hydrothérapie, ou au régime le plus adoucissant, aux calmants, etc., qu'il faut s'adresser.

Quand au second genre d'accidents, celui qui est relatif à la nature des tumeurs hémorrhoïdaires, c'est au quatrième chef de considérations thérapeutiques que le traitement se rapporte, et c'est dans les livres de chirurgie que l'on trouvera l'appréciation des indications qui se présentent, et la manière la plus convenable de les remplir.

DIATHÈSE SÉREUSE.

Les recherches des modernes ont certainement beaucoup retranché de ce qu'avaient affirmé les anciens sur les hydropisies *essentielles* ; mais on est un peu tombé dans une autre exagération, en ne voyant presque partout qu'obstacles à la circulation , oblitérations des veines , maladie grave d'un organe intérieur, sécrétion d'albumine par les reins, comme dans la maladie de Bight , etc.

Il est certain qu'en dehors de toutes ces conditions , et sans autre affection qu'un état général constitutionnel , un véritable état diathésique , il s'opère parfois d'une manière intermittente , successivement, alternativement des épanchements de sérosité dans les diverses régions des tissus cellulaire, séreux, sans inflammation aucune de ces tissus.

La pléthore sanguine , par exemple , place l'organisme dans un état de malaise , provoque dans les centres nerveux la tendance aux mouvements fluxionnaires ; et si cela se passe chez des individus particulièrement disposés par l'irritabilité na-

turelle de leurs tissus cellulaire , séreux, ces mouvements fluxionnaires se portent de préférence sur
ces tissus, et donnent lieu à une véritable diathèse
séreuse, tout comme, dans le même état de pléthore, on voit les mêmes mouvements fluxionnaires
intermittents, se réalisant en écoulements sanguins
sur les muqueuses, donner lieu à la diathèse hémorrhagique.

Outre cet état de pléthore sanguine , il existe
aussi , mais bien plus rarement , chez certains individus à tempérament très-lymphatique , à sucs
blancs abondants , une sorte de pléthore séreuse,
par une proportion habituellement trop grande de
sérosité dans le sang, ce qui semble annoncer un
état d'imperfection dans les actes accomplis par
les organes de l'hématose. Les épanchements de
sérosité successifs qui s'effectuent alors , comme
dans le cas précédent, dans le tissu cellulaire et
les cavités des séreuses , se rapportent également
à une diathèse séreuse.

Mais, en dehors encore de toutes les conditions
précédentes , on voit des exhalations de sérosité
s'effectuer plus ou moins brusquement dans le tissu
cellulaire, les cavités des séreuses, avec les allures, la marche d'un véritable état diathésique , et
généralement dans ces cas, on remarque un affaiblissement, une altération dans l'exercice des fonctions de la peau.

Ce que quelques auteurs ont dit des hydropisies

consécutives à un trouble de l'innervation se rattache aussi en grande partie à la diathèse séreuse.

Enfin, nul doute qu'un état d'anémie, d'appauvrissement du sang, la diminution de la fibrine, etc.,
ne puissent déterminer des épanchements de sérosité, intermittents, successifs, alternatifs, se remplaçant les uns les autres, formant de véritables
manifestations diathésiques, signalant une diathèse
séreuse qui ne cessera qu'avec le mauvais état du
sang, ou qui persévèrera même, pendant un temps
plus ou moins long encore.

Certainement, dans les cas d'oblitération ou de
quasi-oblitération des gros vaisseaux veineux,
d'obstacle à la circulation du sang veineux par
cette cause ou par la maladie d'un organe central,
tel que le poumon, le cœur, qui empêche ce sang
de circuler librement dans cet organe, les instincts
de l'organisme le portent à faire des efforts pour
diminuer la masse du liquide, ce qui semble s'accomplir par l'exhalation de sa sérosité dans diverses régions du tissu cellulaire ou même dans les
séreuses ; mais ici l'effet est généralement toujours
en rapport avec la cause, dure autant qu'elle et
disparaît avec elle. C'est une maladie aiguë ou
chronique ; ce n'est pas une diathèse.

Je ferai remarquer seulement qu'il ne faut pas
considérer trop mécaniquement ce phénomène.
Une affection légère du poumon, par exemple,
peut déterminer chez l'un un épanchement de séro-

sité considérable, chez l'autre un épanchement très-peu abondant. Cela dépend de la susceptibilité de cet organe, de son influence sympathique, conditions qui, toutes choses égales, d'ailleurs, sont très-variables chez les divers individus.

Je ferai remarquer aussi que l'organisme cherche à se débarrasser par d'autres voies du surcroît de la masse liquide qui fatigue l'organe affecté. Souvent, dans des cas semblables, on voit survenir, au lieu d'épanchement de sérosité, une augmentation de sécrétions cutanées, des sueurs, de sécrétions urinaires, de sécrétions intestinales.

C'est ainsi qu'à un degré assez avancé de la phthisie, on remarque ou un œdème plus ou moins considérable des membres inférieurs ordinairement, ou une augmentation des sueurs, ou de la diarrhée, si toutefois même elle n'existait pas déjà, ou une augmentation de la diarrhée, si celle-ci existait antérieurement. Lorsque l'une de ces sécrétions cesse, elle est remplacée par l'autre, ou si rien d'analogue ne la remplace, le malade est plus oppressé, plus fatigué. Ce sont des faits que les praticiens peuvent constater tous les jours, en faisant, d'ailleurs, la part que le mouvement de fièvre doit exercer sur les vicissitudes de ces sécrétions.

Dans la maladie de Bright, les amas de sérosité, dans diverses régions, ne peuvent pas plus que pour les cas précédents se rapporter à une diathèse séreuse.

L'existence de cette diathèse, qui heureusement est peu commune, bien moins fréquente que les diathèses rhumatismale, catarrhale, dartreuse, etc., devient une circonstance très-grave, lorsqu'il règne conjointement quelque phlegmasie aiguë ou chronique d'un organe important. En effet, une phlegmasie provoque alors les manifestations de la diathèse sympathiquement sur la séreuse qui enveloppe cet organe ou sur les séreuses voisines, de sorte qu'il en résulte, dans quelques cas, une compression sur cet organe, dont les effets sont graves ou mortels, déterminés par l'amas de sérosité qui s'accumule parfois brusquement dans la cavité de ces séreuses.

C'est ce que l'on a observé plus d'une fois à la suite d'une accumulation de sérosité, s'opérant sous l'influence de ces conditions morbides, dans les cavités séreuses du péricarde, de la plèvre, du cerveau surtout, d'où sont résultés des symptômes d'apoplexie.

Le traitement qu'il faut opposer à cette diathèse séreuse consiste, ou à faire tomber l'état de pléthore par des saignées, un régime convenable, ou à redonner au sang une meilleure constitution, par le moyen d'une bonne alimentation, de toniques, du fer, etc., ou à s'efforcer de rétablir les fonctions de la peau, de leur imprimer à l'avenir une activité très-grande, ou à déplacer habituellement les mouvements fluxionnaires, en les appelant sur les voies

urinaires par des diurétiques, sur les intestins par
des purgatifs, etc., cela dépend des diverses circonstances auxquelles se rattache l'état diathésique, et rentre dans le second et le troisième
chef des considérations thérapeutiques que j'ai
émises.

DIATHÈSE VENTEUSE.

Il exite une diathèse *venteuse* qui a principalement et presque exclusivement la muqueuse gastro-
intestinale pour théâtre de ses manifestations. Cette
espèce d'irritation que Dupuytren , Breschet, etc.
appelaient sécrétoire et qui n'est que le mouvement
fluxionnaire , la fluxion envahissant uniquement
l'appareil chargé d'opérer les sécrétions dans chaque organe, appareil dont la structure anatomique
est obscure ou inconnue ; cette irritation , cette
fluxion sécrétoire, dis-je , peut avoir pour résultat
un gaz comme un liquide. Il y a un flux gazeux ,
comme il a un flux liquide.

A la suite d'études très-attentives auxquelles je
me suis livré pendant longtemps sur ce sujet et dont
j'ai consigné les premiers résultats , d'abord dans
deux brochures publiées en 1831 , et d'une manière plus nette, plus exacte dans une seconde
édition , en 1 vol. , en 1835 (*Traité des Maladies
Venteuses , ou Lettres sur les Causes et les Effets
de la présence des Vents dans les voies gastriques,*

2ᵉ édit.), j'ai démontré, je crois, non pas que la sécrétion gazeuse, dans les voies gastriques, est le résultat de l'inflammation, comme quelques personnes qui ne m'ont pas lu attentivement me l'ont fait dire, mais

1° Que, chez des individus en assez grand nombre, il existait une disposition telle dans l'organisation de la muqueuse gastro-intestinale que, lorsque des mouvements fluxionnaires s'y établissaient, il y avait plutôt sécrétion plus ou moins abondante de gaz que sécrétion de liquide, ou que production des autres résultats de la fluxion, de l'irritation, de l'inflammation ;

2° Que cette sécrétion s'opérait spontanément, sans cause occasionnelle appréciable, d'une manière intermittente, ou à l'occasion du moindre trouble introduit dans l'économie par une cause légère quelconque, l'action subite du froid, une émotion morale, l'ingestion d'une boisson excitante, etc.

3° Que l'apparition plus ou moins soudaine d'une grande quantité de gaz dans les voies gastriques, provenant de cette source, tout-à-fait en dehors des gaz qui peuvent être dûs à l'ingestion de l'air avec les aliments, à de mauvaises digestions ou à la digestion de certains légumes venteux, constituait fréquemment un phénomène critique, tout comme un flux diarrhéïque, un flux hémorrhoïdaire, un flux d'urine, un flux de sueurs, etc. ;

4° Que c'est ainsi que, chez certaines femmes

prédisposées , pouvait se terminer et se terminait
en effet souvent une crise hystérique, au lieu de
se terminer par d'autres voies de décharge ,
par des pleurs , un flux abondant d'urine , des
sueurs , etc. ;

5° Que, chez les individus ainsi disposés , toutes
les fois qu'une inflammation ou un flux diarrhéïque
de quelque gravité tendait à s'établir sur les voies
gastriques , la diathèse venteuse était mise en jeu ;
qu'au premier degré d'irritation de la muqueuse ,
il y avait sécrétion de gaz , sécrétion qui se retran-
chait en grande partie ou entièrement , dès que
l'état inflammatoire ou le flux diarrhéïque était
établi , pour recommencer lorsque l'état inflammatoire ou le flux diarrhéïque diminuait et que
la muqueuse revenait par degré à l'état normal ;
qu'ainsi , chez ces individus , la sécrétion gazeuse
se trouvait sur la marche ascendante ou descen-
dante de l'inflammation ou de la diarrhée et par
son apparition , sa persévérance , sa disparition
et sa réapparition , devenait un moyen très-utile
de diagnostic et de pronostic dans les maladies
graves du tube intestinal.

J'ai analysé, dans ce traité, les conditions au milieu desquelles paraît se développer la diathèse
venteuse , exposé les effets multipliés que les gaz
produisent , indiqué les moyens thérapeutiques à
mettre en usage.

J'y ai peut-être fait la part trop grande à l'absorption des gaz dans les voies gastriques, pour expliquer leur présence dans les vaisseaux sanguins de différents organes, notamment du cerveau, en cherchant à me rendre compte ainsi des morts subites, survenues dans ces circonstances, d'après les faits cités par Morgagni et autres auteurs. Il semblerait que, dans des conditions que nous ne pouvons encore apprécier en aucune manière, un développement de gaz dans le système sanguin pourrait avoir lieu, en vertu d'une altération que le sang aurait subie, mais tout cela est encore extrêmement obscur, et j'espère continuer mes études sur ce sujet. Il ne peut être, d'ailleurs, question ici de l'introduction de l'air dans les veines, à la suite d'opérations chirurgicales.

Ce n'est pas seulement à la surface de la muqueuse gastro-intestinale que se sécrètent les gaz ; les muqueuses vaginale, utérine, peuvent également en sécréter. Des faits depuis longtemps connus attestent cette production dans ces parties. Les femmes, chez qui je l'ai remarquée, étaient précisément atteintes de cette diathèse venteuse que je viens de caractériser. Cette diathèse est une diathèse de tissu, du tissu muqueux.

De plus, il s'exhale, il se sécrète aussi des gaz dans d'autres tissus, d'autres organes, d'autres cavités, dans le tissu cellulaire, les cavités des séreuses, etc., mais ils ne sont pas dus, dans ce cas, à un véritable état diathésique ; ils sont le résultat d'une maladie accidentelle, passagère, de ces tissus, ou d'une maladie chronique dont cette sécrétion n'est qu'un symptôme.

La diathèse venteuse se lie constitutionnellement avec les diathèses goutteuse, hémorrhoïdaire, catarrhale, dartreuse, et surtout avec la diathèse névrosique. Quand une fois elle s'est développée, elle dure une grande partie de la vie, ou même toute la vie ; elle est généralement héréditaire , et le renouvellement de ses manifestations a souvent pour cause occasionnelle le mauvais état des fonctions de la peau.

Elle peut naître cependant parfois, être véritablement acquise, sous l'influence de cette dernière cause ainsi que d'une trop grande continuité d'écarts de régime, d'abus d'excitants, de profondes affections morales, etc.; elle est, d'ailleurs, sans danger ; mais quand la fluxion sur la muqueuse gastro-intestinale détermine la production d'une grande quantité de gaz qui ne peuvent pas être expulsés , il en résulte souvent de grandes souffrances et divers accidents d'un diagnostic obscur.

Son traitement consiste à prescrire : 1° un régime principalement animal, avec exclusion de tous les légumes, les aliments venteux, en ne négligeant pas , d'ailleurs , les idiosyncrasies , les dispositions particulières de chaque estomac ; 2° un exercice convenable et la soustraction à l'influence

d'un air froid et humide ; 3° les moyens capables
de rétablir et d'activer les fonctions de la peau.

C'est dans le second chef de considérations thérapeutiques que rentrent ces prescriptions. J'ai
parlé, dans le premier chef, de l'usage qu'on peut
faire des absorbants , des carminatifs. On trouvera
de plus amples détails dans mon *Traité des maladies venteuses.*

DIATHÈSE VERMINEUSE.

Les auteurs qui ont admis une diathèse vermineuse me paraissent être d'accord avec la véritable signification de faits qui sont encore assez fréquents. Ne voit-on pas, en effet, des individus qui, dans l'enfance, dans la jeunesse, et même jusque dans l'âge adulte, ont, dans divers points de leur tube intestinal, des vers qui, expulsés ou naturellement ou par les moyens de l'art, sont, après des intervalles plus ou moins longs de calme, suivis d'autres vers parfois en très-grande quantité, de manière qu'il semble s'opérer aussi une sorte de création intermittente de ces animaux à la surface du tube gastro-intestinal.

Quelle que soit l'opinion que l'on adopte sur l'origine des vers intestinaux, on ne peut nier qu'il n'y ait, dans l'organisme des individus affectés de cette manière, une singulière faculté de créer ou de faire éclore ces vers, faculté qui s'exerce d'une manière spontanée, intermittente, tantôt sous l'influence d'un genre donné d'alimentation, qui cependant ne produit aucun effet semblable chez tous les autres individus, tantôt à l'occasion d'un trouble survenu dans l'économie, par l'action d'une cause excitante, appréciable, ou à l'occasion d'une maladie chronique des voies gastriques.

Toutes ces conditions mettent cette faculté en exercice et la provoquent à la production d'un effet identique, dans tous les cas, que l'on peut regarder comme la manifestation uniforme d'un mode vicieux spécial de la muqueuse gastro-intestinale, ou plutôt des centres nerveux qui président à sa vie de nutrition, comme la manifestation d'un véritable état diathésique.

Cet état diathésique, qui est très-fréquemment héréditaire, coïncide parfois avec certaines conditions de constitution, de tempérament, comme une constitution faible, un tempérament lymphatique, une plus grande humidité des tissus, une abondance de sucs glaireux, muqueux, etc. ; mais cela est loin d'être constant, et bien des individus soumis à d'autres conditions de constitution, de tempérament, y sont également sujets.

Nulle part on ne remarque à cet étrange phénomène de production vermineuse une allure diathésique aussi tranchée que quand il a pour théâtre une portion du gros intestin, le rectum, où il se produit alors des ascarides vermiculaires d'une très-petite dimension. Comme dans cette région, les vers, quand il y en a, sortent facilement avec

les selles, on peut mieux juger dans quelle circonstance ils se forment.

Or, on les voit alors, à des époques quelquefois
fort rapprochées, se former spontanément et sortir
ordinairement vivants avec les selles ; ensuite,
toutes les fois qu'une cause d'irritation, comme un
écart de régime, une boisson alcoolique, etc., vient
agir sur les voies gastriques, cette irritation ne
tarde pas à imprimer une plus grande activité à la
faculté de création de ces animaux. S'ils avaient
cessé, depuis quelque temps, de se former, de causer des démangeaisons à l'anus, ce qui est un
symptôme à peu près constant de leur présence,
on voit bientôt toutes ces choses se renouveler

Quand il existe, en même temps que cette disposition vermineuse, une diathèse rhumatismale ou
dartreuse, et que la fluxion, dans ses pérégrinations alternatives, se porte sur le rectum, on remarque aussitôt le renouvellement des mêmes
scènes morbides. Au contraire, tant que le mouvement fluxionnaire, que l'irritation occupe un
autre organe, un autre tissu, il n'y a ni formation
ni sortie de vers avec les selles, ni démangeaisons
à l'anus ; et les individus affectés ne se plaignent
pas plus alors d'un état morbide du rectum, que
d'autres ne se plaignent de douleurs hémorrhoïdaires, dans les intervalles qui s'écoulent d'une
fluxion hémorrhoïdaire à l'autre.

Entr'autres faits de ce genre, dont j'ai été témoin,

je citerai celui d'un jeune homme, élève au Lycée de Lyon, dans la famille duquel il y avait des dartreux, qui, à partir de l'âge de 9 à 10 ans, peu de temps après la guérison d'une éruption pustuleuse, dont son cuir chevelu était couvert depuis sa première enfance, rendait de loin en loin par l'anus, en allant à la selle, une grande quantité d'ascarides vermiculaires, après avoir éprouvé, pendant quelques jours, une forte chaleur avec élancements très-douloureux dans le rectum, et une vive démangeaison à l'anus.

Lorsque des dartres farineuses s'établissaient sur le visage, sur le cou, ou lorsqu'il survenait une toux sèche avec oppression, ce jeune homme n'éprouvait plus rien dans le rectum ni à l'anus, tant que duraient ces symptômes, quelquefois deux à trois mois. Aussitôt qu'ils disparaissaient, le même mal se renouvelait dans le rectum et à l'anus. L'ingestion du vin pur, du café, d'un aliment excitant, imprimait presqu'immédiatement à ce mal plus de gravité.

Ainsi, il n'est pas douteux que, dans ce cas, comme dans tous les cas analogues, la fluxion, en se portant sur le rectum, fait reparaître des vers ascarides vermiculaires, en active la production, et je dirai presque la sécrétion, tout comme, sous la même influence, s'effectue une sécrétion de mucus donnant lieu à la diarrhée.

Si certaines éruptions cutanées que des mouvements fluxionnaires plus ou moins réitérés font développer sur le tissu de la peau, consistent réellement dans une sorte de végétation, dans la production de corpuscules, que le microscope nous représente comme de véritables végétaux, ne pourrait-on pas se demander si la fluxion, qui peut déterminer, quand le tissu fluxionné y est, d'ailleurs, naturellement disposé, l'apparition d'une forme végétale, ne pourrait pas tout aussi bien faire naître, dans des conditions également spéciales de la part des tissus, une forme animale?

Cette diathèse est de toutes les diathèses celle dont les manifestations se compliquent des retentissements sympathiques les plus bizarres, parfois les plus graves, des phénomènes morbides les plus étranges, souvent la source de grandes difficultés pour l'établissement du diagnostic. Elle est très-souvent héréditaire, mais elle peut être également acquise.

C'est dans l'enfance surtout qu'on la voit régner, et surtout chez les enfants pauvres qui sont mal nourris; elle se présente moins fréquemment dans la jeunesse, plus rarement encore dans l'âge adulte, et presque jamais dans la vieillesse. L'influence d'un climat, d'une température froide, humide, le séjour dans une habitation malsaine, semblent la favoriser.

Elle cède ordinairement aux progrès de l'âge, et s'éteint spontanément; mais elle complique quelquefois très-gravement certaines maladies aigües, et par l'impression extraordinaire qu'une grande accumulation de vers, dans les voies gastriques, produit, dans quelques cas, sur les centres nerveux d'enfants très-irritables, on a vu une mort presque subite survenir.

Tout ce que je viens de dire sur la diathèse ver- mineuse, s'applique en grande partie aux hyda- tides, aux vers vésiculaires. Ceux-ci peuvent se développer successivement ou simultanément dans bien des organes ou des tissus différents, et cons- tituer parfois une diathèse d'ensemble, tandis que la diathèse vermineuse proprement dite n'est en général qu'une diathèse de tissu ou de région.

Quant à la présence du tœnia dans les voies gas- triques, elle ne forme pas à proprement parler, une diathèse ; une fois formé, le tœnia persévère long- temps. S'il est expulsé en entier, on ne remarque guère qu'il y ait, de la part de l'organisme, ten- dance à en reproduire d'autre ; si la partie prin- cipale, si la tête reste, ce n'est plus par un état morbide, un état diathésique qu'il est reproduit, mais par une force inhérente à son organisation.

Le traitement de cette diathèse consiste : 1° Dans la prescription d'une alimentation saine, en évitant soigneusement qu'elle soit trop copieuse, avec exclusion en général des farineux, des fruits verts, des légumes, du fromage, du beurre, du sucre, etc., et des aliments indigestes. Les mauvaises influences relatives à l'air, à l'habitation, doivent également être écartées.

2° Dans l'emploi des vermifuges convenablement réitérés et adaptés à l'irritabilité de la muqueuse gastro-intestinale. Certaines eaux minérales salines, sulfureuses, produisent le même effet, et modifient avantageusement la diathèse elle-même, en agissant sur l'ensemble de l'organisme, de la manière que nous avons développée dans le second chef.

DIATHÈSE CALCULEUSE OU LITHIASIQUE.

Dans cette diathèse, je n'ai principalement en vue que la production réitérée de calculs, par une altération de la sécrétiond es reins, dont le noyau se forme dans les reins mêmes, qu'il y ait ou non, dans le sang, prédominance de l'élément ou de l'ensemble des éléments chimiques dont le calcul est composé. Il ne peut être question de toutes les autres concrétions qui se forment quelquefois dans divers autres organes, dans leurs canaux tapissés par des muqueuses, comme dans les canaux des voies lacrymales, des voies salivaires, des voies biliaires, du pancréas, des glandes mammaires, dans les intestins, etc.

Quand des concrétions de ce genre paraîtront, dans des faits bien constatés, se former avec les conditions qui constituent réellement un état diathésique, on leur appliquera des considérations analogues, ainsi que la plupart des propositions émises, relativement aux diathèses en général. Dans tous ces cas, la diathèse est une diathèse d'organe ou de région , comme dans la diathèse calculeuse.

Si la production de calculs dans les reins coïncidait constamment avec la présence dans le sang de tel ou tel principe chimique particulier, constituant la matière de ces calculs, la diathèse devrait se caractériser , en ajoutant une épithète désignant ce principe à l'expression *calculeuse* , qui fait plutôt allusion à l'acte morbide s'effectuant dans le rein , et dont la production du calcul ou du noyau du calcul est le résultat. La même réflexion est , à plus forte raison, applicable à la gravelle.

Quoiqu'il en soit , on ne saurait nier que la production des calculs, comme celle de la gravelle , ne s'accomplisse avec les conditions qui appartiennent à une diathèse , et c'est là ce que j'ai principalement à constater ici. On ne saurait nier non plus que cette diathèse ne soit parfois liée constitutionnellement, d'une manière remarquable , avec la goutte , et que certaines concrétions tophacées que celle-ci détermine dans les articulations n'aient beaucoup d'analogie ou de ressemblance avec les matériaux dont sont composés les calculs, quand la diathèse goutteuse paraît alterner chez le même individu avec la diathèse calculeuse.

On sait aussi que les enfants des goutteux , sont quelquefois calculeux , et réciproquement. La diathèse hémorrhoïdaire, qui est liée constitutionnellement avec la diathèse goutteuse , paraît aussi avoir quelque liaison avec la diathèse calculeuse.

Ce qu'on a dit de l'étiologie de la diathèse goutteuse, on l'a attribué en grande partie à la diathèse calculeuse ; mais il règne encore sur ce sujet une grande obscurité.

De toutes les influences extérieures, c'est celle d'un climat froid, humide ; de toutes les altérations des fonctions, c'est celle des fonctions de la peau qui paraissent avoir l'action la plus directe sur le développement de la diathèse calculeuse. Sa transmission héréditaire est incontestable ; mais à cause du mélange des diathèses, de leur croisement, de leur influence réciproque, il s'établit parfois chez les enfants des calculeux des états diathésiques mixtes, qui ne laissent reparaître franchement la diathèse calculeuse que dans une autre génération ou ne la laissent reparaître jamais.

Ce qui prouve le rôle essentiel que jouent certaines conditions d'organisation, de dispositions des reins, chez quelques individus affectés de diathèse calculeuse ou graveleuse, indépendamment d'aucune qualité particulière de la composition de leur sang, c'est que lorsque quelque autre organe se fluxionne et reste longtemps fluxionné, le travail des reins, producteur des calculs ou de la gravelle, cesse pour recommencer, quand la fluxion abandonne cet organe et se reporte de nouveau sur les reins.

C'est ainsi que, entre autres faits de ce genre, j'ai vu un individu qui, ayant la gravelle, depuis

cinq ans , fut , à 34 ans , affecté de dartre squameuses sur le bras droit et la partie antérieure de
la poitrine. Ces dartres durèrent près de trois ans ,
et ne cédèrent qu'aux eaux d'Uriage , prises , la
troisième année , une saison seulement. Pendant
tout le temps que les dartres existèrent , aucun
symptôme de gravelle ne parut ; un mois après
leur disparition , la gravelle reparut , avec les
mêmes caractères , et malgré l'emploi des moyens
de l'art qu'on adresse généralement à cette maladie , elle se renouvelle encore de temps en temps
chez cet individu , âgé actuellement de quarante-
deux ans.

Il serait difficile de démontrer, dans ce cas , que
les dartres étaient dues au transport sur la peau
d'un principe chimique particulier supposé existant dans le sang , et constituant la matière de la
gravelle. C'était, dans ce cas du moins, tout simplement la fluxion qui, trouvant deux organes spécialement disposés, se portait tantôt sur l'un , tantôt
sur l'autre , en y produisant des effets d'irritation,
de sécrétion en rapport avec ces dispositions. Les
eaux d'Uriage, qui avaient été prises principalement
à l'intérieur , et qui, en vertu des sels qu'elles
renferment, avaient agi comme purgatives, n'a-
vaient fait que déplacer passagèrement la fluxion ;
celle-ci s'était reportée ensuite sur son siége primitif.

Comment expliquer autrement que par une altération survenue plus ou moins brusquement dans la vitalité des reins ; des faits tels que ceux-ci, par exemple : M. Ségalas (*Essai sur la gravelle et la pierre*, etc., p. 12) parle d'un chimiste distingué qui voyait paraître, dans ses urines, l'acide urique sous forme de sable, aussitôt qu'il éprouvait quelque contrariété. M. Magendie (*Dict. de Méd. et de Chir. prat.*) dit : « Je connais une « dame qui rend environ un gros de gravier rouge « avec son urine, le lendemain du jour où il lui « est arrivé de manger de la salade. Béclard m'a « rapporté l'histoire d'un individu qui expulse un « ou deux petits calculs par l'urètre, chaque fois « qu'il fait usage de fruits crus. »

La diathèse calculeuse, du reste, n'offre de gravité que par les altérations organiques des tissus sécréteurs de ces matières, ou par les altérations analogues des canaux ou réservoirs dans lesquels les calculs séjournent, ce dont je n'ai pas ici à m'occuper.

Dans le traitement de cette diathèse, il faut avoir en vue 1° le rétablissement des fonctions de la peau et une activité habituellement plus grande imprimée à l'exercice de ses fonctions, 2° un régime dont les éléments ne puissent rien ajouter au principe prédominant nuisible qu'on supposerait ou qu'on aurait trouvé dans le sang et à la présence duquel on croirait pouvoir attribuer la formation de la gravelle ou des calculs et, par conséquent, la diathèse ; de plus, ce régime ne devrait rien avoir d'excitant, d'irritant pour les voies gastriques, ni pour l'ensemble de l'organisation ; 3° l'usage de moyens capables de modifier la composition du sang supposé renfermer le principe en question et en même temps de modifier avantageusement le mode vital de l'organe lui-même, sécréteur de l'urine.

Le premier et le second chef des considérations thérapeutiques émises indiqueront les moyens de remplir ces divers buts. C'est ici surtout qu'il ne faut pas négliger la spécialité d'action de certains médicaments sur la composition du sang, sur la prédominance de tel ou tel principe chimique, mais, avant tout, la spécialité de certaines eaux minérales, telles que les eaux de Vichy, de Contrexeville, d'Evian, etc.

DIATHÈSE ANÉVRYSMALE.

J'ai fort peu de chose à dire de cette diathèse, plus remarquable par les vues chirurgicales, dont ses manifestations ont été l'objet, que par les considérations médicales qu'on y a rattachées.

Il est certain que des faits bien observés d'anévrysme, se développant successivement ou simultanément sur divers points du tube artériel, que le développement d'un nouvel anévrysme dans une région, lorsque l'on venait d'opérer, de guérir le premier anévrysme qui existait dans une autre région, ont dû engager les chirurgiens à admettre une diathèse anévrysmale.

On a beaucoup discuté sur la nature de la lésion artérielle qui produit l'anévrysme spontané, le seul qui puisse se rapporter justement à un état morbide diathésique : c'est aux travaux de Scarpa et d'Hodgson, que l'on doit principalement la fixation des idées sur ce sujet. Il est certain que, quoiqu'il puisse y avoir, dans quelques cas, simple dilatation de la partie du tube artériel affecté, du moins à une première période de la maladie, la véritable diathèse anévrysmale, sur la transmission héréditaire de laquelle, du reste, les auteurs n'ont rien établi de positif, consiste plutôt dans un vice, d'une nature tout-à-fait inconnue, de texture, d'organisation des parois artérielles, de la membrane interne principalement, et aussi de la membrane moyenne.

Ce vice y appelle la fluxion, dont les progrès amènent des dépôts de matières calcaires, des dégénérescences stéatomateuses, l'ulcération, d'où résulte la rupture de ces membranes, l'extravasation du sang au - dessous de la couche cellulaire, etc.

Il est difficile qu'une cause externe, un coup, un effort, un mouvement violent détermine de semblables résultats, si l'état diathésique, si ce vice spécial de l'organisation des membranes artérielles n'existait pas déjà. Cet état diathésique peut être mis en activité à l'occasion de cette cause externe, ou d'une cause excitante, comme l'usage abusif du vin, des liqueurs, etc.; mais il se manifeste alors comme il l'aurait fait infailliblement tôt ou tard, sans l'intervention d'aucune cause de ce genre.

Tout ce qu'on a dit sur les autres causes, est extrêmement vague. Serait-il vrai, comme quelques chirurgiens l'ont soupçonné, que les diathèses rhumatismale, goutteuse, scrofuleuse, scorbutique, syphilitique surtout, pussent effectuer leurs manifestations parfois sur le tube artériel, et y donner lieu aux anévrysmes ; cela est loin d'être démontré. Cependant, cela serait possible à l'égard de ces diathèses qui, étant toutes des diathèses d'ensemble, peuvent effectuer leurs manifestations sur un grand nombre de tissus différents.

On n'a jamais guère constaté la présence que d'un très-petit nombre d'anévrysmes, existant en même temps chez un individu ; le fait cité par Pelletan, d'un homme affecté à la fois de 63 tumeurs artérielles, est tout-à-fait extraordinaire.

La diathèse anévrysmale ne peut pas, comme d'autres diathèses, se montrer mobile, déplaçable dans l'ensemble des éléments de ses manifestations ; il peut y avoir une fluxion plus ou moins active, un état plus ou moins stationnaire, mais, en général, quand les sécrétions anormales, les dépôts de matières calcaires, les dégénérescences, l'ulcération, se sont opérées, il y a une marche continue, quelque lente qu'elle puisse être parfois, vers une issue funeste.

Les faits de guérison spontanée des anévrysmes par gangrène, suppuration du sac, compression de la tumeur formée par ce sac sur l'artère elle-même, etc., sont des faits très-exceptionnels, et ils n'apporteraient aucune modification bien avantageuse à l'état du malade, si la diathèse était avancée, et se dévoilait déjà par l'existence de deux ou de plusieurs anévrysmes en même temps. Aucune qualité particulière anormale du sang, coïncidant avec l'existence de la diathèse anévrysmale, n'a été constatée. Cette diathèse appartient à la catégorie des diathèses de tissu. Pour le traitement qui ne peut, avec exactitude, se rapporter à aucun des chefs des considérations émises, je renvoie aux livres de chirurgie.

J'ai déjà rappelé la méthode par l'électricité que M. Pétrequin particulièrement a appliquée au traitement des tumeurs anévrysmales. Cette méthode a déjà procuré des succès ; par les perfectionnements que les progrès de l'art y apporteront, on en obtiendra probablement bien d'autres encore.

DIATHÈSE OSSEUSE.

Il existe une diathèse osseuse, c'est-à-dire, un état morbide, sous le règne duquel il s'effectue des dépôts, des sécrétions anormales de matière osseuse, dans le tissu osseux et dans divers autres tissus, d'une manière spontanée, successive, alternative, ou particulièrement dans le tissu osseux, à l'occasion de la moindre lésion par cause externe, d'une légère contusion, en un mot, d'une cause qui, par son intensité, n'est nullement en rapport avec la gravité de l'effet produit.

Cet état morbide diathésique, comme tous les états diathésiques, peut se transmettre héréditairement. Déjà, depuis longtemps, un assez grand nombre de faits cités par divers auteurs, tendaient à conduire à l'établissement de la vérité de cette proposition, lorsque M. le docteur Kühnholtz, de Montpellier, dans un savant mémoire publié en 1834, réunissant tous ces faits avec d'autres, dûs à sa propre observation, en fit ressortir avec évidence l'existence de la diathèse en question.

Il résulte de faits nombreux, cités par divers médecins, ainsi que de quelques faits qui ont été soumis à mon observation, que le dépôt de matière osseuse a été constaté dans les tissus fibreux, musculaire, séreux, muqueux, cellulaire, nerveux, etc., et dans l'intérieur des grands viscères. Un des faits les plus remarquables de diathèse osseuse héréditaire, est celui cité par le docteur Ribell, de Perpignan, dans sa *Dissertation sur les exostoses*, etc., (Paris, 1823), relatif à un individu affecté d'exostoses, dans la famille duquel les exostoses se transmettaient héréditairement de génération en génération, du côté maternel.

Relativement à la facilité avec laquelle la moindre lésion externe fait naître des exostoses chez les individus affectés de la diathèse osseuse, M. Jules Cloquet cite (*Dict. de Médecine* art. *exostose*), un jeune homme, chez lequel le moindre coup sur les os était suivi de l'apparition de tumeurs de ce genre, et chez lequel, outre l'existence de plusieurs exostoses sur différentes parties du corps, le ligament cervical et les bords de l'aisselle étaient ossifiés.

L'expérience, l'observation, n'ont nullement démontré, jusqu'à présent, dans les cas de diathèse osseuse, que le sang offrit une altération particulière, qu'il y eut, par exemple, plus qu'à l'ordinaire des sels de chaux, pas plus qu'elles n'ont démontré qu'il y eut de la matière tuberculeuse, de la matière cancéreuse dans le sang, lors de l'apparition des diathèses tuberculeuse, cancéreuse.

Aussi, tous les prétendus remèdes spéciaux, plus ou moins dissolvants chimiques, tels que certains acides, en vue d'agir sur le phosphate de chaux, etc., n'ont produit aucun résultat, comme le fait fort bien observer M. Cloquet, dans l'article cité. Qu'il y ait là, comme dans certaines autres diathèses, quelque chose dans le sang, les humeurs, de particulier, d'inconnu, d'inappréciable, dans l'état actuel de la science, cela est possible ; qu'on découvre plus tard un remède qui agisse spécifiquement sur le sang, les humeurs, l'ensemble de l'économie, pour détruire la diathèse, cela est encore possible ; mais, jusqu'à présent, dans cette diathèse, qui peut se montrer comme diathèse d'organe ou de tissu ou d'ensemble, nous ne pouvons guère voir, comme dans d'autres diathèses, qu'un travail fluxionnaire, ayant pour résultat, dans les infiniment petits des tissus, disposés spécialement pour cela, la sécrétion de matière osseuse, sous l'influence d'un état d'aberration de la vie végétative, échappant à tous nos moyens d'appréciation.

Il résulte de là que, en l'absence de tout remède spécifique contre la diathèse elle-même, ou spécialement efficace contre ses manifestations, et ne pouvant pas faire usage du troisième chef de considérations thérapeutiques générales, relatives à un simple déplacement, à une localisation plus avantageuse du travail diathésique, qu'il ne serait guère possible d'effectuer, on ne peut qu'avoir recours aux considérations thérapeutiques du second chef, relatives à l'emploi des moyens généraux hygiéniques ou autres, pour modifier profondément l'ensemble de l'économie, donner, pour ainsi dire, le change à la direction vicieuse des mouvements vitaux, ou bien au quatrième chef, dans lequel il est question de traiter convenablement les affections locales diathésiques elles-mêmes, pour les empêcher de porter le trouble dans l'ensemble de l'organisation, d'ajouter à l'intensité de la diathèse, de précipiter sa marche vers la cachexie.

Il y a du reste, sur cette diathèse osseuse, bien des recherches à faire encore, et son histoire, sous tous les rapports, est loin d'être complète.

DIATHÈSE NÉVROSIQUE OU NERVIQUE.

La difficulté de faire la part exacte des symptômes purement, essentiellement nerveux, dans la maladie d'un organe, de savoir si ces symptômes sont l'effet direct de la fluxion, n'agissant que sur l'épanouissement des filets nerveux eux-mêmes, sans envahir les autres éléments anatomiques de cet organe, ou si ces symptômes ne naissent que consécutivement à l'irritation de l'un ou de plusieurs des autres éléments de cet organe, soit par liaison synergique ou sympathique, soit par la compression que les fluides poussés par la fluxion font éprouver aux filets nerveux etc. ; en un mot, la difficulté de s'entendre sur ce qui constitue une névrose dans un organe, a fait que beaucoup n'ont pas admis une diathèse nervique ou névrosique. M. Piorry, cependant, a admis et décrit une diathèse spasmodique ou nervique.

Sans doute, si l'on observe chez un individu que, spontanément, successivement, après des intervalles plus ou moins longs de calme, une

douleur violente se fait sentir sur le trajet d'un
nerf facile à reconnaître, à constater, puis sur le
trajet d'un autre tronc ou d'une autre branche
nerveuse, et ainsi de suite, en suivant les divers
troncs, les diverses branches, les gros filets nerveux, de manière à ne pouvoir accuser que les
nerfs eux-mêmes, indépendamment de tout autre
tissu, d'être le vrai théâtre de l'acte morbide qui
produit la douleur, sans doute, dis-je, que, dans
ce cas, on s'accorderait pour dire qu'il existe, chez
cet individu, une diathèse névralgique.

Mais l'accord cesse, quand il s'agit du phénomène *douleur*, rapporté à l'épanouissement des
plus petits filets nerveux, dans l'intérieur des organes, mêlés intimement avec tous les autres éléments anatomiques de ces organes, où il est plus
difficile de distinguer ce qui leur appartient en propre de ce qui n'est dû qu'à leur union intime avec
ces autres éléments.

Cependant, quand on voit tant d'individus, ap-
pellés *névropathiques* dans le monde, ne présentant aucun signe de phlegmasie aiguë ou chronique d'aucun organe, aucun symptôme de maladie
organique, aucun autre état morbide qu'on puisse
constater, quand on voit, dis-je, ces individus être
affectés de douleurs plus ou moins aiguës successivement, alternativement, d'une manière intermittente, spontanément ou à propos de la cause
occasionnelle la plus légère, la plus insignifiante

dans divers viscères, dans diverses régions du corps, à la surface ou dans l'épaisseur de divers tissus, etc. comment ne pas reconnaître que ces individus sont réellement soumis à un état morbide diathésique, à une diathèse à laquelle, pour y comprendre en même temps les douleurs ressenties sur le trajet des troncs ou des branches ou des gros filets nerveux, je donnerai plus volontiers le nom de *névrosique* ou *nervique*.

Quand on croit avoir découvert et pouvoir affirmer que le phénomène *douleur*, offrant un allure diathésique, se passe dans les tissus musculaire, fibreux, à quelque organe que ces tissus appartiennent, à quelque profondeur qu'ils soient placés, on trouve aussitôt un mot pour caractériser ce fait : c'est le mot *rhumatisme*, et c'est à la diathèse rhumatismale que l'on rapporte les accidents. Mais si l'on reste incertain sur le tissu qui est le véritable théâtre de ce phénomène morbide, s'offrant avec la même forme diathésique, sans symptôme d'inflammation, ni d'aucune autre maladie, on se contente d'employer l'expression de maladie de nerfs, de *névrose*, de *névropathie*, sans rapporter assez l'ensemble de ces phénomènes à un état morbide qui mérite cependant, au même titre que les autres de ce genre, le nom de diathése.

Si l'on soutient que c'est toujours le rhumatisme qui produit ces phénomènes, alors le rhumatisme devient quelque chose de général comme la fluxion,

qui ne prendrait dans ce cas le nom de rhumatisme que parce que, dans ses pérégrinations, elle
envahirait quelquefois les articulations, les tissus
musculaire, fibreux, et cela prouverait, comme je
l'ai déjà dit, que, par l'expression *rhumatisme*,
on semblerait avoir plutôt voulu faire allusion au
genre de tissus affectés, au siége de la fluxion et à
la cause la plus générale à laquelle on rapporte
cette maladie, c'est-à-dire le froid humide, qu'à
quelque chose de particulier en elle, de spécial
dans le sang, les humeurs, l'ensemble de l'organisme.

L'idée de *mobilité*, entrant également dans celle
de rhumatisme, bien des praticiens emploient,
comme pour faire allusion aux divers déplacements
de la fluxion, l'expression de *rhumatisme nerveux*, ce qui semble vouloir dire encore que la diathèse rhumatismale n'est, à proprement parler,
qu'une diathèse fluxionnaire, où la fluxion se
concentre principalement sur l'élément nerveux des
organes ou tissus les plus disposés à la recevoir

En résumé, une disposition spéciale des centres,
du système nerveux, les mouvements fluxionnaires
intermittents tendant, en vertu de cette disposition, à envahir de préférence les derniers épanouis-
sements des filets nerveux dans les organes, de
sorte qu'il en résulte le phénomène *douleur*, avec
ses divers modes, les diverses formes, les divers
caractères que la douleur peut revêtir, relativement à

la nature des fonctions des organes envahis, c'est
là ce qui semble constituer la diathèse névrosique
ou nervique. On lui conservera le nom de névralgique, si on le juge à propos, lorsqu'elle s'exerce sur
les gros filets, les branches ou les troncs nerveux.

La diathèse névrosique est essentiellement mobile; c'est une diathèse d'ensemble. Il est évident
que ce serait lui donner une extension abusive,
d'après la définition précédente, que de vouloir lui
rapporter la catégorie des névroses, à proprement
parler, des divers auteurs, les névroses de la digestion, de la respiration, de la circulation, de la
génération, etc.

La diathèse névrosique affecte particulièrement
les tempéraments nerveux, mais elle peut s'observer aussi chez les tempéraments de tous les genres,
avec une forte comme avec une faible constitution.
Elle coïncide parfois avec un état d'anémie, d'appauvrissement du sang, mais elle se présente aussi
dans des conditions de l'organisme tout à fait différentes.

Elle se manifeste assez souvent ou tend à persévérer, à s'accroître, comme la diathèse rhumatismale, sous l'influence d'une température, d'un climat froid, humide; sous l'influence d'un exercice
irrégulier, imparfait, des fonctions de la peau.

Cette diathèse se montre de préférence dans
l'âge adulte et la vieillesse, et plus fréquemment
chez les femmes que chez les hommes.

Elle offre une liaison fréquente avec les diathèses dartreuse, goutteuse, rhumatismale, hémorrhoïdaire, etc. Il est remarquable que la fluxion qui, épanouie sur la peau, produit une dartre plus ou moins étendue, souvent sans presque aucune douleur; ou qui, épanouie autour d'une articulation ne produit qu'une affection rhumatismale, parfois aussi presque indolore, en se déplaçant et se portant, en raison de la mobilité qui accompagne parfois les diathèses dartreuse et rhumatismale, sur un nerf, sur l'élément nerveux d'un organe, détermine au contraire des douleurs d'une extrême intensité.

La diathèse névrosique peut être acquise; mais elle est aussi héréditaire, et c'est dans cette transmission héréditaire que l'union, le mélange, le croisement des états diathésiques, avec ou sans l'influence des conditions hygiéniques diverses au milieu desquelles les individus se trouvent placés, peut déterminer les transformations que nous avons signalées.

On voit quelquefois les enfants d'un père en proie à la diathèse névrosique, être affectés de diathèse dartreuse, rhumatismale, hémorrhoïdaire, etc., et réciproquement.

L'observation attentive de certains faits, tendrait à faire croire qu'il y a aussi un état morbide diathésique se rapportant aux fonctions des nerfs, considérés particulièrement comme nerfs du mouvement. C'est ce qui semblerait devoir faire admettre, dans quelques cas, une *diathèse spasmodique* ou *convulsive*.

La diathèse névrosique n'offre par elle-même aucun danger ; mais sa complication avec d'autres diathèses, telles que les diathèses hémorrhagique, syphilitique, cancéreuse, tuberculeuse, scrofuleuse, peut avoir beaucoup de gravité, parce que, par sa mobilité, elle fait que ces diathèses tendent à effectuer leurs premières ou d'autres manifestations sur les organes les plus importants.

Le traitement de la diathèse névrosique se rapporte presque entièrement au second chef de considérations thérapeutiques. Quand elle semble se lier avec la diathèse dartreuse ou rhumatismale, ce sont les eaux minérales sulfureuses douces qu'il faut employer. Il est des sources, telles que celles d'Ussat, de Saint-Sauveur, qui paraissent jouir, adressées à cette diathèse, de beaucoup d'efficacité.

Dans la plupart des cas, c'est à l'hydrothérapie, comme à une des ressources les plus efficaces, qu'il faut avoir recours. Un moyen excellent contre l'état diathésique lui-même, c'est l'usage du lait d'ânesse très longtemps continué ; les bains d'air comprimé sont également ici d'une très-grande efficacité.

J'ai dit, dans le premier chef, l'avantage qu'on peut retirer de l'usage des anesthésiques, qui ne semblent, d'ailleurs, devoir généralement agir que contre les manifestations seulement de la diathèse.

DIATHÈSE SCORBUTIQUE.

Le scorbut n'est pas toujours le résultat d'un état diathésique de l'économie. Il peut être un effet accidentel, né sous l'influence de conditions hygiéniques défavorables auxquelles des réunions d'individus se trouvent passagèrement soumises, ne laissant plus dans l'organisme, quand il est une fois guéri, aucune tendance à la reproduction des mêmes phénomènes morbides, à moins du renouvellement des mêmes conditions pathogéniques.

Tel est le scorbut, qui se déclarait si souvent autrefois à bord des navires, et, bien plus fréquemment autrefois qu'aujourd'hui, dans l'encombrement des armées, au milieu de grandes réunions d'hommes, sous l'influence de mauvaises conditions d'air, de régime, etc. Le scorbut est alors généralement une maladie aiguë due à des causes accidentelles, appréciables, connues, n'exigeant, pour se développer, aucune disposition spéciale, préexistante de l'organisation, de telle sorte que, la cause pathogénique connue étant écartée, l'effet tend à disparaître également.

Quand la guérison est survenue, il n'y a plus, comme je viens de le dire, tendance à reproduire spontanément les mêmes phénomènes morbides. En un mot, quelque générale qu'ait été l'affection, quelle qu'ait été l'altération présentée par la masse des fluides, on ne peut reconnaître, dans cette maladie, la réunion des conditions qui constituent une diathèse; car, je le répète encore, toute maladie constitutionnelle n'est pas une diathèse.

Mais, en dehors du tableau que nous offre ce scorbut et de l'état scorbutique, symptômatique de quelques maladies chroniques, il y a un autre scorbut, à marche chronique, lente, survenant spontanément, ou après l'action de causes occasionnelles même très-légères, chez des individus préparés de longue main à cette maladie. L'organisation soumise alors ou à l'action sourde et continue de causes internes d'une difficile appréciation, ou à l'influence longtemps prolongée des mêmes causes donnant lieu à la première espèce de scorbut, ou, plus souvent, déjà imprégnée d'une disposition héréditaire à cette maladie, offre le tableau si fidèlement représenté par quelques auteurs, parmi lesquels il faut distinguer Lind surtout (1).

Lind s'attache particulièrement à démontrer que le scorbut est souvent une affection, se développant sous l'influence d'un état morbide qui exis-

______

(1) *On the scurvy in three parts*, etc. Edimbourg, 1753.

tait déjà dans la constitution, et tout ce qu'il dit à ce sujet ne peut se rapporter qu'à un état diathésique à une véritable diathèse.

C'est alors qu'on remarque ces infiltrations, ces épanchements de sang dans les divers tissus, dans les viscères, les cavités splancniques, etc., ces hémorrhagies opiniâtres réitérées, cette fluidité, cette diminution de la force plastique du sang, qui rend difficiles à arrêter les écoulements abondants de ce fluide, s'effectuant par les moindres piqûres, les moindres plaies, etc.

On voit alors, aussi spontanément, ou sous l'influence de la cause occasionnelle la plus légère, s'effectuer, cesser et revenir, les mouvements fluxionnaires réitérés qui aboutissent à ces épanchements sanguins, à ces hémorrhagies, à ces infiltrations intersticielles dans le tissu cellulaire sous-cutané, dans le tissu cutané lui-même, constituant, avec ou sans symptômes bien apparents d'inflammation concomitante, les diverses taches, plaques, élevures, tumeurs, propres au scorbut, ainsi que le purpura-hœmorrhagica, qui peut être aussi, d'ailleurs, un symptôme de la première espèce de scorbut.

Ce que nous avons dit précédemment de la diathèse hémorrhagique ne permet pas de la confondre avec la diathèse scorbutique dont il est question; il est vrai cependant que la variété la plus grave de la diathèse hémorrhagique présente parfois

quelques-uns des symptômes, appartenant à la diathèse scorbutique que je viens de signaler.

Le scorbut ayant autrefois exercé, à diverses
époques, de grands ravages, les imaginations
frappées étaient tombées dans l'exagération, et
l'on était allé jusqu'à regarder cette affection, ainsi
qu'on l'avait fait pour la syphilis, comme le
principe générateur de la plupart des autres maladies affligeant l'espèce humaine. Toute maladie
difficile à scruter dans son origine était attribuée
au scorbut ; c'est Lind qui s'attacha le plus à combattre cette exagération.

On ne sait rien de positif sur la transmission héréditaire de la diathèse scorbutique. Les diathèses
hémorrhagique, hémorrhoïdaire et variqueuse,
pourraient-elles être dans quelques cas, une transformation de cette diathèse modifiée, pendant sa
transmission, par les diverses influences que j'ai
signalées précédemment, relativement à la transmission héréditaire des autres diathèses ?

Quant aux causes qui peuvent faire naître la
diathèse scorbutique, ou en favoriser les manifestations, quand elle existe, elles ne consistent pas
dans l'influence d'une seule mauvaise condition
hygiénique, mais dans la réunion de plusieurs, de
ces conditions, telles que le froid humide prolongé,
un air malsain, la privation de lumière et de mouvement ou des fatigues excessives, une mauvaise
alimentation, des affections morales tristes, etc.

On avait eu autrefois des idées très-peu exactes
sur l'altération des principes constitutifs du sang
que l'on croyait présider à l'origine, au développement du scorbut ; les recherches les plus récentes de la chimie ont beaucoup modifié ces idées.
Dans leurs *Nouvelles recherches d'hématologie*
(Académie des Sciences, séance du 31 mai 1852),
MM. Becqueret et Rodier ont établi, relativement
au scorbut, la conclusion suivante :

« Dans le scorbut aigu, le sang ne subit aucune
« modification appréciable, relativement à ses
« principes, globules, albumine, fibrine, eau.
« Dans le scorbut chronique, la fibrine est nota-
« blement diminuée de quantité, et parfois les
« globules considérablement augmentés. Dans
« l'une et l'autre forme, l'augmentation de pro-
« portion de soude du sang explique tous les
« faits, mais elle n'est pas encore démontrée. »

La diathèse scorbutique, se dévoilant avec les
allures et les formes que je viens de représenter,
dans cette variété, essentiellement chronique, du
scorbut, constitue une maladie très-grave. Elle peut
entraîner un état cachectique caractérisé par
l'existence au plus haut degré des symptômes, de
la physionomie propres aux premières manifestations de la diathèse, qui, en se réitérant, en envahissant les principaux viscères, déterminent une
fièvre hectique ou quelquefois la mort survenant
brusquement.

Quant au traitement, on sait qu'il suffit généralement, pour la première variété, quand le scorbut n'est pas trop avancé, quand la constitution n'est pas trop profondément altérée, de placer les malades dans de bonnes conditions hygiéniques, comme je l'ai exprimé dans le premier chef de considérations thérapeutiques, ce qui ramène assez promptement la santé.

Dans le cas contraire, comme pour la seconde variété, qui se rattache plus particulièrement à un véritable état diathésique bien accusé, c'est à une bonne alimentation, aux toniques, aux ferrugineux, aux acides quelquefois, à l'usage des végétaux dits anti-scorbutiques, qu'il faut avoir recours. Mais pour cette seconde variété qui constitue la diathèse scorbutique, à proprement parler, de tous les moyens que j'ai indiqués, dans le second chef de considérations thérapeutiques, ce sont, dans le commencement surtout des manifestations diathésiques, l'hydrothérapie et les bains d'air comprimé, convenablement adaptés aux forces des malades, qui me paraissent devoir avoir le plus d'efficacité.

Comme il s'agit surtout ici de remonter les forces radicales, en refaisant le sang, en quelque sorte, c'est à ce dernier moyen, plus capable que tous les autres d'agir dans ce sens, que, quand cela est possible, la préférence devrait être donnée.

DIATHÈSE CANCÉREUSE.

L'idée d'un vice quelconque existant dans le corps, et donnant naissance au cancer, était déjà répandue chez les anciens. Elle était née naturellement au spectacle de la facilité, de l'opiniâtreté avec lesquelles on voyait revenir une tumeur cancéreuse, extirpée au moyen du fer ou du feu. Hypocrate, Celse, Avicennes, s'expliquent assez clairement sur ce sujet, et les deux premiers surtout recommandent de ne pas toucher au cancer.

Chez les modernes, de longues discussions ont eu lieu, relativement à cette funeste tendance à la récidive, tendance qui forme un des principaux caractères d'une diathèse.

Les progrès de l'anatomie pathologique, aidés des ressources que lui ont fournies la chimie et la micrographie, sont venus éclairer la question d'un nouveau jour. Ils ont donné les moyens de distinguer le véritable cancer des tumeurs, ayant avec lui quelqu'analogie par leur aspect, leur marche, leurs formes, les symptômes qui les accompagnent;

tels sont certains corps indurés, fibreux, tuberculeux, érectiles, etc.

C'est probablement après l'extirpation de ces
corps, ne repullulant pas généralement, ou dont les
semblables ne se développent pas fatalement dans
d'autres régions, après l'extirpation des premiers,
que des chirurgiens avaient affirmé que le cancer
ne repullulait pas toujours, ce qui tendait à le faire
considérer comme une maladie locale dès le premier abord, et ne pouvant pas par conséquent être
regardée comme l'expression d'un état diathésique, préexistant dans l'économie.

Mais tout s'accorde à confirmer de plus en plus
la sentence de Boyer qui, après avoir enlevé un
nombre considérable de tumeurs cancéreuses, pro-
clamait l'infaillibilité de la récidive, et souvent avec
des circonstances aggravantes. Il existe donc une
diathèse cancéreuse, préexistant au développement
de toute tumeur composée de ce genre hétérogène
de tissu auquel toutes les recherches récentes s'accordent à assigner une nature réellement cancéreuse.

L'opinion que la maladie étant d'abord locale,
la diathèse n'arriverait qu'à la suite de la résorption de la matière cancéreuse, s'opérant dans le
foyer cancéreux primitif idiopathique, de manière
à infecter l'économie et déterminer, dans d'autres
organes, le développement de lésions semblables
à celles du foyer primitif, cette opinion ne peut

guère se soutenir devant ce fait, que l'extirpation de tumeurs, prises au commencement de leur développement, avant la formation d'aucun foyer de matières molles, liquides, de rien de susceptible d'être absorbé, a été également suivie de la récidive, de la repullulation.

En général, comme je l'ai déjà dit, la résorption de la matière, résultant d'une fonte, d'une sécrétion, d'une suppuration, survenue dans le sein d'une lésion locale, que celle-ci soit ou non le fait d'une manifestation diathésique, peut exercer une funeste influence sur l'organisme, et provoquer, sur d'autres organes ou tissus, de nouveaux phénomènes morbides, analogues ou identiques aux premiers.

Mais quoique, en vertu de cette circonstance, une diathèse déjà avancée puisse plus promptement passer à l'état de cachexie, il faut bien distinguer l'état cachectique, à proprement parler, de l'espèce d'infection de l'organisme qui, dans toute diathèse à productions liquides absorbables, plus ou moins hétérogènes, putrides, etc., peut résulter de cette circonstance d'absorption de ces matières et de leur transport dans la circulation.

La cachexie, avons-nous dit, est le plus haut degré, le dernier degré du mode vicieux vital des centres nerveux, de l'ensemble de l'organisme, qui constitue la diathèse. L'absorption des matières, provenant des manifestations diathésiques, contribue sans doute à hâter son arrivée ; mais elle peut survenir et survient parfois avant cette absorption et indépendamment de cette absorption.

Il est certain qu'on ne peut pas assimiler ce qui se passe dans le cancer à ce qui se passe dans la syphilis, par exemple, où l'absorption du virus donne lieu à la maladie générale, à la diathèse, sans que la cause venue du dehors exige, pour produire cet effet, aucun état diathésique quelconque, pré-existant dans l'économie. La diathèse cancéreuse est donc une de ces diathèses profondément carac-térisées, consistant dans un état morbide qui, spontanément ou à l'occasion d'une cause quel-conque de trouble, nullement en rapport avec l'effet produit, fait naître une lésion matérielle d'un genre spécial, d'une texture similaire dans tous les cas, constituant pour cet état morbide comme la satisfaction d'un besoin tel, que si cette lésion ma-térielle est détruite par le fer ou par le feu, ce même besoin reproduit, dans la même région ou dans une autre, une ou plusieurs lésions semblables, qui tendent souvent alors à marcher avec une rapi-dité plus grande vers la désorganisation, et à signa-ler l'établissement définitif de l'état cachectique.

La diathèse cancéreuse peut être considérée, d'après ce que nous venons de dire, comme n'étant jamais acquise ; mais elle est essentiellement héré-ditaire. Ce n'est pas détruire la vérité de l'hérédité de la diathèse cancéreuse, que d'affirmer qu'elle n'est pas fatale ; que le fils d'un père cancéreux, par exemple, n'est pas fatalement condamné à avoir un cancer.

Les irrégularités, les bizarreries apparentes qu'elle offre dans sa transmission, en n'atteignant que certains descendants, en passant par dessus une génération, etc., pourraient en partie se concevoir, par les mêmes raisons que j'ai fait valoir, en parlant de l'hérédité, dans les autres diathèses.

On n'a jamais constaté aucune altération, aucun vice particulier dans le sang, auquel on pût attribuer l'existence de la diathèse cancéreuse ; la diminution des globules, signalée dans les dernières recherches de MM. Becquerel et Rodier, pendant l'existence de cette diathèse, n'est qu'un effet produit par elle.

En quoi consiste donc cette diathèse ? Qu'est-ce qui imprime à la dégénérescence des tissus une forme identique ? Nous sommes là-dessus dans l'ignorance ; les recherches microscopiques qui, dans ces dernières années, ont conduit au signalement des *cellules cancéreuses*, circonstance de la texture de la matière cancéreuse, sur laquelle les études de M. Courty, de Montpellier, ont jeté dernièrement un nouveau jour, n'ont guère plus avancé la question, sous ce rapport.

Pourquoi, à l'inverse de la diathèse tuberculeuse, est-ce plutôt à un âge avancé que cette diathèse produit ses manifestations ? c'est ce que nous ignorons également. Ce qui paraît plus certain, c'est que, dans aucun autre état diathésique, la sensibilité n'est généralement aussi profondément atteinte, altérée que dans celui-ci.

J'ai remarqué plusieurs fois que, dans des familles où il y avait eu des cancéreux, ceux des membres de ces familles qui n'ont pas été affectés de cancer, ou qui sont morts avant l'âge où le cancer se manifestait chez les parents, présentaient les traits de la diathèse névrosique au plus haut degré, des douleurs vagues, mobiles, aigües, des névralgies réitérées, des nevroses dans divers viscères, dans les voies gastriques, dans la poitrine, des toux opiniâtres et douloureuses simulant la phthisie, beaucoup de vivacité dans les mouvements, une très-grande impressionnabilité, et parfois quelque chose d'étrange dans l'exercice des facultés intellectuelles.

Ce qui prouve, avec l'existence d'un mode vicieux vital constitutionnel, produisant le cancer, le rôle que joue le retour fréquent des mouvements fluxionnaires, provenant de ce mode vicieux, dans le développement, les progrès de la manifestation cancéreuse locale, c'est l'état longtemps stationnaire qu'elle peut présenter, lorsque l'organisme est conservé dans le calme, soustrait le plus possible à toutes les causes de trouble, d'excitation, ou lorsque, soit spontanément, soit par les moyens de l'art, la fluxion se porte sur d'autres points que celui où existe cette manifestation.

Plus la tendance irrésistible au mouvement fluxionnaire intermittent, que tout état diathésique imprime aux centres nerveux, va s'épuisant sur le siége de cette manifestation locale, plus celle-ci fait de progrès rapides, et il est probable que si, par une cause ou par une autre, ces mouvements ne s'y renouvelaient que rarement; si la tumeur cancéreuse était abandonnée, pour ainsi dire, à elle-même, c'est-à-dire, aux seuls mouvements végétatifs, inhérents à sa propre organisation, cette tumeur, quoique cancéreuse, pourrait bien finir quelquefois par se résoudre, sans d'ailleurs que l'état diathésique perdît la faculté de reproduire, dans un autre point, la même manifestation.

C'est ainsi que dans des cas, rares il est vrai, de véritables cancers, il a pu s'opérer une résolution des tumeurs existantes. Tout en admettant ces faits, j'admettrais cependant difficilement la conclusion que semble en tirer M. Littré, dans ce passage (*Dict. de Médecine*, art. *Cancer*) :

« On pourrait comparer le cancer à la phthisie,
« incurable la plupart du temps; il est cependant
« des cas où elle ne produit que peu de tuber-
« cules, et où ces tubercules finissent par être
« absorbés, sans se régénérer. De même, quelques
« cancéreux privilégiés voient s'effacer chez eux
« la cause morbifique et le mal, ou celui-ci ne
« pas se reproduire après l'ablation. »

C'est ainsi qu'il a pu se faire qu'une tumeur cancéreuse, existant déjà dans un point, se soit dissipée en grande partie, et ait été suivie du développement d'une autre tumeur cancéreuse, dans un autre point. Tel est le fait suivant, très-remarquable, emprunté par M. Littré à M. Récamier. Dans ce fait, la nature matérielle cancéreuse de la première tumeur n'a pas pu être, il est vrai, rigoureusement démontrée, mais tout tend à faire croire que cette tumeur était un véritable cancer :

« Une femme, après avoir porté pendant long-
« temps une tumeur du sein, que tout faisait re-
« garder comme cancéreuse, fut prise de douleurs
« de tête ; en même temps, la tumeur cessa d'être
« douloureuse, disparut presque complètement, et
« se réduisit à un petit noyau. Cette femme étant
« morte, l'ouverture du corps montra qu'il s'était
« formé une tumeur cancéreuse dans le cerveau,
« et que celle du sein, réduite à la grosseur d'une
« noix, n'avait plus aucun caractère squirrheux. »

La part des climats, relativement à leur influence sur la production ou le développement de la diathèse cancéreuse, n'est pas encore faite d'une manière exacte. Tout ce qu'on a dit de l'influence du sexe, de la constitution, du tempérament, des professions, etc., présente encore plus d'incertitude sous ce rapport. Il est mieux prouvé que c'est ordinairement dans l'âge mûr, dans la vieillesse, que la diathèse cancéreuse effectue ses manifestations.

Quant à toutes les autres causes auxquelles on a voulu faire jouer un rôle dans sa production, elles n'ont pu, d'après ce que nous venons de dire, que mettre en activité un état morbide diathésique pré-existant. La diathèse syphilitique, à laquelle quelques-uns avaient prêté une grande importance, sous ce rapport, n'a pu agir dans ce sens que pendant l'existence des mêmes conditions.

Relativement à la dégénérescence en cancers de certaines tumeurs, qui n'étaient pas d'abord de nature cancéreuse, je ne la crois également possible que lorsque l'état diathésique existait déjà dans l'organisation. Les savantes recherches de M. Lebert (1), relativement à la différence qu'il cherche à établir entre le *cancroïde* et le *cancer*, ne m'ont pas paru avoir jeté une clarté bien décisive sur cette question. Les termes suivants, par exemple, ne sont pas faits pour dissiper les doutes à cet égard (pag. 99) :

« La terminaison fatale dans les localisations fâ-
« cheuses du cancroïde est un fait incontestable.
« Il y a, par conséquent, eu égard à tout ce que
« nous venons de dire, des points de rapport qui
« ne sont que trop réels entre le cancroïde et le
« cancer. Mais ces analogies ne nous ont pas fait
« oublier les différences, etc. » M. Lebert dit
encore (pag. 689) : « Il faut admettre toutefois
« une prédisposition spéciale pour le développe-
« ment du cancroïde en général. »

(1). *Traité pratique des maladies cancéreuses,* etc., pag. 96, 594 et suivantes.

Les derniers travaux sur le cancer, notamment les savantes et scrupuleusement minutieuses recherches de M. Lebert sur la nature de la matière cancéreuse, doivent faire regarder la diathèse cancéreuse comme une diathèse *uniforme* dans ses manifestations, malgré la variété apparente de formes qu'elles semblent revêtir. M. Lebert dit, (ouvr. cité, pag. 55) sous ce titre : *Unité du cancer :*
« Ainsi, le cancer, qu'il soit mou, dur, gélatini-
« forme, très vasculaire et pigmenté, constitue une
« seule et même altération, avec prédominance de
« l'élément essentiel dans l'encéphaloïde, et de
« divers éléments secondaires dans les autres
« formes. »

La diathèse cancéreuse peut se montrer comme diathèse d'organe ou de région, comme diathèse de tissu, et comme diathèse d'ensemble, c'est-à-dire, qu'elle peut effectuer ses manifestations locales toujours sur le même organe, la même région circonscrite, lorsque ces manifestations, spontanément ou par les moyens de l'art ont, pour un certain temps, disparu, ou bien successivement, simultanément même, sur les diverses régions d'un même tissu, ou bien de la même manière, sur divers organes, divers tissus.

Une manifestation cancéreuse, comme nous l'avons dit, peut rester longtemps stationnaire, ou peut même, la tumeur faisant des progrès, en vertu de son organisation propre et comme corps, en quelque sorte parasite , ne pas porter pendant longtemps une atteinte grave aux jours du malade , pourvu que l'organisme soit conservé dans un grand état de calme, et que la tumeur ne soit pas soumise à des mouvements fluxionnaires trop fréquemment réitérés.

Cette diathèse entraîne la mort, tantôt, mais rarement, sans état cachectique à *facies* bien caractérisé, par l'effet de l'extrême intensité des douleurs, en vertu de la nature même de la profonde lésion vitale qui constitue le fonds de la diathèse, et qui préside au développement de ses manifestations ; tantôt, après le ramollissement, la suppuration des tumeurs, soit qu'il y ait ou non résorption de la matière putride, cancéreuse, avec le *facies* cachectique, depuis si longtemps connu et fidèlement représenté.

C'est ce *facies* caractérisé par cette sécheresse, ce teint jaune pâle ou couleur de cire de la peau, cette face généralement bouffie, ces yeux ternes, ce ramollissement, cette infiltration séreuse des chairs, ces souffrances aigües, cet ensemble de symptômes annonçant le vice profond dont les centres nerveux, l'ensemble de l'organisme sont imprégnés, et auxquels viennent se joindre, quand les phénomènes de la résorption putride ont lieu, ces sueurs, cette diarrhée colliquative, cette accélération extraordinaire du pouls, cette prompte décomposition des traits de la face, cette rapide et affreuse consomption. Quant à ce qui regarde le traitement de la diathèse cancéreuse, il pourrait se rattacher en partie au premier chef de considérations thérapeutiques par l'emploi, si l'expérience le confirme, de la *conicine*, comme remède spécialement efficace contre ses manifestations.

Au second chef, seulement par l'usage d'une hygiène convenable, et par l'utilité de quelques applications de l'hydrothérapie.

Au troisième chef, par le soin qu'il faut mettre à éloigner autant que possible de l'affection locale, à déplacer les mouvements fluxionnaires. On peut, par exemple, dans quelques cas, dans certaines conditions de tempérament, d'idiosyncrasies, de climat, de la complication d'autres maladies, ou même d'autres états diathésiques, retirer de l'application d'un cautère, d'un exutoire, quelque utilité.

Au quatrième chef, relativement aux considérations se rattachant au traitement seulement palliatif ou aux moyens chirurgicaux ou autres, applicables aux manifestations diathésiques locales.

C'est aux livres spéciaux de pathologie que je renvoie, pour les indications à remplir et la manière de les remplir.

DIATHÈSE MÉLANÉE OU MÉLANIQUE.

Je place ici cette diathèse, qui a fourni jusqu'à présent bien plus de matériaux à l'anatomie pathologique qu'à la clinique médicale ou chirurgicale, où l'on remarque la production spéciale d'une matière noire, appelée par Laennec, *mélanose*, qui la caractérise, dont le dépôt peut s'opérer successivement ou simultanément dans plusieurs tissus, et s'effectue, comme les faits le prouvent, de nouveau sur un point, lorsque par une opération on la détruit dans une autre. C'est ce qui fait que cette diathèse appartient à la catégorie des diathèses d'ensemble *uniformes*, qui, par l'identité du produit hétérogène de leurs manifestations, présentent le type diathésique au plus haut degré.

Ce produit a été tour à tour regardé comme un tissu, tenant du cancer, comme une déviation du pigment, comme le résultat d'une sécrétion, d'une nutrition vicieuse ; plus tard, par MM. Breschet et Cazenave, comme le résultat d'une altération chimique du sang, déposé dans les tissus, à la suite d'hémorrhagies. Comment, dans cette dernière hypothèse, expliquer la présence de tumeurs mélaniques, le dépôt de matière mélanique sur des *nævus*, comme on l'a vu quelquefois?

Quoiqu'il en soit, en adoptant cette dernière opinion, il faut bien admettre aussi nécessairement une disposition morbide générale, qui imprime toujours un même aspect, une même composition à ce produit, déposé successivement ou simultanément dans divers tissus, et reparaissant dans une région quand il a cessé d'exister dans une autre. Donc, quelle que soit l'opinion que l'on adopte à ce sujet, cela ne change rien à la question, au point de vue de la mélanose, considérée comme diathèse.

Je n'ai point ici à faire la description de la matière de la mélanose, dont on a envisagé les dépôts sous quatre aspects : mélanose en masse; mélanose infiltrée; mélanose en couches solides à la surface des membranes; mélanose liquide.

Un des faits où l'on voit le plus clairement se dévoiler l'état diathésique mélanique, est celui cité par M. Béhier (*Archives générales de Méd.*, nov. 1838), d'un homme chez lequel une tumeur mélanique, située sur la région sternale, fut enlevée; d'autres tumeurs du même genre ne tardèrent pas à se développer sur d'autres parties du tissu cutané; bientôt des symptômes convulsifs, des douleurs dans le bas-ventre se manifestèrent, et le malade mourut.

On trouva, à l'autopsie, des tumeurs mélaniques dans le cerveau, dans le corps thyroïde et dans les intestins.

La diathèse mélanée complique assez souvent les diathèses cancéreuse, tuberculeuse, en effectuant généralement ses manifestations, en déposant ses produits dans les lieux mêmes où existent les tubercules, le cancer, où l'autopsie a démontré la présence de la matière mélanique. Son importance alors se perd dans la gravité de ces deux dernières affections.

Quand elle a envahi les organes intérieurs, elle offre beaucoup de difficultés dans son diagnostic, à moins qu'elle ne se trahisse par des manifestations opérées en même temps sur la peau ou dans le tissu cellulaire sous-cutané.

En général, cette circonstance de la présence des tumeurs mélaniques sur le tissu cutané, doit faire craindre qu'il ne se soit aussi opéré alors des manifestations diathésiques à l'intérieur, où leur danger provient surtout, à moins de complication d'autres diathèses, d'autres états morbides, de l'inflammation parfois ulcérative qui accompagne ou précède souvent le dépôt de la matière mélanique à la surface des tissus, ou bien de la compression déterminée par la masse de cette matière sur des organes importants.

S'il n'est pas prouvé, à cause du peu de fréquence des faits de mélanose, observés chez le vivant, que cette diathèse soit héréditaire chez l'homme, il est prouvé qu'elle est héréditaire chez les chevaux, où les vétérinaires ont eu souvent occasion de l'observer.

Ce qui est relatif à son étiologie, aux causes qui peuvent en favoriser le développement, est couvert de vague et d'obscurité, de même que les autres parties de son histoire pathologique.

Il résulte de ce qui précède que la physionomie de la diathèse mélanée, dont la marche est généralement lente, n'a rien de saillant, et qu'elle manque surtout, dans les dernières phases de son existence, d'un ensemble cachectique, dont les diathèse tuberculeuse et cancéreuse, au contraire, offrent un si frappant tableau.

Le traitement de cette diathèse laisse encore plus à désirer que son histoire pathologique, ou plutôt, de l'avis général, c'est un champ encore inculte à exploiter. Il faut attendre de nouvelles expériences et de nouveaux faits. C'est donc, en attendant, à la médecine du symptôme qu'il faut se borner.

DIATHÈSE TUBERCULEUSE.

Cette diathèse n'est pas, comme on l'avait cru autrefois, une des phases de la diathèse scrofuleuse. Les recherches des modernes ne permettent pas de faire rentrer l'une de ces diathèses dans l'autre. Il n'y a aucune liaison nécessaire, démontrée par l'expérience, entre ces deux affections. Fréquemment les scrofuleux parcourent tous les dégrés de la diathèse scrofuleuse, jusqu'à la cachexie, sans offrir aucune apparence de tubercules.

Il n'y a guère plus de phthisiques dans les pays où les scrofules sont endémiques qu'ailleurs. Fréquemment aussi l'on remarque la phthisie pulmonaire et la présence de la matière tuberculeuse dans les glandes lymphatiques superficielles, dans les os et dans divers autres tissus chez des individus qui n'ont ni le tempérament lymphatique, ni aucune de ces apparences dans les tissus blancs, dans la laxité de la fibre, dans la mollesse des chairs, dans l'abondance des fluides séreux qui distinguent assez souvent les scrofules.

On voit souvent , au contraire , la phthisie se manifester chez des individus d'une constitution sèche , d'un tempérament bilieux ou nerveux , ou nerveux-sanguin.

L'apparition spontanée des tubercules dans un organe quelconque accuse l'existence d'une diathèse spéciale. La tendance à la répétition des mêmes phénomènes morbides dans les autres tissus , parfois dans la plupart des tissus en même temps , la démontre suffisamment.

La difficulté , assez fréquente , de constater la présence des tubercules internes , dans le commencement de leur développement , à cause de la profondeur à laquelle ils sont placés et de l'absence de signes , de symptômes caractéristiques , pathognomoniques qui leur appartiennent dans leur début , fait que souvent on ne peut reconnaître l'existence de la diathèse que plus ou moins tard après la naissance de ces tubercules.

La considération de l'hérédité , lorsque les ascendants ont été tuberculeux , peut , sans doute , aider à l'établissement du diagnostic , mais ne saurait , d'une manière positive , détruire la confusion qui naît très-fréquemment de l'analogie ou de la similitude des symptômes que l'on serait porté à attribuer aux tubercules avec ceux d'autres maladies , affectant les mêmes organes , les mêmes tissus.

Quoi qu'il résulte de faits d'anatomie pathologique bien observés , que les tubercules internes peuvent , par diverses voies , être suivis de cicatrisation , de guérison , de même que cela a lieu , lorsque la matière tuberculeuse occupe seulement les glandes lymphatiques externes, celles du cou , par exemple , la diathèse tuberculeuse cependant est une de celles , comme les diathèses cancéreuse, mélanée , anévrysmale , etc. , où l'on ne remarque pas des intervalles entre ses accès ou paroxismes , pendant lesquels il y ait absence complète de toute manifestation diathésique , disparition de toute matière tuberculeuse.

Là , le signe matériel de la manifestation diathésique existe constamment ; mais , de même que dans le début de son développement, il est resté à l'état latent, pendant un laps de temps plus ou moins considérable, de même , pendant la carrière, quelquefois très-longue , parcourue par la maladie , avant d'arriver à l'état de cachexie , il se passe des périodes de temps où les tubercules sont , par rapport à l'économie , dans laquelle ils ne suscitent aucun trouble apparent , comme s'ils n'existaient pas.

C'est là ce qui démontre encore clairement le rôle que joue dans cette diathèse , comme dans toutes les autres , la fluxion dont l'allure intermittente est un caractère inséparable de tout état morbide diathésique. Des mouvements fluxionnaires réitérés , en effet , sur les tissus envahis par les tubercules, peuvent imprimer plus de rapidité, une impulsion funeste à la marche, aux progrès de cette affection.

Quelles sont les conditions de l'organisme qui paraissent présider à la production de la matière hétérogène tuberculeuse? Y a-t-il encore ici quelque principe spécial dans le sang, quelqu'altération connue de ce liquide, qui coïncide constamment avec l'existence de la diathèse tuberculeuse?

Depuis les expériences de M. Lecanu et autres, jusqu'aux nouvelles recherches déjà citées de MM. Becquerel et Rodier, on n'a guère rien constaté de particulier dans le sang qu'une diminution des globules rouges, une augmentation relative du sérum; et encore à un degré avancé de la phthisie pulmonaire. On ne trouvera pas probablement là suffisamment de quoi expliquer le dépôt ou plutôt la sécrétion de matière tuberculeuse, car tout semble indiquer que c'est par une véritable sécrétion que ce dépôt s'effectue.

Est-ce à une disposition morbide spéciale des tissus, indépendamment de toute altération quelconque du sang, qu'est due cette sécrétion? Je n'ai point ici à discuter cette question, n'ayant à considérer cette affection qu'au point de vue de ses allures diathésiques.

L'hérédité de la diathèse tuberculeuse est une vérité bien établie; mais elle n'est pas infaillible,

fatale. L'absence des manifestations de cette diathèse chez les enfants d'un père ou d'une mère qui
en était affecté, doit s'expliquer, je crois, comme
je l'ai exposé déjà pour d'autres diathèses, par les
alliances, les croisements, les influences récipro-
ques des états sains, des états morbides ou morbides diathésiques des deux époux.

La coexistence d'une autre diathèse peut avoir
les plus fâcheux effets sur la marche de la diathèse
tuberculeuse. En effet, la tendance intermittente
aux mouvements fluxionnaires, qui est inséparable de tout état diathésique, vient alors, en
s'épuisant sur le siége des manifestations tuberculeuses, imprimer à celle-ci une marche aiguë, qui
peut hâter l'arrivée de l'état cachectique, indépendamment d'ailleurs de la mauvaise influence que
cette diathèse concomitante exerce, sur l'affection
tuberculeuse, en vertu des dispositions vicieuses
vitales de l'ensemble de l'organisme qui la constituent elle-même.

C'est ainsi que la coexistence des diathèses scrofuleuse, cancéreuse, syphilitique, dartreuse, etc.,
avec la diathèse tuberculeuse, donne généralement
à celle-ci plus de gravité.

Relativement à l'alliance des diathèses cancéreuse et tuberculeuse, je rapporterai les faits suivants, comme bien des praticiens peuvent en
avoir observé :

J'ai vu des femmes dans les familles desquelles

il y avait des cancéreux et des tuberculeux, qui se trouvaient affectées de glandes au sein, devenues cancéreuses ; elles s'étaient fait opérer vers l'âge de 36 à 40 ans. Très-peu de temps après l'opération, une toux, dont elles étaient auparavant affectées, qui n'avait jamais présenté aucune gravité, qu'on avait toujours rapportée à de simples bronchites, prenait tout d'un coup une intensité, un accroissement beaucoup plus grand, et; avant toute récidive du cancer, des symptômes d'une véritable phthisie pulmonaire se déclarant d'une manière évidente, les malades succombaient aux progrès parfois très-rapides de cette dernière maladie.

Il convient, dans des cas semblables, de bien examiner la poitrine, et peut-être vaudrait-il mieux, dans le doute, s'abstenir de toute opération et se borner à une médecine simplement palliative.

Bien des médecins s'accordent à reconnaître que la diathèse tuberculeuse peut être acquise; mais il y a eu beaucoup de variations, de vague et de contradictions dans les opinions émises, relativement aux causes qui peuvent la faire naître.

Ces causes, telles que l'influence de certains climats froids, humides, d'habitations malsaines, sans renouvellement suffisant de l'air, de certaines professions ayant une action directe excitante sur les organes de la respiration, soit par un exercice forcé de la voix, soit par l'inspiration

de substances, de gaz irritants, des conditions défavorables attachées à l'absence de l'insolation, à une
longue réclusion, au défaut d'exercice, à de profondes affections morales, etc., ces causes, dis-je, quelques-unes surtout, se sont montrées en effet très-
puissantes, d'après des-faits bien observés, pour
déterminer les manifestations de la diathèse tuberculeuse sur l'organe pulmonaire, mais la plupart
de ces influences ne peuvent être également invo-
quées, quand il s'agit des manifestations tuberculeuses sur tant d'autres organes ou tissus que cette
diathèse peut envahir.

Il est vrai que M. Louis regarde comme une
loi la constance des tubercules dans les poumons,
quand il en existe dans d'autres organes, chez les
sujets âgés de plus de quinze ans; mais comme
l'observe M. Lebert (*Traité des Mal. scrof.*
p. 295), cette loi a besoin d'être soumise à de
nouvelles études. « Les tubercules, dit-il, des
« glandes lymphatiques externes font exception à
« cette loi dans la majorité des cas. » Quant à moi,
j'ai constaté seulement que des enfants, dont des
glandes lymphatiques du cou m'avaient offert de
la matière tuberculeuse, ne s'étaient pas trouvés
plus tard affectés de phthisie pulmonaire.

Je crois devoir, relativement à l'influence des
causes dont je viens de parler, rappeler ici l'opinion de M. Andral (*Dict. de Méd.*, art. *phthisie*).

« A l'instar de toute sécrétion normale; la sé-

« crétion du tubercule est précédée, dans les pou
« mons comme ailleurs, d'un travail de conges-
« tion active, variable par son siége et par les
« désordres fonctionnels auxquels elle donne lieu.
« Mais cette congestion ne suffit pas pour pro-
« duire les tubercules. Seule, elle ne peut pas plus
« rendre compte de leur formation que de celle
« des nombreuses altérations qui peuvent frapper
« un organe enflammé. Pour que, sous l'influence
« d'une congestion sanguine, des tubercules se
« développent dans les poumons, il faut qu'il y
« ait une prédisposition spéciale. Souvent même,
« on peut dire que ce n'est pas parce que la con-
« gestion survient que des tubercules se forment,
« mais que c'est parce qu'il y a tendance à la
« production de ceux-ci que, sous l'influence d'une
« cause qui nous échappe, la congestion s'éta-
« blit, etc. »

Je suis porté à adopter cette manière de voir qui
m'a paru le plus en harmonie avec l'examen attentif des nombreux faits de phthisie pulmonaire
que j'ai eus sous les yeux.

On sait d'ailleurs que, quoique la diathèse tuberculeuse puisse effectuer, à tous les âges, ses mani-
festions sur différents tissus, c'est entre 18 et 35
ans, comme l'avait déjà remarqué Hippocrate,
qu'elles ont lieu le plus communément dans l'organe pulmonaire, tandis que c'est dans l'enfance
surtout qu'elles s'effectuent, quand elles envahis-

sent d'autres organes, les voies gastriques notamment où le diagnostic s'accompagne alors fréquemment, selon la remarque des auteurs qui ont décrit les maladies de l'enfance, de beaucoup d'obscurité (1).

La diathèse tuberculeuse, lorsqu'elle envahit l'organe pulmonaire, imprime parfois à l'ensemble des traits de la physionomie un aspect spécial, signalé à peu près dans les mêmes termes depuis Hippocrate, mais dont la valeur a souvent été trop exagérée dans les tableaux qu'en ont tracé quelques auteurs, et surtout par l'application trop générale qu'ils en ont voulu faire à tous les individus atteints de phthisie pulmonaire.

Les principaux traits de cet aspect spécial sont, comme l'on sait, une peau blanche et fine, des cheveux chatains ou blonds, les pommettes habituellement colorées d'une rougeur vive et circonscrite, les membres grêles, la poitrine étroite, allongée, déprimée sous les clavicules, les omoplates saillantes et écartées en forme d'ailes.

On peut dire aussi que les dernières scènes d'une diathèse si fatale et cependant si commune, si universellement répandue, car aucun climat n'échappe à son action, ne forme jamais un tableau d'état cachectique plus caractérisé, plus saisissant que

(1) Voyez les traités des maladies de l'enfance, notamment le traité de M. Barrier, chirurgien en chef de l'Hôtel-Dieu de Lyon, tom. II, pag 217 et suivantes.

quand les manifestations diathésiques à marche chronique, ont eu pour théâtre, aux différents âges, les poumons, les voies gastriques, le cerveau, mais surtout les poumons. Là le tableau de l'état cachectique est si commun et si connu que je me dispenserai d'en représenter les traits.

Pour ne pas sortir de la sphère que je me suis tracée, je dois renvoyer pour la description et toutes les autres parties de l'histoire de l'affection tuberculeuse aux bons traités spéciaux qui ne font pas défaut, car depuis Laennec jusqu'à MM. Andral, Louis, Lebert, ce champ a été continuellement et très-fructueusement exploité.

J'avais seulement à considérer ici à quel titre l'affection tuberculeuse doit prendre place dans l'ordre des diathèses, où elle occupe un des premiers rangs, par les traits saillants de sa physionomie, par l'identité de la sécrétion de matières hétérogènes, *sui generis*, qu'elle peut déterminer dans presque tous les tissus, et par sa tendance à une cachexie fortement dessinée, dont la mort est généralement précédée.

Cette diathèse, du reste, ainsi que la diathèse cancéreuse, peut se montrer comme diathèse uniforme d'organe ou de région, comme diathèse de tissu et comme diathèse d'ensemble.

Le traitement de la diathèse tuberculeuse se rattache au premier chef de considérations thérapeutiques, relativement à ce que j'ai dit de la spécialité d'action de quelques eaux minérales et de quelques autres remèdes.

Au second chef, relativement à l'action sur l'ensemble de l'organisme, sur tous les éléments de la nutrition, d'un changement de climat et de toutes les autres conditions hygiéniques, de l'usage encore de certaines eaux minérales et d'autres moyens d'un effet analogue, sans négliger les bains d'air comprimé, dont la théorie devait faire supposer, dont l'expérience a positivement constaté l'efficacité. L'hydrothérapie ne peut pas être appliquée fructueusement à la diathèse tuberculeuse comme à la diathèse catarrhale qui ne produit que des bronchites, comme à la diathèse scrofuleuse et à bien d'autres diathèses.

Enfin, le traitement se rattache aussi au quatrième chef, relativement à la nécessité, quand on ne peut pas mieux faire, de s'occuper des manifestations diathésiques locales elles-mêmes, d'y modérer la fluxion, et d'empêcher, autant que possible, la réaction qu'elles peuvent exercer sur l'ensemble de l'organisme, capable d'imprimer à la diathèse une marche plus rapide vers la cachexie.

Les considérations thérapeutiques du troisième chef ne sont pas plus largement applicables ici que dans la diathèse cancéreuse, car s'il est vrai qu'on puisse parvenir à détourner, à déplacer quelquefois le lieu d'épuisement de la tendance fluxionnaire intermittente, élément inséparable de tout état diathésique, on ne saurait parvenir à déplacer de la même manière la disposition à la sécrétion de la matière tuberculeuse, qui constitue, quelle qu'en soit la cause, la spécialité de la diathèse tuberculeuse.

DIATHÈSE SCROFULEUSE.

En quoi consistent les scrofules? quelle est la nature de l'altération du sang, des humeurs, des solides, qui constituent les scrofules?

Voilà une question qui, longtemps agitée, souvent résolue dans des sens tout à fait différents, avait fini par inspirer à quelques-uns le scepticisme, relativement à l'existence d'un état morbide diathésique de l'organisme en proie à ce genre d'affection. Quelques-uns avaient en effet considéré les manifestations morbides qui composent l'ensemble de ce que nous appelons scrofules, comme le simple résultat de l'irritation des tissus blancs.

Il est certain que, de toutes les diathèses d'ensemble, la diathèse scrofuleuse est celle qui affecte plus particulièrement ce genre de tissus, d'organes, qui se rapporte à ce qu'on appelle tissus blancs. C'est là surtout que se passent, sans apparence ou avec une apparence, en général peu saillante, de la forme inflammatoire, ces phénomènes d'exhalation séreuse, de sécrétions muqueuses ou muco-purulentes, de collections enkystées ou non enkystées, de fluides plus ou moins purulents, mal liés, de gonflements, d'engorgements incolores, tous phénomènes qui ont plus particulièrement pour théâtre les séreuses, les muqueuses, les synoviales, le périoste, le tissu cellulaire, les os, le système lymphatique.

On a voulu faire jouer le principal rôle au système lymphatique dans cette diathèse, mais l'ignorance où nous sommes des véritables fonctions que remplit ce système, surtout dans son ensemble glanduleux, de la part pour laquelle il entre dans la texture, l'organisation, dans l'accomplissement des fonctions des divers organes ou tissus, font qu'on manque de données suffisantes pour pouvoir attribuer à son altération les symptômes dont se composent les scrofules.

Bien qu'on observe souvent cette maladie chez les individus à tempérament lymphatique, il arrive qu'on l'observe assez souvent aussi chez des individus n'offrant aucun des attributs de ce tempérament. On ne peut nier cependant que bien des scrofuleux ne présentent cet ensemble de conditions, se rattachant à une sorte de prédominance de tous les tissus blancs ; ce qui donne alors à l'aspect général du corps, à la physionomie, cette apparence scrofuleuse, dont le tableau, que l'on observe surtout dans certaines régions basses, froides, humides, a été si souvent tracé dans les livres, mais parfois avec quelque exagération.

On a prétendu que le sang , chez les scrofuleux , était altéré dans sa composition , qu'il était peu fibrineux , peu riché en globules , que les globules étaient déformés , etc.; mais tout cela est loin d'être constaté. C'est en général quand la diathèse est arrivée à l'état de cachexie que, à quelques différences près , comme dans tous les états cachectiques , le sang peut offrir une altération dans sa composition , sa consistance , sa couleur , sa plasticité , etc. , soit par l'atteinte profonde portée aux forces vitales , à l'influence de l'innervation sur les organes de l'hématose , soit par l'effet que produit sur ce liquide la résorption , si elle a lieu , de certains fluides sécrétés , provenant des foyers locaux , scrofuleux , etc.

Il est certain que les tissus blancs , en général très-irritables ou vulnérables , dans la diathèse scrofuleuse , en vertu d'une disposition vicieuse inconnue de leur organisation , ont une grande tendance lorsqu'une cause d'irritation externe ou interne , même légère , vient agir sur eux , à réagir sourdement, lentement , avec persévérance , à résister longtemps ou à ne jamais céder à toutes les médications.

De même , quand les manifestations d'autres diathèses dont peuvent être affectés les scrofuleux , des diathèses dartreuse , rhumatismale, syphilitique, etc., s'effectuent sur ces tissus blancs, les résultats sont également plus graves , et ces

diathèses font plus facilemènt chez eux des ravages.

Quelle que soit l'idée qu'on se fasse de la nature
de l'altération qui constitue véritablement l'état
morbide diathésique, on ne peut pas ne pas reconnaître la réalité de l'existence des faits suivants,
faits sur lesquels j'ai fondé les considérations essentielles, déjà si souvent émises, que je ne saurais
me lasser de répéter :

1° Quoique dans la diathèse scrofuleuse, la disposition morbide des solides ou l'altération des
fluides doive être nécessairement regardée comme
partagée par l'ensemble de l'organisme, comme
partout étendue et ressentie, il n'y a cependant généralement, lorsque la diathèse se dévoile, qu'une
seule région, quelquefois très-circonscrite du corps,
qui soit le siége de la manifestation diathésique.
Si cette manifestation locale cesse d'exister dans un
point, une autre manifestation semblable ou analogue se présente ailleurs ;

2° Cette succession, cette alternation, cette intermittence de manifestations morbides a lieu
presque toujours spontanément, parfois à l'occasion du moindre trouble suscité dans l'économie
par la première cause venue ;

3° Si la diathèse n'est pas combattue avec succès, ou si elle ne se modifie pas elle-même spontanément dans un sens favorable, elle tend à l'état
de cachexie, en passant par une série de phéno-

mènes morbides dont l'ensemble est caractéristique
et diffère dans ses traits principaux de l'ensemble
de phénomènes morbides analogues propres à
chaque diathèse.

Or, pourquoi les manifestations diathésiques
sont-elles d'abord si bornées, quand la disposition
des solides ou le vice des liquides est si généralement répandu ?

Pourquoi l'organisme, dans le début, attend-il
qu'une manifestation locale cesse spontanément ou
soit détruite sur une place, pour en produire une
autre ailleurs, si toutefois elle ne la reproduit pas
dans le même endroit ?

Pourquoi, plus tard, si la diathèse continue de
marcher, surtout si les malades sont placés dans
des conditions hygiéniques mauvaises, voit-on plusieurs manifestations diathésiques locales s'effectuer à la fois, et l'organisation tomber plus ou
moins rapidement dans un état de décadence gé-
érale que nous avons appellé cachexie ?

Je le répète, il est évident qu'il y a là quelque
chose comme un besoin morbide qui doit être absolument satisfait, et qui devient d'autant plus impérieux, qu'il existe depuis plus longtemps ;

Que ce besoin, dont le siége est probablement
dans certains foyers nerveux d'où partent les déterminations directrices de la vie de nutrition, que
ce besoin, comme tous les besoins en général,
offre la mobilité, l'intermittence, l'inconstance,

les caprices, en quelque sorte, qui sont propres à tous les phénomènes de la vie, où rien ne peut être comparé à l'ordre régulier, à la fixité, à la constance, à l'infaillibilité des phénomènes soumis uniquement aux lois de la physique et de la chimie ;

Que ce besoin peut tantôt, sans disparaître entièrement, se modifier cependant avantageusement d'une manière spontanée, par l'effet des révolutions de l'âge, de l'âge de la puberté surtout, ne plus exiger des manifestations aussi fréquentes, intenses, de longue durée ; qu'il peut même ne pas se manifester du tout, et rester plus ou moins longtemps à l'état latent ;

Que tantôt, au contraire, il s'exaspère, devient plus impérieux, détermine des manifestations multipliées, devient une tendance irrésistible, et finit par dominer tellement l'organisme que celui-ci, ne vivant en quelque sorte plus que d'une vie diathésique scrofuleuse, succombe sous une altération aussi générale, aussi profonde, des liquides et des solides à la fois.

La transmission héréditaire de la diathèse scrofuleuse, qui éclate surtout dans l'enfance, et jusqu'après la puberté, n'est pas douteuse. M. Lebert dit, dans son *Traité des maladies scrofuleuses* (p. 92), n'avoir constaté l'hérédité que sur un tiers de ses malades, atteints de scrofules pures ; mais la proportion a été trouvée plus grande par d'autres praticiens, et c'est ce que j'ai également observé dans Lyon, dans ses faubourgs et dans sa banlieue, où j'ai eu à soigner un très-grand nombre de familles de scrofuleux.

M. Lugol avait fait la remarque qu'un père scrofuleux engendre parfois des enfants ne présentant jamais des symptômes de cette maladie, tandis que les enfants de ceux-ci sont tous ou en partie scrofuleux.

M. Baudelocque cherche à expliquer ces faits en disant (1) : « La prédisposition a été transmise aux « deux générations ; mais la première a été sous- « traite, tandis que la seconde a été soumise à « l'action de la cause (l'altération, la viciation de « l'air, selon lui), sans laquelle il n'y a pas de scro- « fule. »

Je crois cette explication peu fondée ; il arrive très-probablement ici ce que j'ai avancé à l'égard d'autres diathèses. Il ne faut pas se borner à examiner le côté paternel seulement, il faut tenir aussi compte des influences du côté maternel et des rapports de ressemblance plus grande des enfants quant à la constitution, au tempérament, et aux autres conditions essentielles de l'organisation, soit avec le père, soit avec la mère.

Diathèse d'un côté, bonne santé de l'autre, ou bien diathèse d'un côté, état morbide ou diathèse

______

(1) *Études sur les causes, la nature et le traitement des maladies scrofuleuses*, préface, p. 10.

différente de l'autre côté, c'est de la réunion de
ces deux éléments, de leur influence réciproque,
que résultent des états morbides diathésiques mixtes auxquels on ne prête pas assez d'attention, et
qui peuvent, à moins de nouvelles et profondes
modifications imprimées à ces états par d'autres
unions, d'où résultent aussi parfois, il faut le reconnaître, l'amoindrissement, la disparition même
de ces états morbides, qui peuvent, dis-je, laisser
reparaître chez les petits-fils une diathèse seulement masquée, transformée chez le fils.

Ainsi j'ai été témoin, entre autres faits semblables, du fait suivant :

Un ouvrier en soie de la Guillotière, de tempérament, de formes annonçant le règne de la diathèse scrofuleuse, offrait plusieurs symptômes de
scrofules, et notamment un engorgement avec
suppuration et trajets fistulaires de plusieurs glandes du cou. Sa femme, dans la famille de laquelle
il y avait des dartreux, et qui était elle-même cou-
perosée, donna le jour à trois enfants, deux filles
et un garçon; les deux filles étaient mortes fort jeunes de convulsions, d'après le rapport des parents. Le garçon, qui avait dix-huit ans, quand je
devins le médecin de cette famille, et qui tenait
beaucoup plus, sous tous les rapports, du côté de
la mère que du côté du père, était alternativement affecté, depuis son bas-âge, ou d'un catarrhe
nasal, avec formation fréquente de croûtes dans

l'intérieur des narines, ou d'un flux muqueux, muco-purulent, sur les paupières inférieures, rouges, engorgées.

Il présente, d'ailleurs, comme sa mère, tous les traits d'un tempérament lymphatique-sanguin, mais aucun trait extérieur, aucune forme de scrofuleux; aucun autre symptôme que ceux que je viens de signaler n'existait chez lui.

Il se maria à vingt-deux ans dans cet état, avec la fille d'un menuisier, qui n'avait, ni dans sa personne, ni dans sa famille, rien de scrofuleux. Des affections rhumatismales étaient les seules qui eussent régné dans cette famille. J'accouchai cette femme de deux enfants, deux garçons, qui, dès l'âge de cinq à six ans, après avoir eu jusqu'à cette époque le cuir chevelu couvert d'une éruption pustulo-crustacée, à sécrétion muco-purulente abondante, furent affectés de glandes lymphatiques engorgées du cou, dont quelques-unes s'abcédèrent, d'abcès froids dans diverses parties du corps, d'ophthalmies scrofuleuses, avec taches sur la cornée chez l'un des enfants.

Cette femme s'étant blessée à quatre mois de grossesse, quelque temps après, n'a plus fait d'enfants depuis cette époque. L'état des deux garçons scrofuleux s'améliora sous l'influence des moyens que je mis en usage, mais ils présentaient encore, quand j'ai perdu de vue cette famille, il y a cinq ans, l'un, avec les dehors à peu près, les formes de son grand-père, des trajets fistuleux au cou, ayant succédé à la suppuration des glandes lymphatiques engorgées, et l'autre, des taches sur la cornée qui avaient résisté à tous les moyens employés.

La diathèse scrofuleuse peut être acquise, mais chaque auteur, à son point de vue, a accusé une seule mauvaise condition hygiénique d'être trop exclusivement la cause de son développement. Tous les faits qui ont passé sous mes yeux me font partager l'opinion de M. Lebert, qui dit (ouv. cit., p. 92) : « un seul élément hygiénique vicieux ne peut « point être regardé comme suffisant pour provo-« quer les scrofules. Ce n'est que la réunion d'un « certain nombre de conditions anti-hygiéniques, « qui exerce une influence réelle sur la production « de cette maladie. »

Je ne citerai pas les autres causes auxquelles on a voulu aussi, à diverses époques, rapporter le développement de la diathèse scrofuleuse, parce qu'elles n'offrent que vague, et souvent que contradictions. En dehors d'une prédisposition héréditaire à contracter cette diathèse, il serait certainement bien difficile de montrer que ces causes ont eu une influence positive pour créer les scrofules de toutes pièces. C'est tout au plus si, sans cette prédisposition, on peut accorder aux circonstances anti-hygiéniques une influence bien réelle et bien directe pour produire de semblables effets.

Quant à la question tant débattue de l'influence de la diathèse syphilitique transmise héréditairement pour produire les scrofules, pour se transformer en diathèse scrofuleuse, j'avoue que tout ce que j'ai vu, depuis bien des années que je me suis occupé d'études sur la syphilis, en m'inspirant les réflexions que j'ai déjà faites (p. 106, 108), me laisse dans l'incertitude, et même, sans me permettre cependant d'en donner la démonstration, me ferait pencher plutôt du côté de ceux qui admettent à la longue cette espèce de transformation.

La diathèse scrofuleuse se montre généralement comme diathèse d'ensemble. Les progrès de l'art, dans ces derniers temps surtout, sont parvenus à l'améliorer, et quelquefois à la guérir. Les efforts de la nature, les révolutions de l'âge, quand les malades sont placés dans de bonnes conditions hygiéniques, peuvent l'améliorer ou la guérir également. Au contraire, dans de mauvaises conditions hygiéniques, soumise à des influences débilitantes, à la complication d'autres affections, d'autres diathèses, elle acquiert beaucoup de gravité.

Quoique sans complication, elle peut aussi, dans de mauvaises conditions hygiéniques, devenir plus intense, effectuer ses manifestations à la fois sur un plus grand nombre d'organes, de tissus, envahir les muqueuses, les articulations, les os, déterminer ainsi avec les lésions de la peau, du tissu

cellulaire, des glandes lymphatiques, des catar-
rhes opiniâtres, des diarrhées chroniques, des
caries, des nécroses, des suppurations abondantes, une fièvre hectique et la mort.

Je n'ai point à m'occuper davantage de l'histoire
de la maladie scrofuleuse, que j'avais seulement à
considérer ici dans les traits de sa physionomie qui
en font un état morbide diathésique, une diathèse,
à laquelle sont également applicables la plupart des
considérations que j'ai émises en traitant des diathèses en général.

Je renvoie pour le reste de son histoire aux livres
qui traitent des scrofules, et surtout au traité déjà
cité de M. Lebert (*Traité pratique des maladies
scrofuleuses et tuberculeuses*, Paris, 1849).

Quant à son traitement, il peut se rapporter au
premier chef de considérations thérapeutiques,
relativement à l'emploi d'un remède spécial, l'iode
et ses succédanés ; au second chef, relativement à
l'effet produit sur l'ensemble de l'économie, par
une application bien entendue de toutes les conditions hygiéniques favorables, par l'usage des eaux
minérales, de l'hydrothérapie, des bains d'air
comprimé, etc.; et quant au traitement local des
manifestations diathésiques elles-mêmes, c'est encore aux traités des scrofules que je renvoie, notamment à celui de M. Lebert, où du reste les diverses indications à remplir sont (p. 95) très-bien
établies.

DIATHÈSE SYPHILITIQUE.

Il est difficile de comprendre pourquoi M. Chomel ne place pas la maladie vénérienne au nombre des affections diathésiques. Est-ce parce que cette maladie est souvent acquise, que sa cause vient du dehors? Mais d'autres diathèses, telles que la diathèse rhumatismale, la diathèse tuberculeuse, peuvent être acquises également, et, comme la syphilis, devenir ensuite constitutionnelles, héréditaires.

Quand une fois l'infection a eu lieu par l'absorption du virus, si aucun traitement n'est employé, ou si le traitement mis en usage n'amène pas une guérison radicale, que manque-t-il ensuite à l'état syphilitique persévérant, pour constituer un état diathésique, une diathèse?

Ne voit-on pas alors des symptômes, dont l'ensemble fournit un tableau à peu près constamment le même, se manifester spontanément, ou sous l'influence de la cause occasionnelle la plus légère, d'une manière intermittente, reparaître dans un point, quand ils ont disparu spontanément ou par un traitement seulement local dans un autre, persister ainsi un temps très-long, même toute la vie, et enfin, la maladie, abandonnée à elle-même ou rebelle aux remèdes, conduire parfois à un état de cachexie, suivi de la mort? Or, ce sont bien là les conditions qui signalent l'existence d'un état diathésique, d'une diathèse.

Puisque la diathèse syphilitique est souvent acquise, qu'elle résulte de l'absorption d'un virus, par quelles voies peut-elle s'acquérir? Je réponds encore à ces questions comme j'ai répondu dans mon ouvrage sur les maladies vénériennes. Depuis douze à treize ans que cet ouvrage a été publié, le grand nombre de faits que j'ai eu sous les yeux, toutes les discussions auxquelles on s'est livré sur ce sujet, y compris les derniers débats qui viennent d'avoir lieu à l'Académie nationale de médecine de Paris, n'ont point modifié ma manière de voir à cet égard; ces derniers débats, au contraire, n'ont pu que me confirmer dans mes convictions.

Un fait qu'il ne faut pas perdre de vue, est sorti de ces débats : c'est la possibilité de l'inoculation, dans certains cas, du pus fourni par des symptômes syphilitiques constitutionnels, inoculation qui a été suivie de l'infection générale, comme l'inoculation du chancre primitif.

Or, quoiqu'il ne se fût pas présenté à moi des cas où j'eusse pu inoculer avec succès le pus d'un ulcère syphilitique constitutionnel, je n'en avais pas moins affirmé que la syphilis constitutionnelle pouvait se communiquer par d'autres voies ; que des faits par moi vus et bien vus ne me laissaient aucun doute à ce sujet ; qu'il ne fallait pas conclure de la non-inoculabilité du liquide fourni par un symptôme syphilitique quelconque, à la non possibilité de la communication de la syphilis par le simple contact de ce liquide, et que la nature agissait par des voies que nous ne pouvions imiter par nos moyens artificiels.

Je dis encore que l'absorption du virus syphilitique peut avoir lieu préalablement à l'apparition d'aucun symptôme local ;

Que cela dépend entièrement des susceptibilités, des conditions intimes, propres à l'organisation des tissus, chez les individus affectés ;

Que si elle ne s'est pas opérée à cette époque, elle a pu s'opérer dès la première seconde de l'existence d'un ulcère secrétant le pus virulent ;

Que le premier atôme de pus virulent absorbé, à l'une ou l'autre de ces époques, a pu produire sur l'organisation, sur les centres nerveux, présidant à la vie de nutrition, ce que j'ai appelé l'*impression syphilitique*, impression qui est plus ou moins fortement sentie, selon les individus ; qui est fugace, peu profonde chez les uns, plus durable, plus intense chez les autres ;

Que si l'impression syphilitique, résultant de

l'absorption du virus, quand cette absorption a lieu avant l'apparition du chancre primitif, ne produit pas généralement la syphilis constitutionnelle, ce qu'on appelle la *vérole d'emblée*, c'est que l'organisation, quand elle a été assez fortement impressionnée pour réagir syphilitiquement, si je puis ainsi parler, est naturellement portée à effectuer sa première manifestation sur le lieu même qu a été en contact primitivement avec le virus, c'est-à-dire, sur un point du tissu cutané ou du tissu muqueux, tissus qui sont généralement les plus sensibles à l'action de la cause syphilitique, qui jouent le plus grand rôle dans les évolutions de la diathèse syphilitique ;

Que lorsque cette manifestation locale ne s'est pas opérée, c'est une preuve que l'organisme n'a pas été assez fortement impressionné par l'absorption du virus pour réagir sur le point de contact, et qu'il devra être, à plus forte raison, moins disposé encore à réagir ailleurs et à produire des manifestations qui attestent l'existence de ce qu'on appelle *vérole d'emblée*.

Mais cette première impression syphilitique, lors même qu'elle a déterminé de la part de l'organisme une réaction locale dans le point mis en contact primitivement avec le virus, ne peut être qu'accrue, fortifiée par la nouvelle absorption de ce virus qui va s'effectuer à la surface du chancre primitif, de sorte que, moins on empêchera cette absorption de s'opérer, plus l'organisme tendra naturellement à persister, à se confirmer dans son mode général syphilitique ; c'est-à-dire, que ce qui n'était d'abord qu'une impression facile à s'éteindre d'elle-même, finira par devenir plus ou moins promptement, selon les dispositions individuelles, ce que j'appellerai, si l'on veut me le permettre, la *conception syphilitique*, un état syphilitique confirmé.

Voilà pourquoi j'ai émis le précepte, comme M. Ricord et d'autres avant lui, de détruire le chancre primitif, ou du moins de lui enlever la faculté de produire du pus virulent, le plus tôt possible, après son apparition. Mais je n'ai pu assigner à la durée de l'existence du chancre primitif une limite de temps, d'un nombre déterminé de jours, en deçà de laquelle on pût être rigoureusement sûr que sa destruction ne serait jamais suivie de symptômes constitutionnels ; parce que, outre qu'il est physiquement impossible de revoir plus tard tous les individus chez qui on a détruit les chancres primitifs, avant tel jour déterminé de leur existence, pour savoir s'ils ont eu, oui ou non, des symptômes constitutionnels, une pareille affirmation est en opposition avec l'extrême variabilité des voies que suit la nature dans les phénomènes d'absorption des virus.

La diathèse syphilitique, quand elle s'est déjà établie, pendant l'existence du chancre primitif lui-même, imprime-t-elle à ce chancre primitif un aspect, une modification spéciale dans la texture des tissus, qui annonce d'une manière certaine l'existence de cette diathèse? Quelle est la valeur, sous ce rapport, du phénomène d'*induration*?

J'exprimerai d'abord l'étonnement où j'ai toujours été de voir un praticien aussi expérimenté que M. Ricord attacher si peu d'importance aux chancres non indurés, auxquels il dit n'adresser qu'un traitement local, prétendant qu'ils ne sont jamais suivis de symptômes constitutionnels. Une pareille opinion n'est certainement point admise par l'immense majorité des médecins praticiens.

Relativement au phénomène de l'induration des chancres, quand j'écrivais dans mon ouvrage (1er vol., pag. 125):

« L'induration peut signifier que la réaction a
« été vive, que l'impression syphilitique a été for-
« tement sentie, qu'elle pourrait être longtemps
« conservée dans l'économie, et qu'il faut par con-
« séquent chercher à combattre cette disposition
« par le moyen le plus direct et le plus efficace, le
« mercure. »

J'avoue que, tout en signalant dans ce passage l'importance de ce phénomène, qui ne m'avait frappé que par sa longue durée, sa ténacité, et pour lequel j'étais obligé de prolonger plus longtemps le traitement, je ne le regardais pas, cependant, à cette époque, comme un signe très-probable ou certain de l'apparition, plus tard, de symptômes constitutionnels, de l'établissement de la diathèse syphilitique , si aucun traitement mercuriel n'était mis en usage.

Cela provenait d'abord de ce que , à une certaine époque, n'ayant généralement appliqué à la syphilis primitive qu'un traitement simple , antiphlogistique , j'avais vu bien des chancres simples non indurés, être suivis également de symptômes constitutionnels , ce qui me détournait d'attacher à l'induration une valeur aussi significative.

Cela provenait ensuite de ce que, mécontent des résultats de cette thérapeutique, et m'étant mis à traiter la généralité des chancres primitifs par le mercure, de manière à empêcher ainsi le retour des accidents, je n'avais pas pu exactement faire la part des plus grandes chances que l'on pouvait courir, avec l'induration, à voir s'effectuer ce retour. Mais l'étude attentive de plusieurs faits de chancres primitifs, présentant une induration parfaitement caractérisée, m'a appris depuis que je n'avais pas effectivement autrefois attaché à ce phénomène une assez grande valeur, et je dois le dire ici, parce que je cherche avant tout la vérité.

Il résulte de là que la diathèse syphilitique peut s'annoncer , se trahir par l'*induration* des chancres primitifs ; mais il n'en résulte pas qu'elle ne puisse pas exister sans *induration*.

Il est vrai que, désireux de voir rentrer tous les

faits récalcitrants dans sa doctrine, M. Ricord a
tracé de l'induration un tableau où il est à peu
près sûr de trouver toujours une fin de non-rece-
voir pour écarter de pareils faits. Voici, en effet,
le tableau qu'il en trace (*Lettres sur la Syphilis*,
pag. 155 à 158) :

« L'induration, sans perdre de son immense va-
« leur, ne se formule pas toujours bien ; elle n'at-
« teint pas constamment le même développement ;
« elle est quelquefois superficielle ; il faut savoir
« bien la chercher pour la découvrir dans l'épais-
« seur de la peau ou de la muqueuse ; elle ne
« donne quelquefois au toucher que la sensation
« d'une doublure de parchemin ; les chancres in-
« durés, alors, sont bien souvent pris pour de
« simples écorchures, pour de simples banalo-
« posthites, quand ils ne passent pas tout-à-fait
« inaperçus ; car ils sont superficiels, au niveau
« des parties saines voisines, et quelquefois même
« un peu saillants. . . . . L'induration,
« après avoir diminué *ou même disparu*, est très-
« sujette à des recrudescences. . . . . La différence
« est encore très-difficile à faire, dans un grand
« nombre de cas, entre le tissu inodulaire et l'in-
» duration spécifique, etc. »

Si je viens de m'attacher à considérer particulièrement ce phénomène de l'induration, c'est parce
que, à propos de la diathèse syphilitique acquise, il
entre dans mon sujet de constater toutes les voies par

lesquelles elle peut s'acquérir ; or, comme je n'ai pas à établir ici des discussions dont la véritable place ne doit être que dans un traité de la syphilis, je me bornerai à rappeler seulement les voies que j'ai admises et que j'admets toujours.

La diathèse syphilitique, quand elle n'est ni héréditaire, ni congénitale, peut s'acquérir ,

1° En passant par les symptômes primitifs suivants : les chancres indurés , qui occupent sous ce rapport le premier rang, les chancres non indurés, les pustules humides ou tubercules humides , la blennorrhagie (1), les bubons d'emblée ;

(1) Je ferai seulement ici, en faveur des jeunes praticiens, quelques observations relativement à la blennorrhagie :

J'avais établi que, chez certains sujets particulièrement disposés, à idiosyncrasies spéciales, la blennorrhagie simple, sans chancre, pouvait être suivie de symptômes constitutionnels, symptômes que l'observation semblait m'avoir montrés, en général moins intenses, se présentant, sur moins de tissus et d'une manière moins profonde, moins grave que les symptômes constitutionnels survenant, ce qui est d'ailleurs bien plus fréquent, après le chancre.

Il est possible, pour ce qui regarde cette seconde partie de mon assertion, que le hasard n'ait fait tomber mon observation que sur des faits offrant, dans les symptômes constitutionnels, cette moindre extension, cette moindre intensité, cette moindre gravité des symptômes, et que d'autres observateurs aient pu constater au contraire la même manière d'être des symptômes constitutionnels, après la blennorrhagie qu'après le chancre. Quoiqu'il en soit, cela n'est pas d'une grande conséquence dans l'histoire de la syphilis ; le point important, c'est le fait de l'existence de la syphilis constitutionnelle, de la diathèse syphilitique, après la simple blennorrhagie.

Or, même en acceptant la condition *sine quâ non* de preuve par l'inoculation qu'exigeait M. Ricord, je crois devoir mettre sous les yeux

2º Elle peut s'acquérir dans les rapports d'une nourrice affectée de symptômes constitutionnels avec son nourrisson, et réciproquement ;

des jeunes praticiens qui voudraient répéter mes expériences d'inoculation de la blennorrhagie, et qui, en les répétant sur un certain nombre de malades, obtiendraient quelquefois ce que j'ai moi-même obtenu, c'est-à-dire l'observation de symptômes constitutionnels chez des individus dont le pus ou muco-pus blennorrhagique avait été inoculé sans résultat, je crois, dis-je, devoir leur soumettre les objections qui les attendent, dans ce cas, de la part de M. Ricord, et qu'ils auront certainement beaucoup de peine à réfuter. On leur opposera probablement les objections renfermées dans les *Lettres sur la Syphilis* ou ailleurs, et ainsi conçues :

1º L'inoculation (que j'avais cependant pratiquée du 7e au 10e jour) a pu être faite trop tôt ou trop tard.

2º Le pus du chancre n'était pas probablement mêlé avec le muco-pus de blennorrhagie, quoique, selon M. Ricord (*Lettres sur la Syphilis, expérience de M. Puche*), une goutte de pus virulent, mêlé à un demi-verre, un verre d'eau, puisse produire un résultat positif d'inoculation).

3º Le malade avait probablement un chancre dans le canal qui suppurait à peine ou ne suppurait pas du tout, au moment où j'ai pratiqué l'inoculation du muco-pus de la blennorrhagie.

4º Comme, d'après M. Ricord, le chancre induré seul est suivi de symptômes constitutionnels, et comme, par le toucher le plus attentif et les autres moyens d'exploration, j'avais cherché à m'assurer qu'il n'existait pas de chancre dans le canal, à plus forte raison une induration que j'aurais pu plus facilement constater encore, c'est que probablement alors l'induration était de celles qu'il est très difficile de constater ; elle pouvait être seulement *superficielle, mince comme une doublure de parchemin* ; peut-être même était-elle de celles qui sont *sujettes à des recrudescences*, et elle pouvait avoir *disparu* momentanément au moment que j'effectuais ces recherches ;

5º Si le malade avait été affecté autrefois d'un chancre, traité ou non mercuriellement, lors même qu'aucun symptôme constitutionnel ne se serait manifesté depuis cette époque, c'est certainement à ce

3° Elle peut s'acquérir par la cohabitation de deux personnes, dont l'une est affectée de symptômes constitutionnels.

La diathèse syphilitique, quand elle existe, s'accompagne-t-elle, avant d'effectuer ses premières manifestations, de quelque altération dans la composition du sang? M. Ricord (*Lettres sur la Syphilis*, p. 241) parle d'un grand nombre d'analyses faites avec le plus grand soin par Grassi, qui aurait constaté une diminution de globules dans le sang, une chloro-anémie.

Ces expériences auraient besoin d'être répétées, en tenant compte de l'influence que pourrait avoir

chancre plutôt qu'à la blennorrhagie que seront dûs les symptômes constitutionnels. 6° Peut-être les malades ont-ils menti sur leurs antécédents ou n'ai-je pas su moi-même constater des chancres qui existaient sur divers points des extrémités des muqueuses. 7° Un ulcère qui existait dans le nez était très-probablement un chancre primitif que j'aurai pris pour un ulcère constitutionnel, etc., etc.

Il serait certainement bien difficile de se défendre contre un pareil système d'argumentations. Aussi, les jeunes praticiens, ballotés entre des opinions si diverses, feront-ils bien d'attendre que leur expérience soit assez formée, pour prendre un parti sur cette question. Heureusement, que, en attendant, leur pratique médicale n'en souffrira guère; car, en raison de la fréquence bien plus grande de symptômes constitutionnels, après le chancre qu'après la blennorrhagie, en raison du petit nombre de cas de symptômes constitutionnels que l'on constate, relativement au grand nombre de cas de blennorrhagie qui se présentent à l'observation, ils doivent savoir et comprendre qu'il ne serait pas rationnel d'administrer un traitement mercuriel pour un cas de simple blennorrhagie. Ils attendront pour cela la manifestation de symptômes constitutionnels, et ils feront ainsi ce que fait maintenant, avec raison, l'immense majorité, sinon la totalité des praticiens.

exercée, sur la composition du sang, le traitement
mercuriel employé lors de l'existence des symptômes primitifs, les conditions hygiéniques, les conditions pathologiques étrangères à la syphilis,
auxquelles les malades pourraient se trouver soumis au moment de l'expérimentation.

Ce qu'il y a de certain, c'est qu'il n'est pas rare
de voir des individus qui, avant de présenter les
manifestations diathésiques caractéristiques, et
aussi pendant que celles-ci existent, montrent la
plus belle carnation, le sang le plus coloré, le plus
pur quand on les saigne. C'est surtout chez les individus qui n'avaient subi aucun traitement mercuriel, que j'ai fait cette remarque.

C'est principalement à un degré très-avancé de
la diathèse syphilitique, lorsque cette diathèse
passe à l'état cachectique, que cette chloro-anémie,
qu'une altération profonde du sang peut être ob-
servée. Tous les praticiens savent combien alors
les préparations ferrugineuses, celles d'iodure de
fer surtout, sont utiles et efficaces.

Il règne aussi quelquefois chez les malades un
état général de malaise, de trouble dans les fonctions de quelques organes, des symptômes de névropathie qui précèdent les manifestations locales
de la diathèse, et sur lesquels j'ai déjà appelé l'attention dans mon *Traité des maladies vénériennes;* mais il n'est pas toujours facile de faire la

part de ce qui n'appartient en propre qu'à l'influence de la syphilis.

Lorsque l'organisation est dominée par un état
morbide quelconque qui, en rompant l'équilibre
des forces, donne lieu à des décharges fluxionnaires, s'effectuant successivement sur divers organes, divers tissus, il y a généralement, il est même
impossible qu'il n'y ait pas, à cause de la variabilité extrême des conditions organico-vitales chez
les divers individus, défaut d'une régularité constante dans l'ordre suivant lequel les diverses régions se trouvent successivement, alternativement
affectées.

Un organe, un tissu peut être tellement prédisposé, soit héréditairement, soit d'une manière acquise dans le cours de la vie, qu'il devienne un
centre d'attraction pour les mouvements fluxionnaires se rattachant aux manifestations d'une diathèse.

La diathèse syphilitique, quoiqu'elle paraisse en
général affecter un certain ordre dans le choix des
tissus où elle effectue ses manifestations, aux diverses époques de son existence, n'échappe pas,
cependant, à ces causes puissantes de déviation.
Vouloir lui assigner une marche nécessaire, fatale,
dans les lieux qu'elle choisit pour ses envahissements successifs, et mettre sur le compte du traitement les écarts qu'elle fait en dehors de cette
marche fatale, comme l'a fait M. Ricord, en citant

singulièrement à ce propos ce vers de Boileau :

« Souvent un beau désordre est un effet de l'art. «

C'est imposer à la nature des lois qu'elle ne s'est pas imposées constamment elle-même, et qui sont en opposition avec des faits bien constatés.

A l'époque où beaucoup de médecins, sous l'influence de la doctrine de Broussais, traitaient tous les chancres primitifs sans mercure, comme encore aujourd'hui, dans les cas où l'on juge convenable de les traiter de la même manière, l'on remarquait, l'on remarque les faits suivants :

Chez certains individus, les premiers symptômes constitutionnels sont des ulcères dans la gorge, sur les amygdales, sans aucun engorgement préalable, ni concomitant des glandes lymphatiques du cou, ni d'aucune autre partie du corps ; quand on parvient à les guérir, par un traitement simplement local, ils reviennent opiniâtrement dans le même lieu, et pendant longtemps l'organisme s'obstine à en faire sa seule manifestation diathésique, sans aucune autre espèce de symptôme concomitant à la peau ni ailleurs.

Chez d'autres, au contraire, jamais, à aucune époque, la muqueuse de la gorge ni aucune autre muqueuse n'offre le moindre symptôme syphilitique ; c'est sur la peau et souvent sur une seule région de la peau, à la tête ordinairement, parfois sur le tronc et les membres que se manifestent et que reviennent obstinément, pendant longtemps, les diverses formes d'éruptions propres à la diathèse syphilitique.

Chez d'autres encore , l'engorgement des ganglions lymphatiques, notamment de ceux du cou, accompagne constamment plutôt qu'il ne devance l'apparition des symptômes précédents.

En recherchant à quelles conditions appréciables peut être due cette prédilection de la diathèse syphilitique pour tel ou tel organe, tel ou tel tissu , en remontant aux antécédents des malades, on trouve souvent ce que j'ai trouvé dans les cas analogues ; c'est qu'antérieurement , dans l'enfance , dans la jeunesse des malades, les organes ou tissus, objets de cette préférence , de cette prédilection spéciale avaient été accidentellement plus ou moins longtemps affectés ou s'étaient naturellement montrés les parties les plus irritables , les plus disposées à sentir l'influence des causes internes ou externes d'excitation.

Ainsi , dans le premier cas , c'est que dans l'enfance , la première jeunesse de l'individu , la gorge avait été souvent en proie à des phlegmasies, à des angines ; dans le second cas , c'est que dans la première et jusqu'après la seconde enfance , la peau offrait fréquemment des éruptions plus ou moins tenaces , et annonçait par là la disposition à attirer plus fortement à elle les mouvements fluxionnaires inhérents à l'état diathésique.

Dans le troisième cas , c'est que dans l'enfance , comme cela arrive très-fréquemment, il y avait eu engorgement des ganglions cervicaux , accompagnant ordinairement une éruption au cuir chevelu , sous forme de teigne , humeur de rache , gourme , etc. , ou bien c'est qu'il y avait des dispositions lymphatiques , des tendances plus ou moins scrofuleuses chez le malade qui , dans son enfance , avait déjà présenté l'engorgement de divers ganglions lymphatiques et particulièrement des ganglions cervicaux.

Dans toutes ces circonstances et toutes les autres analogues, c'est toujours, de la part de l'organisme, une tendance à se montrer généralement plus ébranlable dans ses parties qui furent autrefois plus ou moins profondément et longtemps affectées , quand vient agir sur lui une nouvelle cause , et surtout une aussi puissante cause d'ébranlement qu'une diathèse , avec sa spécialité d'action , avec le mode vicieux vital qui la constitue ; joignez à cela les susceptibilités naturelles très-variables des diverses parties de l'organisation, et vous concevrez qu'il n'est guère possible de prescrire à une diathèse en général, et à la diathèse syphilitique en particulier, tout en remarquant souvent une certaine régularité dans sa marche , de lui prescrire , dis-je , un ordre fatal d'envahissements successifs d'où elle ne saurait sortir.

La même influence qui se fait sentir pour empêcher souvent cette régularité d'apparition dans les invasions successives , dites secondaires de la diathèse syphilitique , cette même influence , tenant aux prédispositions héréditaires ou acquises , est parfois aussi assez puissante pour intervertir l'ordre ordinaire d'apparition des symptômes appelés tertiaires.

Dans ces cas , peu fréquents il est vrai , mais que j'ai parfaitement observés , comme d'autres praticiens sans doute , on remarque , dès le premier abord , dès la première manifestation de la diathèse syphilitique , l'envahissement grave , intense , de l'épaisseur , de la profondeur des tissus , de la peau , des muqueuses , comme cela a lieu ordinairement à la troisième époque syphilitique , à l'époque tertiaire , ainsi que les manifestations hâtives de la diathèse sur des organes , des tissus , qui ne sont envahis ordinairement que plus tard , comme les tissus cellulaire , fibreux , osseux , etc.

De même que la diathèse syphilitique , avant les premières de ses manifestations à l'extérieur, détermine fréquemment divers troubles dans l'économie , de même , dans les intervalles qui s'écoulent d'une manifestation diathésique à l'autre , des troubles analogues peuvent se présenter.

Il est probable aussi que la diathèse syphilitique exerce parfois une action sourde , lente , sur des viscères importants , et y fait naître , à la longue , des altérations plus ou moins profondes. Quelques recherches récentes , en effet, d'anatomie pathologique semblent conduire à penser que certains viscères , tels que le poumon, le foie , présentent chez le fœtus et aux divers âges de la vie , dans leur texture, une altération qui ne serait déterminée que par la cause syphilitique. Les observations de MM. Depaul , Adolphe Gublert , etc. , publiées dernièrement dans des journaux de médecine , ont éclairé quelques points de cette question qui attend de nouvelles recherches.

Puisque la diathèse syphilitique s'accompagne , dans certaines de ses manifestations , de quelque chose de spécial , comme on le voit dans la couleur des syphilides , couleur que ne , présentent presque jamais, avec le même caractère , les autres éruptions dues à toute autre cause, il est probable qu'il y a quelque chose de spécial aussi , dans les effets des manifestations qui s'opèrent sur d'autres organes , d'autres tissus , plus ou moins profondément placés.

Quelle diathèse est plus mobile , plus insidieuse, plus capable d'altérer les sources mêmes de la nutrition que la diathèse syphilitique ? Quand elle s'exerce héréditairement sur le fœtus , sans le faire périr avant le terme de la grossesse, ne voit-on pas naître parfois et expirer, peu de jours après, des enfants qui présentent déjà tous les traits de la vieillesse, de la décrépitude, de véritables petits vieillards !

Or, supposez qu'une pareille aberration de la vie de nutrition soit moins générale, qu'elle ne porte partiellement que sur certaines régions, sur certains organes, et dès lors quel vaste champ de vices, d'altérations de texture, de troubles dans l'exercice des fonctions, n'en peut-il pas résulter.

Malheureusement, le plus souvent, aucun signe pathognomonique ne vient annoncer clairement la véritable cause, la nature de ces phénomènes morbides.

Faut-il s'étonner que, dans un temps où l'on était bien plus frappé qu'aujourd'hui des effets plus terribles, plus prompts, plus fréquents alors de la syphilis, les médecins fussent disposés à mettre tout symptôme morbide, dont la cause n'était pas bien connue, sur le compte de cette maladie?

On conçoît comment on peut observer quelquefois des faits tels que ceux que j'ai déjà plusieurs fois rappelés d'individus qui, ayant eu autrefois une maladie syphilitique, dont ils s'étaient crus guéris, et offrant plus tard un tableau mobile de souffrances, de phénomènes morbides que l'on attribuait tantôt à une phthisie, tantôt à une maladie organique des voies gastriques, du foie, de la matrice, du cerveau, etc., ont été envoyés à un établissement d'eaux minérales naturelles sulfureuses, et en sont revenus avec une éruption à la peau présentant tous les caractères syphilitiques;

tous les autres phénomènes morbides avaient disparu pour faire place à celui-ci :

L'influence défavorable, funeste parfois de la diathèse syphilitique sur la marche de quelques autres
diathèses n'est pas douteuse. Je l'ai déjà fait observer
en parlant des diathèses tuberculeuse, cancéreuse,
scrofuleuse, etc. Elle exerce aussi parfois une action défavorable sur la marche des maladies aiguës
et surtout des maladies chroniques qui coïncident
avec elle. Son influence mauvaise sur la consolidation des fractures a été exagérée, mais des
faits positifs prouvent qu'elle a été réelle dans quelques cas.

La diathèse syphilitique, transmise héréditairement, peut-elle engendrer les scrofules, se transformer en diathèse scrofuleuse? J'ai déjà dit ce que
je pensais à ce sujet (pag. 106, 108). C'est encore
une question à étudier.

N'ayant point à écrire ici un traité de la syphilis,
je n'entrerai pas dans d'autres détails. Je n'entrerai
non plus dans aucune discussion, relativement à ce
que l'on a appelé *syphilisation*, dont j'ai déjà dit
deux mots (pag. 206, 207).

On est tombé dans une singulière exagération,
en fait de syphilis, en voulant absolument que l'organisme ne puisse pas répéter demain, après-
demain, dans un an, dans deux ans, ce que, par
lassitude, en quelque sorte, on l'a mis dans l'impossibilité de répéter aujourd'hui. Il est bien diffi-

cilé, dans un terrain aussi mobile que celui d'une organisation en proie à une affection, comme la diathèse syphilitique, de pouvoir englober ainsi tout l'avenir des réactions vitales dans les résultats actuels de certaines inoculations.

L'inoculation, au milieu des services incontestables qu'elle a rendus, n'a, par entraînement, que trop servi à dicter à la nature un code dont elle a déjà déchiré bien des articles ; et quiconque, en faits de résultats positifs attribués à l'inoculation du virus syphilitique, compte trop sans le temps, s'expose aussi à trop compter sans la vérité.

La diathèse syphilitique étant la seule contre laquelle il existe un remède spécifique et les considérations générales de thérapeutique, que j'ai développées dans les divers chefs établis, ne lui étant qu'indirectement applicables, je renvoie, pour son traitement, aux écrits spéciaux récents sur la syphilis, écrits où l'on a pu profiter de tous les progrès que l'art a faits, dans ces derniers temps, sous le rapport de l'usage, de l'application de l'iodure de potassium et d'autres moyens que je n'avais pu indiquer ou qu'incomplètement indiquer dans mon ouvrage, publié vers la fin de 1839.

Après avoir laissé les diverses propositions que j'avais émises subir l'examen critique de la presse médicale, la lumière de discussions toujours savantes, mais quelquefois un peu passionnées ; après avoir consciencieusement accepté l'épreuve du

temps , par qui , à cette époque de publicité scien-
tifique, de recherches médicales zélées, ardemment
poursuivies , la part du vrai et du faux ne peut
tarder longtemps à être faite , j'espère pouvoir
plus tard résumer mes impressions , mes idées sur
ce sujet , uniquement dans un but d'utilité pratique
et par les mêmes motifs qui m'ont mis , dans cet
opuscule , la plume à la main.

UNE CONCLUSION

A MES JEUNES CONFRÈRES.

—

Mon intention n'est pas d'établir ici de nouveau
des conclusions, un résumé, relativement à tout
ce que contiennent les divers chapitres de ce livre,
conclusions et résumé déjà présentés dans le courant ou à la fin de ces chapitres, notamment à la fin
du chapitre septième. Je veux seulement plus particulièrement fixer votre attention sur le fait de la
diathèse considérée en elle-même.

Vous avez vu que la diathèse est un mode vicieux vital de l'organisation, une manière anormale d'être, d'exister, d'agir de la vie végétative,
incarnée dans cette organisation, mode vicieux
dans lequel solides, liquides, tout est compris, et
qui, en raison du rôle fondamental que joue le

système nerveux chez l'animal , chez l'homme spécialement, paraît devoir se rapporter à une modification intime, mystérieuse, de ce système nerveux
lui-même.

Que la cause première de l'origine , du développement de ce mode vicieux ait été ou non un
miasme, un ferment, un virus, un principe chimique particulier dans le sang, etc., peu importe ;
une fois l'impression effectuée par ce miasme, ce
principe sur les centres nerveux, sur l'ensemble de
l'organisme, ce n'est plus lui présent qui préside à
toutes les scènes ultérieures par lesquelles se dé-
roule le drame de la diathèse ; c'est l'effet, l'affection morbide due à cette impression qui, semblable
à l'affection provenant de l'impression une fois sentie
seulement du miasme paludéen , reste ensuite ,
persévère , exécute les actes qui sont dans sa nature , les réitère, se transmet héréditairement, présente , en un mot , toutes les vicissitudes diathésiques dont j'ai tracé le tableau.

Si jamais l'on parvenait à constater la présence
continue d'un miasme, d'un principe quelconque ,
produisant de semblables effets, en supposant même
que l'on trouvât un réactif, un antidote, un spécifique capable de le détruire directement dans le
corps humain , il resterait toujours l'impression
éprouvée par les tissus vivants , le mode vicieux
vital déterminé par cette impression. Ce mode vicieux, peut-être, alors , ne tendrait plus autant à

persévérer ; mais très-probablement , dans beaucoup de cas, il continuerait la même évolution de ses actes morbides, de la même manière que l'affection, produite par le miasme paludéen, effectue ses actes et continue ses évolutions , en l'absence et bien loin de tout miasme de ce genre.

C'est donc, en définitive , à défaut de spécifique , à l'une ou plusieurs des considérations thérapeutiques , émises dans mes quatre chefs de principes généraux, qu'il faut avoir recours.

Vous avez vu que la cachexie consiste dans ce mode vicieux , porté au plus haut degré, annonçant , précédant la mort qui survient, d'une manière plus ou moins rapide , en général avec un ensemble de traits caractéristiques formant, à l'égard de certaines cachexies surtout, le plus sombre, le plus saisissant tableau.

Or, ou bien la diathèse passe à l'état de cachexie, entraînée dans ce sens par l'influence continuée des mauvaises conditions hygiéniques, des écarts , des excès , de toutes les causes pathogéniques que j'ai signalées , ou bien elle y passe , en vertu de sa propre nature , lorsqu'elle est abandonnée à elle-même , lorsqu'elle n'est pas convenablement combattue, ou bien même cela arrive, pour certaines diathèses fatales, malgré tous les efforts de l'art.

Cette transition de la diathèse à la cachexie n'est, par conséquent, que cette diathèse, ce mode vicieux vital, croissant en force, prenant plus profondément racine, en raison de sa durée, faussant, d'abord d'une manière intermittente, puis d'une manière de plus en plus continue, les actes de la vie végétative, et faisant entrer de plus en plus cette vie dans une voie incompatible avec les allures ordinaires d'une santé, même imparfaite, avec la conservation de la vie.

Pour opérer cette transition, l'état diathésique n'a pas besoin que la résorption d'un liquide, d'une matière provenant des altérations organiques locales, déterminées par ses manifestations, vienne lui donner une impulsion décisive; cette impulsion, elle la puise en elle-même, plus ou moins aidée, il est vrai, par cette circonstance et par d'autres encore, capables de porter une atteinte directe aux forces radicales de l'organisation.

Il est vrai cependant que, quand cette résorption s'effectue, elle ne peut que confirmer le mode vicieux constitutionnel, en introduisant dans le sang un fruit de la diathèse elle-même, un principe nécessairement imprégné de ce même mode vicieux.

De plus, une semblable introduction produit ordinairement l'effet d'une infection, d'un véritable empoisonnement; et c'est alors que viennent s'ajouter aux symptômes de l'état cachectique d'autres symptômes, analogues à ceux de la diathèse purulente, par exemple, entraînant une consomption plus profonde, une décadence plus brusque, un amaigrissement plus rapidement squelettique de l'organisation. L'état cachectique est alors, en quelque sorte, à la diathèse ce que sont la démence, la paralysie générale à la manie, à l'aliénation.

Je ne reviendrai pas sur la comparaison que j'ai établie entre ce qui se passe dans les faits de la vie nutritive, de la vie végétative, et ce qui se passe dans les faits de la vie animale, de la vie de relation, de la vie morale et intellectuelle ; sur la comparaison de la diathèse et de la cachexie à un caractère tranché, puis exagéré jusqu'au délire, à une faible d'abord, puis à une très-forte passion.

De là était naturellement ressortie cette conclusion que, pour pouvoir réellement soulager ou guérir les malades affectés de diathèses, c'était à l'étude constante, opiniâtre, des faits vitaux, des actes même de la vie, qu'il fallait avant tout s'attacher, bien plutôt qu'à l'étude des résultats matériels, des altérations de texture, des difformités muettes que le cadavre peut soumettre à nos yeux, bien plutôt qu'à l'étude séduisante, mais souvent incertaine, trompeuse, quand il s'agit d'organes et de vie, des analyses de la chimie et des recherches du microscope, dans le monde équivoque des infiniment petits.

Cette manière de considérer les choses vous a sans doute déjà fait dire, mes chers confrères : c'est le vitalisme qui domine, dans tout cela !

En effet, comment cela pourrait-il être autrement? Le médecin qui doit remédier à la déviation des actes de la vie, ne peut être, en étudiant les faits de la vie, que vitaliste, au même titre que celui qui étudie les faits de l'affinité est chimiste, que celui qui étudie les faits de l'attraction est physicien, que celui qui n'étudie que les faits cadavériques est scrutateur des produits de la mort.

Sans doute le médecin, dont la science embrasse la nature, doit connaître ces trois ordres de faits et s'appuyer sur eux ; mais la physique, la chimie, l'anatomie pathologique expliqueront-elles mieux les faits de la diathèse, les instincts, la spontanéité des actes de la vie végétative, que toutes les sectes philosophiques du monde n'ont expliqué les faits du sentiment, de la pensée, la spontanéité de la volonté dans la vie morale et intellectuelle ?

Nos maîtres, les vrais grands praticiens de tous les siècles, nous ont tracé la voie. En nous montrant du doigt, dans le lointain, la figure grandiose d'Hippocrate, ils ont inscrit sur toutes les pages de leur livre de pratique ce mot : Observation.

C'est dans l'étude des faits de la diathèse surtout, dans ce vaste champ où s'effectuent tant d'actes pathologiques importants, dans ce domaine d'affections chroniques qu'ont si considérablement agrandi les excès, les passions des hommes, les raffinements de la civilisation dans ce qui brille et non dans ce qui fortifie, l'abrutissement de ceux qui sont gouvernés autant que l'incurie et l'égoïsme de ceux qui gouvernent, c'est là que l'observation doit être votre constant drapeau.

Observez, étudiez, scrutez attentivement les habitudes, les dispositions, les antécédents des familles dont la santé vous est confiée, l'influence de toutes les conditions au milieu desquelles elles vivent ou ont vécu ; sachez apprécier justement la signification des mouvements auxquels se livre l'organisme, spontanément ou par l'effet de vos médications, lorsque vous êtes témoins de l'amélioration ou de la guérison de phénomènes morbides se rattachant à une diathèse ; n'oubliez pas qu'ici les actes vicieux de la vie sont mobiles, le calme trompeur, les cures radicales, dans bien des cas, seulement apparentes ; ne vous hâtez pas trop de conclure, et, en vous souvenant des paroles de Baglivi, ne prenez pas la sphère où vous pratiquez la médecine, quelque étendue qu'elle soit, pour celle où doivent nécessairement se dessiner, avec toutes leurs formes possibles, certains faits médicaux.

Ne négligez pas non plus de vous étudier attentivement vous-même, comme de grands médecins vous en ont donné l'exemple, soit dans les actes normaux de la vie végétative qui peuvent être soumis à votre appréciation, soit dans vos propres indispositions, vos états morbides diathésiques, si vous avez le malheur d'en avoir.

Alors, forts des études scientifiques et littéraires que vous aviez déjà acquises quand vous êtes en-

trés dans la carrière, forts de ces investigations de
tous les jours, de tous les instants , vous ne tarde-
rez pas à acquérir un coup d'œil médical auquel
vous devrez d'éprouver souvent la douce satisfaction attachée à la noble profession que vous avez
embrassée : celle de soulager presque toujours, de
guérir radicalement quelquefois , et de n'avoir jamais à vous adresser aucun reproche, en affirmant
que vous avez tout fait pour vous tenir au niveau
de ce que l'art peut donner, dans le temps où vous
vivez.

Il n'est qu'un moyen pour le jeune praticien d'atteindre ce but : c'est de travailler constamment, la
nature devant les yeux , et la main sur la con-
science.

FIN.

TABLE DES MATIÈRES.

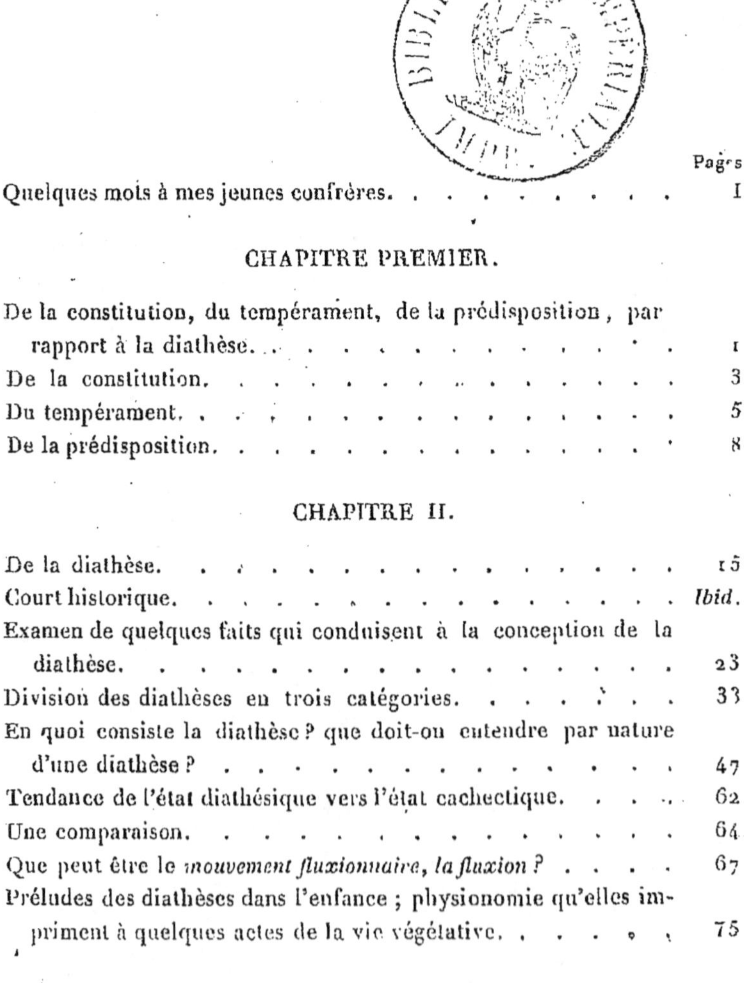

CHAPITRE IX.

PREMIER CHEF.

SECOND CHEF.

TROISIÈME CHEF.

QUATRIÈME CHEF.

CHAPITRE X.

FIN DE LA TABLE.